深度减肥

浦　人　著

電子工業出版社
Publishing House of Electronics Industry
北京・BEIJING

内容提要

本书以多学科综合运用的视野和手法，分析阐述了关于肥胖症的危害、成因及应对方法，认为肥胖症属于“发展病”，与人类的代谢进化跟不上科技进步相关。书中对当前流行的关于高血压、恶性肿瘤、运动锻炼、饮食等方面的不当观点进行了批判性梳理，认为“适度和均衡饮食”在健康长寿中权重最大。本书在写作风格上，既有大白话直描，也有较多思辨，目的是尽可能厘清战胜肥胖所需的个人心理以及环境因素等，并给出行动上的技术性支持。

图书在版编目（CIP）数据

深度减肥 / 浦人著 .— 北京：电子工业出版社，2018.5
ISBN 978-7-121-33951-6

Ⅰ.①深… Ⅱ.①浦… Ⅲ.①减肥－基本知识 Ⅳ.① R161

中国版本图书馆 CIP 数据核字（2018）第 061838 号

策划编辑：郑志宁
责任编辑：雷洪勤
印　　刷：三河市双峰印刷装订有限公司
装　　订：三河市双峰印刷装订有限公司
出版发行：电子工业出版社
　　　　　北京市海淀区万寿路 173 信箱　　邮编：100036
开　　本：720×1000　1/16　印张：17.5　字数：296 千字
版　　次：2018 年 5 月第 1 版
印　　次：2020 年 3 月第 6 次印刷
定　　价：58.00 元

凡所购买电子工业出版社图书有缺损问题，请向购买书店调换。若书店售缺，请与本社发行部联系，联系及邮购电话：（010）88254888，88258888。
质量投诉请发邮件至 zlts@phei.com.cn，盗版侵权举报请发邮件至 dbqq@phei.com.cn。
本书咨询联系方式：（010）88254210，influence@phei.com.cn，微信号：yingxianglibook。

序　言

打赢自己的战争

肥胖问题当治心为主、治体次之，然治心难以牟利，治体方可有收益，这是医学界至今未能阻击肥胖的重要原因。就笔者撰写本书的初衷而言，并不是一开始就想写本书，只是同事希望我把闲聊中表述的那些减肥心得写出来让他们看看，于是就断断续续去着手整理一些问题。肥胖减得下来，并将成果保持住，这是减肥中很自然的要求，然而在“守住江山”的多年间，我却发现太多太多的地方需要注意，一脚踏进减肥之门，大有气象万千之势，有说不完的话、道不完的理，最后竟然写成了一本字数不少的书，这是始料未及的事。自己对此也感到奇怪，怎么会有那么多方面可写，而且还是些生活中需要搞清楚的东西，直至某天，感觉书市惨淡不宜多写，对自己怒喝一声，再写就剁手，悻悻然打住笔耕，就是大家看见的这本书。

提倡减肥，必须解决一个命题，即，减肥——少吃应该是导向健康和长寿的，否则减肥就会失去科学性。合理的行为必须是导向一个“善果”，其背后也应有科学的理论。这就是体现在全书中的营养摄入与体重指数、体质间的平衡原理。

肥胖是食物摄入过多导致的，而去追寻与过量饮食相关的因素时却发现牵涉甚广。人文历史背景、现实物质条件变迁、人类的动物性等都参与其中，想把问题说得透彻些，要行为科学、心理学、哲学、社会学、医学等众多学科一起上，方能给出一个全息图。肥胖给人体带来的不良反应与医学相关，但减肥与医学的关联度不大，是通过饮食控制就能解决的问题，属健康自我管理的范畴。医界在减肥问题上因利益关系有故意搅浑水之嫌，也有太多误导人的东西，人为地制造了波谲云诡的现象。肥胖的蔓延发展，肥胖者自身也有责任，因为不愿意承认肥胖是多吃导致的人很多。于是，如本书中所述，医生与肥胖者之间在减肥上存在“谎言的契合”现象。肥胖者不能被带入沟里了还感谢人家，甚至帮其数钱，更不能掩耳盗铃自愿跟人去沟里，要实施自我突围。

本书试图还原肥胖症的本实原委，对肥胖的产生和治理进行全方位的梳理和分析，并给出减肥的技术性支持，也谈了一些其他事关健康和长寿的问题。书中行文尽量使用生活化的语言和事例叙事论证，对看似复杂的问题，寻找简化的切入点，把内在的事理转换为我们利用常识就能理解和判断。全书夹叙夹议，思辨法与生活细节描述并举，看似扯闲篇，实际形散神不散。不幸把自己搞胖且有减肥需求及崇尚健康长寿的读者，沿着作者的思路，加上自己的思考，会在“知”和“行”上起到全面的杀毒清理功效。读者当然也可以不同意作者的观点，另有自己的看法，但你应该去思考那些问题。作者自己为年过半百才去思考书中那些问题而自责，如果早点搞清那些原理，一些亲朋好友可能就不会过早离去。人生没有后悔药，不要等健康出现大事故时，才去反省总结自己在生活上的种种不妥。

书是作者写的，但书中表述的多数观点，大可不必视为作者之见，因为本书是运用类似科学学的方法而作。所谓发现、创见，不可能脱离社会既有的知识成果，其实都是将原本存在的事理率先表述出来而已，也即本书的面世，可谓时代的产物，是经济和社会发展背景下生活快速变迁时我们需要重新审视许多问题所致。

作　者

2018 年 2 月

目 录

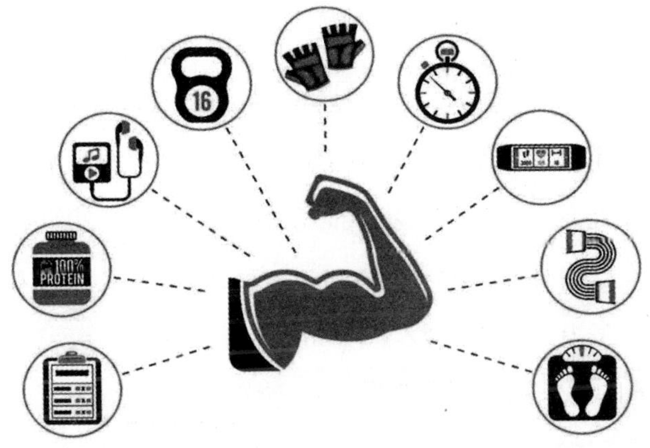

第一篇
肥风来袭

肥胖是现代社会“发展病”之一，其从个别现象上升为普遍现象在我国是近二三十年的事，是地地道道的“富贵症”。追究肥胖现象越来越严重的缘由，有个体性原因，有历史性的文化缺失原因，也与一定时期社会健康认知不科学有关。基于这些原因，可以对肥胖者轻判，但不能免责。肥胖者的自我责任无可推卸。

↘ 开言的尴尬

作为一本减肥方面的书，其经常要出现的字眼，自然有肥胖、胖子，瘦削、瘦子等。我们习惯上，称肥胖者叫胖子，瘦削的叫瘦子，不胖也不瘦的叫……找不到字眼了，号称独具语境的中文里，竟然没有一种简约的习惯叫法。似乎社会就分为胖子和瘦子，这显然不对头，因为，社会上是不胖不瘦的人占多数，可偏偏没了名称，没有形容词，也没有名词，太有趣了，这给本书的写作造成了诸多尴尬。

处于“胖子”和“瘦子”中间的，就叫“中子”吧——这要搞到物理学那儿去，还会让人联想到“质子”什么的。

用“中人”吧——容易理解为不好也不坏的人。

用“平均人”如何——这概念早被社会学占用了，愣用之，恐有讼事。

用“中等身材者”吧——这词除了胖瘦度，还含有长短的意思，那是既啰嗦又不太对劲。

用“标准身材者”吧——五个字的词总是太啰嗦，有对不起中国文字之嫌。

叙事谋篇竟然发现核心主题词没有简约现成的词可用，这给行文带来挥之不去的纠结，很让人郁闷。究竟是汉语词汇有问题，还是自己文字水平不行，抑或是社会出了问题？说实话，笔者一直到本书集结完毕，也没有想出解决的好招。

我们通常所说的“瘦子”，是排除了胖子外，把不瘦的和偏瘦的全放一起描述了。即“瘦子”概念的外延，是包括了体形正常及以下的全部人群。这也怪不得先人们，之前社会哪来什么肥胖问题，体形瘦削是绝对的主流现象，用胖子、高个、矮子把少量特征人群区分出来就行了。肥胖成为社会现象并受关注，不过二三十年，也就这几十年间，人群体形出现了多样化发展，不仅有胖的，还有更胖的、超级胖的，这才需要分类。也就是说，对人的体形进行分级划类，是受国际潮流影响的新现象，如此咱们传统词汇里没有合适的简约形容词也就好理解了。但理解归理解，没有约定俗成的简约字眼给科学的体形分类描述就是犯难。因为现代意义上的瘦子，毕竟应该是指身体质量指数［BMI 指数 = 体重 / 身高^2（体重的单位为千克，身高的单位为米）］低于标准区间下限的才是。在标准指数区间内的人，就不应称瘦子，否则误人。

语言上的缺失，实际反映的是社会的认知状况，也意味着对肥胖的“开火”还兼具重整历史认知的责任。

本书无奈还是沿用了传统上“瘦子”的概念，即书中凡用“瘦子”和“瘦者”之处，多指标准身材者，而非词意指的低于 BMI 标准指数者。

↘“减肥宣言”篇

权威调查报告显示，目前中国体重超重者已达 22.4%，人数超过 3 亿，极重度肥胖者为 3.01%，人数达 4000 万，并且数量正在不断增加。2015 年《中国居民营养与慢性病报告》显示，我国 18 岁以上成人中约每 4 人中就有一人患高血压，每 10 人中有一人患糖尿病。慢性病已成为我国居民健康的重要杀手。2002 年的一则分析认为，我国由超重和肥胖造成疾病的直接经济负担为 211 亿元人民币。

在欧美，肥胖也是最为突出的健康和社会问题之一，正在侵蚀社会的各个角落。英国目前有 2/3 的人超重，美国 2/3 成年人超重或者肥胖。美国儿童“肥胖成灾”，“胖孩子”已经超过 900 万。目前全欧盟的肥胖人口已经超过 2 亿人，达到令人不安的比例，青少年肥胖问题尤其严重。即便在发展中国家，肥胖也已日益流行。墨西哥的肥胖比例已超过美国，马来西亚肥胖比例也超过20%。肥胖已不仅仅是个人和某一国度的事情，而且成为全球需要面对的重要问题。肥胖给各个国家造成了巨大的压力和惊人的社会成本，医疗费用不断攀升、死亡率升高。肥胖，不仅仅是体重攀升，更给社会的正常运转造成了沉重负担。

最近见到英国学者历时七年半的研究报告，认为肥胖可增加10类癌症的罹患风险。

减肥，可以说很简单，但也可以说很复杂。说简单，那是因为说白了减肥就是减吃，体重90千克的人，把其食量逐渐减至只够维持70千克体重的食物摄入量并维持住，自然也就成了。说复杂，是因为要让一些人减吃，就像要他的命似的，你怎么说他都未必下决心减肥。更讨厌的是，肥胖者对饮食的执着有着非常广泛的社会背景支撑，与传承的饮食文化乃至整个社会文化密切相关，又与个体的成长环境和健康饮食认知状况、所在民族的健康饮食科研水平和普及接受度相关。另外，在减肥领域中，混淆视听从中牟利者有之，一知半解、以偏概全、鼓吹各种不当理念的添乱者有之，使得原本并不复杂的减肥领域需要花大量的笔墨去正本清源。而进一步认清人类的本性，建立科学的饮食观，还需从人的动物本性和进化上去溯源辨析。

一方面是关于肥胖对人类健康危害的报告屡见不鲜，另一方面是蔓延各国的肥胖人群不断增多。为什么有那么多人置种种警告于不顾，义无反顾地行进于飞蛾扑火的途中？原因究竟在哪儿？

那些从报告上看见的关于肥胖的危害，都是发生在他人身上的事，自己还没有遇到，也许自己是例外——侥幸心理。

生活中比自己更胖的人还有，老年肥胖者也不少，见他们也都平安无事地行走于江湖，自己不用太担心吧——殊不知，胖死的自然再也看不见；胖成重病的，或在家或在医院，我们也看不见；有口气能到街面上混的肥胖者，他人也看不见其内在的毛病，甚至其自身也因为习惯，而不知自己的糟糕处境。于是，生活被假象所惑，只见幸存者而忘却背后的灾难。

修身与治国颇为类似。凡不到烂事压身之际，政府把握社会情况也极易为假象所惑。如上级下地方考察国际经济危机对企业经营的影响，却发现那些在风浪中已然倒下的、最可能提供实况的老总们或“失联”，或被“雪藏”；能来参加座谈的企业家要么尚能支撑，要么平安无事。于是，调查者若缺少大智慧，自然仍是“万木春”“千帆过”的景象。

肥胖者的普遍失警，与社会舆情也有关联。习俗上很少去探求或追责“胖逝者”实际是吃死的真实原因，反而常常报道成是累死的“英雄”。典型的又如事故现场的报道，人们只能见着清理过的现场，最能警示人的惨景被过滤掉，这与我们谋求防范的初衷相违背。

市场经济唯利是图的环境，使呼吁适度健康饮食生活方式的声音，被基于利益的种种叫卖声所湮没，有意搅浑水的遍布我们的周围。水清无鱼，本是简单的健身原理，却面临着承认合理饮食重大作用时竟与以此为生的方方面面有利益冲突。医药业是病人多、吃药的多，利益也随之增多；餐饮业最欢迎那些豪饮嗜吃的；食品业厂商自然千方百计诱使人们买东西，多多益善……健康由自己做主了，别人就可能钱赚少了，还不使劲忽悠你？

外部世界充满诱惑，人类自身有着诸多贪念，加之肥胖危害的隐性和慢性，更需要我们拿出一份智慧、一份冷静、一份自主才能不迷失方向，真正活得自在。

做到防患于未然，于生活、于饮食要讲究把即将发生的事，当作已发生之事总结之；把可能发生之事当已发生之事来对待；把小事当作大事看待；把发生于他人身上之事，当作自己亲遇之事去借鉴。如此尚不能万无一失，何况诸事敢涉险乎！大不该之事绝不能亲历方始觉醒，行车安全如此，人身安全亦如此。

我国关于饮食、养生等方面的传统文化，基本没有阻击肥胖的功能，反而对肥胖起了推波助澜的作用。我们不能批评先人的智慧，因为整个中国之前的社会现实基本以物质短缺为主，没有出现过研究营养过剩问题的现实需求。阻击和控制肥胖的艰难任务是一个新时期的新课题，必须由我们自己解决。

目前，我国虽对肥胖有批判和呼吁控制的声音，但远没有把阻击肥胖提高到与国民体质、全民平均寿命相关联的高度来认识，也没有像控烟、防毒那样的宣传力度。对肥胖尚存在一定程度的宽容和放纵，或可说尚处于集体无意识的状态。

香烟上已有“吸烟有害健康”的提示，同理，酒瓶上也应该提示过量饮用危害健康。电视播出各种美食节目时，也应说明，“贪食反害健康”。

减肥之道，人人都有己见，看似简单，但想说得透彻、周全却颇为不易，走进去竟然发现原来是个乱象丛生、陷阱遍地且充满辩证法的领域，既容易招诘惹恨，也容易应了那句“言多必失”的古话。

作者自承本书之要义，此是一把减肥的利剑，可以挂于腰间，也可以作为“心剑”存于胸内，以备有朝一日想用时有剑可亮。肥胖者宁可胖死也不瘦身，这是其不可侵犯的人权。每年中国自杀身亡者尚有二十多万，何况肥胖乎。不过倘若某日想跟自己“商量商量”了，想活得健康长寿些，则应明白只存在你愿不愿意的问题，没有能不能的问题。

晚清郑观应之《盛世危言》，其实是危世谋盛之言。而眼下之言肥胖，才可谓真正的盛世危言。物质生活愈盛，人类自身健康危机也愈盛。

上帝不会出手拯救肥胖者，要不就不会有美国那样大街上那么多让人闹心的超级胖子；医学没有也不会有可以不限食的安全减肥药；下刀子瘦身的办法，救得了一时，救不了余生，不用也罢；“神”一脸坏笑地看着肥胖者，也许希望胖子们死得更快些，那样可以给地球减负。肥胖者如想在地球上多蹦跶几年，只能自己救自己，别无他法。

↘ 偶然的革命

当人过中年，肚子日渐隆起，体重远远越过超重线，被人称为胖子时，曾几何时，还颇为自得。那些关于中年发福、胖点富态、有官相的传统描述也很让自己受用，毫不思及肥胖会有啥危害。至于肥胖源于家族基因的流行解释更让自己胖之泰然，而失于防控。即使偶尔驻足街头，看见那些体形标准者行走于眼前，也仅是须臾间感叹自己与好身材无缘和无奈。哪怕某天突然感觉自己登山，竟连一百五十来米的缓坡都爬得气喘吁吁；外出归途中离家有个一千来米，就在那儿考虑是打个出租车呢还是步行回家，也浑然不觉自身的问题；即使看着体检单上写着中度以上脂肪肝，也很乐意接受医生说的这不是病，多喝点水、增加运动就能缓解。凡此种种，都未把这些当作是问题，也没有产生革命的觉醒。直到家中装修房子，夏日高温之际为省点钱，自己连续干了一个多月的水、电、泥瓦、木工等各项活计，发现体重急速下降，体形变好时，才明白了原来自己的肥胖是自己不察造的孽。只要多干点活，多出点汗，别整天捣鼓吃的，也就瘦回去了！

多年的肥胖，还以为自己的骨头架子都变粗了，当减了 10 千克体重时，发现骨头还是原来的样子。上帝并未对自己不公，无论是身材还是体质，原来主动权在自己手里。于是，由此开始去审视肥胖的危害和形成机理，才开始了“革命”和永远的“革命”。

↘ 从“管住嘴、迈开腿”说起

关于减肥的要论，北京的坊间流传着一句非常精到的术语，即“管住嘴、迈开腿”。对于肥胖者而言，真要能按此革命的宗旨践行的话，自然也就好办了。问题是，对于绝大多数肥胖者，让他迈开腿倒不是很难，但让他管住嘴就非常困难了。就艰难的戒毒而言，实际也可说管住嘴不吸毒就完事，而实际上复杂着呢。人们一旦走上不幸的肥胖之路，再让他回头，会遭遇生理惯性、行为惰性、社会习俗、不良生活观念等的重重阻击，那句“管住嘴、迈开腿”的后续故事还多着呢。

魔由心生，嘴听命于心，管住嘴，首先要调整心，而不良饮食习惯下的心，还与生理性积垢交互作用，即所谓心因性。医学界把肥胖视为疾病，从减肥的心因性难度看，确实是有一定道理的。

把多余的体重打掉，达到理想的标准体重，并一直保持住，这只是减肥的表象结果。就减肥的本质而言，最终是要改变既往导致肥胖的饮食生活习惯。肥胖的原因是不合理的饮食生活习惯导致的自然结果。想要好结果，就得改变那个致肥的因。因改变了，恶果也就消失了。

归结到饮食上，减肥和之后的体重控制过程，实际是一个饮食生活方式重整和保持的过程。其间最主要的就是改变那个贪吃致肥的“心魔”。回到坊间要旨上，减肥的命题，实际可以转换为另一命题，就是如何“管住嘴”。理性上肥胖者都明白“管住嘴”的重要性，只是十分不愿意去管住嘴。管住嘴往往意味着要挨“饿”，不能随意吃喝，而这对崇尚“饮食人生”的人来说，实在是有种发自心底的排斥。肥胖者通常会寻思，有没有一种不必控食的减肥良法？当明确地告诉他肯定没有那种办法时，肥胖者又会怯怯地问，那么让我既不太觉得饿，又能减肥的方法有吗？这倒是一个有得谈的问题。希望减少挨饿的痛苦，去谋求减肥，这应该是胖者的人之常情，也是琢磨减肥之道者应该解决且能够解决的问题。犹如出了问题的社会经济，避开硬着陆，实现软着陆，那总会有一定办法的。

一个首先必须建立的理念是，不控制饮食，光靠走路或其他锻炼是很难得到好身材的。管住嘴是最主要的，迈开腿是为了配合管住嘴。走向减肥和体控之路，在饮食上想保留肥胖时的胡吃海喝，那是肯定不行的。从多吃改为少吃点，这是必需的。那种想保留过量饮食而又不肥胖的想法违背了能量守恒定律。可以讨论的只是在从事“人生革命”时，尽量减少所谓的“痛苦”。香港主权到期回归没得商量，可以谈的是如何平稳地过渡；社会改革是方向和原则，必须坚持，改革的阵痛必须承受；可以研究的只是前进的过程中如何减少阵痛。这与减肥同理。

于是，进一步展开的话题就是，在由肥胖返回理想之躯的道路上究竟需要廓清哪些问题，搞清哪些机理，建立怎样的理念，有哪些技术性的方法可以帮助我们尽可能不太痛苦地去管住那不争气的嘴。

↘ 饮食文化的殇变

我国世俗的传统文化并不利于胖友们的减肥行为。以饮食文化著称的我国社会，从朋友之间的日常交往，到大小喜事，无不食事当头。“请你吃饭”“大家聚聚”，且每以菜肴丰盛、大家吃得多、吃得开心、喝到有人醉倒方为成功的聚餐或宴请。宴席间如宾客动筷少，没有大喝特吃，主方会自责是否自己厨艺欠善或不会点菜等；要见某宾客进食如猫的话，主人一脸的扫兴，宾客也悻悻然，犹如干了错事，觉得对不起人。

在民以食为天的氛围下，日常见面的问候语是“吃了吗”，可见食事之重。常用语中，那人“长得胖”，而不说“吃得胖胖的”，意思是天生的胖，词语里丝毫看不见个人对肥胖的行为责任。凡此种种，似有一个不利控食者的无形之网。所以从某种意义上讲，控食减肥不仅仅是个体的事。长期坚持的控食——体控行为，不仅要与自身的贪婪和惰性作斗争，还要与世俗的传统文化做抗争，若没有点大觉悟，缺乏点叛逆心态还真不行。

话虽那么说，个体在控食上与文化之间的些许冲突，断然不能成为放弃减肥的理由。因为这种冲突毕竟是可调和的和低烈度的，也正是可展现个体与社会之间相互影响和相互改良的地方。

中国饮食文化的丰富性和多样性，让我们津津乐道，也让世人赞叹。

而当我们发现，肥胖和每况愈下的体质竟然主要是饮食过度而致时，再去审视那呈现于荧屏里的泱泱大国琳琅满目、千变万化的饮食文化时，竟是爱恨交加，不知该做何评论了。

近年来西方国家肥胖盛行后，颇有一股崇尚以中国为代表的东方饮食传统的呼声，这令我们很是自豪。然而，随着社会的快速发展，那些正在被西方批评为不健康的速食快餐，却在我们的生活中快速蔓延成风。是“围城”现象吗？还是发展的必然？东方传统饮食普遍是荤素结合，不以肉食为主，西方推崇东方饮食也是看到了这种平衡饮食①应更适合于人类的体质。可回头看看东方的素食为主饮食，不免让人生疑。究竟是出于健康的主动性选择呢，还是因为经济一直欠发达，条件约束下的自然选择？因为不做如此质疑，就难以理解当我们物质生活乍富时，那义无反顾地扑向肉食的现象。

置评我们的饮食文化，就文化自身而言，怎么赞叹都不为过。但我们必须注意这一文化的历史性环境问题，即滋生饮食文化背后那长期相对欠发达的社会。实际上，被我们用于宣传的那些各地的精品饮食文化，并不占当地日常饮食生活的主流，主要是用于接待宾客和欢度年节，或偶尔打打牙祭用。因为就是在 20 世纪 90 年代之前，我们的物质生活都无法支持使那些美味成为日常生活的常态。现在我们的宣传和认知中，若把这种饮食精品，因生活好了而当作常态行为发生的话，就会由“口福”走向“口祸”。换用世俗社会现象说之，当有钱有条件者经常出入宾馆酒店，自以为享尽天下美食，顿顿酒足饭饱，生活过得滋润时，他的身体健康却大概率地走向了高危境地。

相对贫穷的社会下，环境条件起着一定的饮食自然约束作用，想吃而不可得，也就无法多吃。长期的“胃亏肉”可以让我们有机会吃肉时痛快地暴吃一顿。相应地，崇尚美食的文化因缺乏物质支撑，也难以演变为饮

① 本书所提平衡饮食，通常是指与标准体重相对应的合理饮食。

食灾难。但物质条件改善，环境制约消失，可以顿顿吃肉了，这时如再延续崇尚饮食之风，就会适得其反。奇妙的生活与社会现象是，富了、贵了，饮食上如不注意节制，没处理好得与失的取舍，就会展现“上帝”的惩戒——让无节制饮食者先去极乐世界报到。

面对各地琳琅满目、丰富多彩的美食时，可欣赏赞叹，可品尝，但绝不能做饕餮之徒。老画家黄永玉先生在一档采访他的电视片里曾很感慨地说，与他同时代的老友大都已走了，他认为基本都是吃死的。在世时他们每到一地就寻找当地美食无节制地大啖之。黄老还健在，因为他始终不胡吃，奉行吃差不多就行了的理念。

客观地说，宣扬适度饮食的理念，在我国已萌芽了多年，但远没有到达一种全社会流行和遵从的风气。总体上，我国的饮食文化主流尚处在传统的“崇尚吃”的惯性轨道上运行，亟须快速惊醒和扬弃。

↘ 社会发展带来的食物和生活变革影响

环境和生活条件急遽改变下的人类，需要认真梳理一下自身生存环境究竟发生了哪些改变。一日三餐，一年四季，现代人普遍已没有远祖人们所面临的寒暑交接和自然节制的饮食限制，时时刻刻都受到各种美味食物的诱惑，体能的付出却越来越少。现代高科技下的种植、养殖业已由季节性变成了全年性的产出，自然界被整傻了，人类被整肥了。

↘ 警惕方向性错误

肥胖症在全球的流行，与社会发展带来的食材、食品业重大改变有关。一是物质越来越丰富；二是食物质地越来越精细，含糖量、营养含量越来越高，口感越来越吸引人。伴随现代生物技术的提升，各种水果的含糖量都得以大幅度提高，一些不甜的水果、果肉不厚的水果、口感不爽的水果被淘汰。围着摊贩买鲜荔枝、鲜桂圆时，一些人还担心卖家蒙人，拿大核的冒充小核的卖。其实，现在市场上你想买到原先那种味道差点的大核荔枝、桂圆都是小概率的事情了，因为老树都已替换得差不多了。大米品质大幅度提升，玉米、南瓜、地瓜展现了水果化倾向。肉类中，早期猪肉是连骨卖，现在都去骨再卖，或者卖切好的、调好味的半成品。各种香肠、火腿肠更是许多家庭餐桌上的常客。糕点类越做越甜，口感越来越吸引人。由于食品添加剂的开发和普及，几乎街面上随便哪家糕点店出售的糕饼都很好吃了。流行全球的快餐食品，盐多入味，主打的肉品还用油炸一下，食品被浓缩且提高了能量，就餐时还配以甜饮料。

食物的越来越好吃、方便、高能量，不断刺激我们的味蕾，考验我们的神经。如果我们被这种潮流裹挟，不加注意地由此多喝、多吃，则反被社会进步所害。即便只吃了与以前相同的量，如一碗米饭、一个水果，实际所含能量已今非昔比。

社会进步带来食物的新革命，但它也带来一个要命的问题，就是容易吃多。有一个命题，似乎并没有引起我们的注意，即在物质生活丰富多样，食物品质提升的同时，人类必须更加小心进食。也就是当食物往高能量方向演化时，人类的摄取量应该往吃得少的方向走，才能保持平衡。如好吃、方便吃就跟进多吃，这就犯了要命的方向性选择错误。从全球肥胖率急升的现象看，这个问题远未引起足够的重视。人们普遍还沉浸在品味进步带来的成果享受之中，而罔顾早已悄然而至的对健康的威胁。

除了不良饮食习惯之外，我们还应考虑现代人的食物不仅品种非常丰富，而且食物中普遍地（或多或少）含有高科技的副产品——残留激素类成分。种植、养殖业为提高产量和改善口感而使用的各种激素，如什么甜蜜素、矮壮素、生长素，农药、化肥等，以及应用于制成食品内的防腐剂等。这些食物内残留物转移至人体后，也是人类易肥胖和健康损害的不可忽视的因素。残留激素进入体内与吃激素类药品致肥原理一样，不同的是吃激素药品我们事先知道将会产生什么副作用，可防可避，而那些食物内残留激素是悄悄进入体内的，人们不会去防避。

知识的普及，互联网的流行，各种食材其单位重量的卡路里含量，网上都可以查知；不同体重人每日的能量需求，以及各种运动的耗能情况，也可列出。这意味着饮食和生活的精细化管理成为可能。虽然掐着计算器掌握饮食与锻炼的生活让人乏味，但重视起来也不过花一段时间学习关注，就可享用一生。了解相关科学原理后，建立起一些原则性、方向性的理念，让我们的身体不至于出现大偏差即可。

↘ 生活方便了，须防肥胖敲门

衣、食、住、行四个方面，前面探讨了饮食变化对肥胖的影响，而穿、住、行方面，随着社会的发展，在给人们舒适方便、提升生活质量的同时，也一定程度上影响了我们身体的代谢。

公平地说，把肥胖全部归结为人们的饮食主动性调控不够，也不全是那么回事。现代社会人类生存环境的改变，对肥胖的形成也带来了众多助推的因素。夏天本来是人们遭受烈日高温炙烤以减掉脂肪的时机，而随着空调的普及，原本应消瘦的夏季，人们已不再瘦，城市人尤其如此。冬季原是人们挨冻的时期，但各种保暖织物的层出不穷，居家暖气及空调的不断普及，使得冬季寒冷空气通过热传递带走的人类热量也越来越少。在出行方面，因交通的发展，私家车的普及，因生存而奔波劳作之事普遍变少，体能消耗的机会也自然减少。下馆子、叫外卖可以饭来张口，连上市场买菜的力气和回家做饭的活计都省了。燃气、洗衣机等的流行使用，使人们不用砍柴、不用手洗衣物。有了冰箱，也不用早年那样，为吃口凉的，费事把绿豆汤装瓶用绳子吊放入井底。原本逛商场是极耗体能的活计，而现在也可改逛网上商城了。手机的普及和功能拓展，使人寄信不用奔邮局，汇钱无须跑银行、排队，等等。加之电视里各种美食节目越来越多，不断冲击、挑逗人们的食欲。方便省心的发明宠坏了我们的身体，处处都是招肥的陷阱，可谓润肥细无声。

另一层不可忽视的致肥因素是我们用于吃饭的天然武器——牙齿。在纯自然环境中，制约哺乳动物寿命的一个重要因素是它牙齿的磨损程度，牙齿的磨损或脱落状况影响着进食和咀嚼程度，限制了能量摄取，并影响到健康和生命进程。而人类的新境遇是，一方面粮食的精细化对牙齿的磨损普遍变小；另一方面随着口腔医疗技术的提高和普及，补牙、镶牙、种牙手段多多，使得我们既往常态中一过中年就会因咀嚼功能退化而营养摄取变少的趋势，被相当程度地颠覆了，以至于几乎终其一生，进食这一关始终敞开着方便的大门。进口生生不息，而人们体内的脏器却未必买账，因为它还跟不上外部的进步。

食物的效能在提高，人类的能耗在减少，若不悠着点吃，不胖才怪。

↘ 食性变迁的代价

现有考古发现的人类史，已有几百万年，这也意味着，作为动物灵长目一支的人类的自然食性，同样有着几百万年的存续史。人类属于以碳水化合物为主的杂食性动物，肉食在其食谱中所占比例很小，而且个体的食量通常能果腹即可，此点不用说早期人类，在中国就是几十年前还是如此。而肥胖症流行的今天，我们实际是在有意无意地进行着食性的突破，是在颠覆改写人的动物学食性结论，也可以说，人类整体性地处于强迫性的习性变迁之际。从理论上讲，人类从杂食属性向以肉食为主的食性改变，属于极重要的变化，并非不可能。但这种改变，尚不知究竟要历经多少代人、花多长时间、承受多大代价的进化才能完成。

食性改变，可分两个方向，一是往纯素食的方向，二是往肉食为主的方向。前者的结果可从人类的自证和其他动物的旁证考察。僧侣中的纯素食者最多，关于他们的寿命状况，国内外一些相关研究论证的结果并不一样。有营养学家研究认为，素食者比非素食者更能长寿。巴基斯坦北部的浑匝人和墨西哥中部的印第安人，都是原始的素食主义民族，平均寿命较高。佛教的僧、基督教复临安息日会教友，也因素食而享高寿。国内也有人认为山中僧侣寿命都较长。也有相反的调查结论，认为僧侣由于长期吃素，身体抵抗力低，患贫血者较多，平均寿命反而低于普通人。

笔者质疑素食者长寿的结论，赞同后者的结论。从较权威的寿命报告看，全球平均寿命排前列的国家，都不是崇尚素食的民族。那些见诸媒体的高寿者，几乎都不是素食主义者。也未见僧人平均寿命高一点的研究报告。所谓素食者较为长寿的结论，准确地描述应该是，素食者不输给社会平均寿命的可能性较大，超越平均寿命走向高寿的概率较低。

彻底素食化的典型旁证例子是熊猫，研究认为早期的熊猫应是肉食动物，但不知在什么时期因环境所迫改吃素食了，更不知经历了怎样的艰难期，成了我们现在所见的，长得胖胖的，每天要花八个多小时用于吃营养含量较少的竹子。

另一食性改变例子，是往肉食化方向改。典型的我们可以从牧民和农民的寿命比较上看端倪。国内有研究指出，藏区的人均期望寿命要远低于农业区的平均水平。一项内蒙古牧区的研究结论也认为其平均寿命要比全国水平差八九年。（本段所提的两项研究，其初衷是指向这些地区的医疗条件差，呼吁政府重视。但本文用作多吃肉食影响寿命的例证。）

从以上例证至少可以这么说：纯素食化可以减少罹患许多疾病的风险，但会影响人类的体质，延寿上尚缺少正面结论支持。而肉食化的生活方式，在罹患疾病风险和对寿命影响方面则几乎都有不利的定论。这也是国内养生界提倡减少吃红肉的理由。

适当多吃些肉食，人类的身体应该会慢慢适应。但这种适应期需要多长时间，需要几代人的身体反应积累，目前还不清楚。现在已知的是，完成这种转变，一个世纪肯定不行。因为一些有近百年发达史的国家，依然肥胖成灾，心血管疾病普遍流行。现在的一些人群拿自己去做肉食化试验，可得有不介意自己成为体质演变牺牲品的伟大而不怕死的精神。

↘ 遗落的“冬眠”功能

当人类为肥胖的身躯发愁时，看见电视里的雌性北极熊经过几个月的休眠，一觉醒来，一身的肥膘消耗得无影无踪，瘦骨嶙峋好令人羡慕。肥胖者幻想着，要是自己具有北极熊那样的特长，当讨厌自己过于肥胖时，冬眠似地过上一阵子，一觉醒来身体变得苗条，那该多好。想吃时痛痛快快地吃，吃胖了“休眠”几天，如此可主动轮回，就用不着为肥胖发愁了！

这实在是个很有意思的话题。人不是北极熊，人不会休眠，也用不着休眠，但要说咱人类一点没有北极熊那本领也不是，只是人类的“挨饿期”远比北极熊的要短。人类展现“小休眠”似的消耗脂肪的功能，仅发生在极限环境下的个别人身上，对绝大多数生活安逸稳定的人来说，终身也用不着使出那种本能，也不希望遇到需要拿出远祖相传的本领求生存的局面。

现代人被动地靠消耗脂肪生存的现象，比如那些因车祸陷于山林沟底无人救助时、地震灾难长时间被埋废墟底下时、战乱陷于困境、沙漠中迷路、山区海洋里遇难等，这时为了生存，本能尽显，在没有食物但有淡水补充的条件下，人类会通过消耗体内储存的脂肪维持生存一段时间。根据不同人的体质和心理素质，这个靠消耗脂肪维持生命的极限时间，一般认为是 7 ～ 15 天。

主动性地动用脂肪生存的现象，是指有意绝食几天，以及特意组织的饥饿旅行等。在有水喝的条件下，度过几天艰难的挨饿期后，体内原始的依靠消耗脂肪供应能量的本能被激发，身体急剧消瘦。现实中有的女性在憎恨自己过胖时，会采取连续几天不进食以减肥的办法，这其实就是逼迫身体启动脂肪消耗的潜在功能。若论效果，这么做成效自然惊人，3 天左右，就可减去 5 千克左右的体重。撇开有可能对身体造成伤害不说，仅就连续几天不进食以逼迫身体消耗脂肪的做法而论，应是一种最快速有效的减肥方法。

但是，我们用不着去羡慕北极熊的休眠本领，因为那是熊类迫于环境和智商的一种无奈的选择。况且这个本领我们自己或多或少也有一点。只是当食物供应条件具备时，我们中的大多数人实在难以经受诱惑，而不去动用这“老本领”而已。熊类在食物丰盛期的大吃大嚼，并不是它的快意行为，而是为了应付饥荒做准备（生活于食物丰富的热带森林的熊不储脂休眠）。

人类的食物与消耗之间，基本是采取现收现付方式进行，在相对和平稳定富足的时期，没必要储存脂肪，也没必要和不应该把自己搞得肥肥胖胖。那种食肉类动物猛吃一顿可长达数周甚至一年不再进食的本领，我们没有，因为人类不会把自己逼到靠睡觉消耗脂肪去度过漫长而缺少食物的冬季，人会通过食物储备来解决非收获期的生活问题。但也正是这引以为豪的智能，使一些缺乏戒持力的人，误入了“肥门”。

↘ 天下没有吃不胖的人

经常可以听见一些瘦者自嘲，说自己是怎么吃都胖不起来。胖子们听了这样的话后，先是由衷地表示羡慕一番，然后话锋一转，就感叹自己是喝凉水都长肉。似乎从瘦者吃不胖的事例上，反证了自己的肥胖是多么的无辜和无奈。

真有吃不胖的人吗？这是个成年人世界才会有的问题，属于简单的复杂问题。虽然问题很无厘头，但要说清楚还真挺费劲。其间既要界定肥胖的标准，也会涉及肥胖的分型，即大致的外肥型和内肥型两种。外形上吃不太胖的，人群中确实有一定的比例，因为他们走了内肥的路子。所以“吃不胖”可以转换成另一个命题，即过量饮食后身体不会发胖，BMI 指数在正常范围内（男性不超过 24，女性不超过 22），体检显示相关指标都正常。这样的人有没有？这时就可以回答：没有。身体各系统正常的人，不存在吃不胖的事（当然，有消化系统疾病患、肿瘤的除外）。一些所谓吃不胖的人，只是外观不显肥，当按 BMI 指数测算时，就会显示超重或肥胖。

了解影视角色造型的人知道，演员们根据角色造型的需要，会采取突击增肥和减肥。演员比实际角色瘦点时，就紧急增肥，猛吃一阵子，直至与角色相符。演员比角色胖时，就快速饥饿疗法紧急减肥。这种方法不可为常人所取，但了解它有利于理解肥瘦与饮食的关系。

另一典型的增肥事例发生在非洲某部落。该部落女孩出嫁，凡身材不够肥硕的，都需增肥到某种程度方可出嫁。其惯常的做法是，把嫁前的女孩关在一草棚内，通常由家里的老奶奶监管，每日逼喝五六升牛奶，只见女孩身体日见肥硕。强制增肥大体会维持两三个月，体重要增加 10 ～ 15 千克。其间，未婚夫会多次前来探望评估，对肥度满意了，就终止增肥，操办婚礼。这种增肥的习俗，往往超越妇女个体的意志，背后的原因是，女性肥胖些，一般有利于婚后的坐胎和养育孩子。但为了传宗接代，若违背女性意愿去伤害女性的身体，并不符合人道。

非洲某部落姑娘嫁前突击增肥属非常特殊的事例。日常生活中是很少有这种糟践自己突击致肥的。这里主要是说明饮食对致肥的有效性。

有意思的是，虽然多吃肯定会胖，但也不是越吃越胖，能胖到 150 千克以上的人还是相当少的。饮食量和体重的关系不是简单的等比关系，既不会因饮食量增加一倍，而体重增加一倍，也不会因饮食量减少一半，而体重下降一半。结合作者自身经验，用一个量化的说法是，减肥后标准身材维持期的饮食总量，是肥胖时 BMI 指数 30 的一半左右。即打掉 25% 的体重，需减少差不多一半的食量。这种带有指数化的饮食与体重关系，也是肥胖者控食减肥之所以艰难的重要原因。

包括人类在内的所有动物都具有一定的天然进食控制机制，在没有内外因干预的情况下，通常系统的平衡不会被打破，这也是社会上毕竟还是标准身材者居多的重要原因。长期保持好身材的人，所谓的随便吃，实际其平常的进食量，如跟胖子们的进食量相比，那是小巫见大巫。胖子们可别天真地信以为真。

↘ 肥胖皆因吃得多

体重决定人的食物摄入量。反过来说，成为习惯的摄入多少食物量，也就决定了人的体重。这里的食物，是指一切塞进嘴里的具有营养和能量的东西。这其实是个十分简单和不容置疑的定律。肥胖者不承认自己吃得多，瘦的人不说自己吃得少，都是违背“体量与食量对应”科学定律的。

人作为生物体，需要营养物供应才能维持生命。体量大的生物体，能量需求大，供给也必定要多一些，否则无以维持生命的运转。日常中，见一些瘦削身材的，奇怪他们吃得那么少，其实结论很简单，因为所吃已够维持其生命运转了。我们热衷给动物智商排行，哪个动物智商高，哪个动物智商低，就是不去思及，就许多动物而言，智商高对它们没用，低智商与它简单生活能对应即可。

体量与食量对应原理既是科学的结论，又有方法论的意义。运用该理论实施减肥，其实只要做到每日仅摄入维持期望体重所需的食物总和就可以了。而现实中，无论东、西方社会，都有许多人试图否定“体重与食量对应”这个铁的定律。当然，要是分析这种普遍性地搅浑水的原因，可是个十分复杂和有趣的现象。其间，对该定律影响最大的自然是运动和劳作耗能问题，但这一点也不影响“体重与食量对应”定律的铁性，因为该定律本身就是含有扣减耗能问题的。

人群中，同等身高、体重者，因生理特质不同，在食物摄取总量上有些许差异的现象也确实存在。那些油性皮肤、油性发质的人通常会比中性和干性皮肤的人吃得多一点。日常体温均值稍高一点的，也需要多一点的食物供给。但这些都属于“体重与食量对应”的展现方式。更何况，辩证法视之，身体出油者和体温偏高一点的，也与吃得太好、太多相关。

↘ 肥胖基因是假，家族饮食习惯影响才是真

那些无意于减肥或缺少意志力减肥的人，任由肥胖缠身的最大理由，往往归结于自身遗传基因的问题。进而想想，也不能责怪父母亲，你怪他们给了你体形偏胖的遗传，他们只好往上追溯怪罪于更上一代。于是，“被告”不知在哪儿，大致只能说父系或母系某一脉的问题。

所谓的基因说，基本可以说是属于医学界搞不清肥胖的机理，无奈的一笔糊涂账，这既圆了医学能力有限的脸面，也给了胖友们一个极好的庇护理由。

笔者结合自身减肥和控制体重的经验感悟是，与其说是家族的基因导致了某人的肥胖，还不如说是家族在饮食生活习惯上的影响，才导致了下一代的肥胖。在崇尚吃、讲究吃、以能吃为荣的家庭中，通常没有限吃的氛围，更不会说“咱们少吃点”之类的话，加上相同的饮食结构，自然会有家族成员共有的偏胖身躯。当我们看见祖孙三人站在一起，相貌相似，肥胖体形相似时，可以下这样的定论：相貌来自基因，改不了；肥胖则来自吃风的相承，是可以突围的。

当然，并不是说来自讲究吃的家庭的人就一定会胖，而是只有吃过头的家风才会致人胖。个体成长的社会化过程是个较为复杂的问题，有时同

属家庭成员，如兄弟姐妹间会有的胖、有的瘦，这并不是基因遗传有概率性，而是那胖的全面接受了过量吃的家风，瘦的没怎么受影响而已。胖者须知，家族无节制饮食生活传统的影响和你自身的缺乏自省、自控力差等多种原因共同造就了你的肥胖。

笔者每去外地，受家风影响，都会搜买些土特产带回家，还颇为自得，视作是好家风。而发现那些一起出差的瘦同事，去哪儿也不买土特产食品往回带，即使我从旁积极劝说怂恿，最多也是买一点点意思意思。更让我感叹的是，瘦同事家里的女儿，从不提出要父亲带好吃的回家，只希望带一件玩的物件。

另有一瘦女同事，平时都道她天生好身材，而当我把以上理论说给她听时，她深表赞同，并道出了她家相传已久的饮食传统。据她所知，至少从其爷爷那儿起，她家对于晚餐的进食，每人就只喝一碗稀粥，此种风格全员接受，并一直沿袭至今。哈哈，这瘦丫头的出处原来在这儿。

“肥胖基因说”既不科学也对人类健康生活无益，不利于肥胖者参加到积极改良体质的队伍中来。不多吃根本不会胖，何来肥胖基因？如辩说有肥胖基因者易多吃，则需清楚认知，我们完成“吃”的行为应由自己负责，别去赖基因。

读者有兴趣，不妨也从相熟的周边朋友那儿去考察验证是不是那么回事。

笔者妄议，物种遗传特性在生物学上的现代科学解释，就是基因说的由来。就目前医学的现状而言，基因理论大致还仅仅是解释某些特征和致病的根源，主要是用于推卸医学目前的无能之用。其实，在基因治疗尚未全面破解之际，了解一下基因形成的遗传学意义，将有助于人类避免产生消极的归因，而采取积极的革命措施。现代医学寻求对基因的干预而改变基因的特质，如能安全实现，自是很好。但在基因治疗途径找到以前，人类面对基因也不是无能为力的。从遗传学上讲，人类基因可视为人类个体或群体行为特征，经由习惯逐渐固化而寄存在生物细胞单元上的具有相对稳定性的特征。这种特征，从其由来上看，就不应是永远不变的。它能够形成，也应该能改变。对基因的医学治疗是通过外力的干预性治疗，而经由人类自觉的主动性行为也会对基因起改良的作用，只是这种改良目的的实现，所需时日较长，最终体现到基因的改善上，会需要几十年，以及几代人的共同努力。用笔者的革命戏言述之：为了你自己及你的后代有一个更健康的基因以及好的生活方式，就从你做起，持之以恒，并传承为家族习惯，这样在你自己受惠的同时，你的孙子辈以后就不会再有所谓的糟糕基因，至少那种讨厌的不良倾向会逐渐变得很弱。

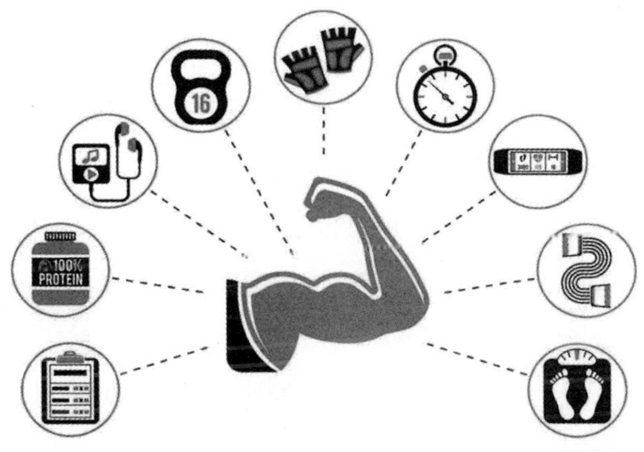

第二篇
肥害细语

对肥胖者的抽象疾病风险警示，往往所起作用有限，心怀侥幸的人太多。应寻求一种直观形象的肥胖危害阐述，也许效果会好些！

↘ 仓储需要代价

手指断了不会再长出来，恒牙拔了也不再长，这些我们希望重生的，人类却无此功能，但我们不希望它再生的脂肪却会长，真是可气又无奈。不过，人类对多余脂肪的讨厌，那仅仅是物质生活丰富、衣食无忧时的态度。荒年战乱时期，那时的肥胖可是一种值得炫耀的状态，是家庭富有的标志，是体力的象征，有利于保障生存。就是现今，我国北方立秋日还有弄点肉类补补身体的习俗，美其名曰“贴秋膘”，其由来和意义应该是用以抗击漫长寒冷又缺衣少食的冬季。可以看出，旧时的人们能往身上整上些肥膘，还是一种奢侈的愿望。

随着经济和社会的发展，人们的生活追求已从“食为天”转向了以健康为主旨的生命质量时，突然发现，过多的脂肪储存不仅变得无用，而且成了累赘，并将严重影响人们的身体健康。“备战备荒”以应对荒年和战乱，这种功能现代社会已由国家准备为主，作为人类个体的生物体，已需要逐渐摒弃这种“财迷”的本性。因为“仓储”是要很大的成本和代价的，过多脂肪给生命系统无端增加了负担，背着一身肥肉行走于江湖，并不符合生命进程的健康预期。

↘ 医界的肥胖危害概述

从国际方面看，1999 年世界卫生组织正式宣布肥胖为一种疾病。专家们强调指出，肥胖症会从两方面危害人的健康：一方面它可以引起身心障碍，尤其对年轻人而言，外观不美和生活不便使他们产生自卑、焦虑和抑郁等问题；而在行为上，肥胖可引发气急、关节痛、水肿、活动耐力降低等。另一方面，它与诸多危及健康的疾病密切相关。相关研究表明，肥胖是导致 2 型糖尿病、心血管疾病、高血压、胆结石和癌症的重要危险因素。据不完全统计显示，全世界肥胖症正在以每 5 年翻一番的惊人速度在增长。专家还指出，肥胖症会导致内分泌失调、代谢紊乱。肥胖症患者的糖尿病发生率明显高于非肥胖者，发病率可增加 10 倍。肥胖者恶性肿瘤发生率高，男性肥胖者结肠癌、直肠癌、前列腺癌高发，女性患者子宫内膜癌比正常妇女高 2 ～ 3 倍。此外，肥胖还易使皮肤脆性增高，易发生皮炎、擦烂，并容易合并化脓性或真菌感染。

有关专家研究显示：肥胖可导致人的寿命缩短，男性肥胖者的死亡率是正常人的 1.5 倍，女性肥胖者是 1.47 倍。据今日美国网站报道，通过对 90 万人的分析后，英国研究人员发现肥胖可夺去人们 10 年的寿命。英国研究员和其同事分析了 57 项研究，这些研究针对 90 万人（大多数来自美国和西欧）进行了 10 ～ 15 年的跟踪调查，随后他们还分析了 70 万起死亡案例，结果发现，超过健康体重 40 磅（18 千克）或更多的成年人的寿命会缩短 3 年，他们大多数死于心脏疾病和中风；而那些超过健康体重 100 磅（45 千克）的极度肥胖者的寿命则会缩短 10 年。

BMI 指数结果显示：指数在健康标准之上的人，指数每增加 5 个百分点，早死率会增加 30%；超重但不肥胖者，指数介于 25 ～ 29.9 的人，寿命会缩短 1 年；早死率最低的人的指数介于 22.5 ～ 25。

另有详细研究资料认为，50 ～ 55 岁的男性，体重超标 20%，死亡率相应地比正常人高 20%；体重超标 35%，死亡率比正常人高 40%。体重超重 10% 的 45 岁男性，其寿命比同龄正常人要缩短 4 年。日本统计资料表明，如设定标准死亡率为 100%，肥胖者死亡率为 127.8%。美国调查资料表明，若设定标准死亡率为 100%，超重 25% 的肥胖者死亡率为 128%，超重 35% ～ 40% 的死亡率为 151%。另有报道认为，成人体重如超过标准体重的 14%，就有早逝的危险，肥胖者早逝是非肥胖者的 1.3 ～ 2 倍。

全世界因患肥胖症而死亡的人数是饿死人数的 2 倍多。美国每天就有 1000 人死于肥胖引发的各种疾病，如糖尿病、心脑血管疾病等。

肥胖者为什么寿命缩短，死亡率高于正常人呢？主要原因是肥胖者容易并发威胁人类健康的疾病。这些疾病有人总结为“死亡五重奏”，即冠心病（C）、高血压和高脂血症（H）、2 型糖尿病（A）、肥胖症（O）、脑心卒中（S）。这五种以代谢紊乱为特征的疾病的英文名称首起字母合起来，正巧组成了 CHAOS，意为紊乱。紊乱五联症一旦联手合作，其后果不堪设想，所以人们形象地称其为死亡五重奏。其中肥胖症是主要元凶。为此，国际医学界惊呼，肥胖症是温和的杀手。

如果说，以上这些数字因太过抽象还不够危言耸听的话，可以看看日本相扑运动员的情况，那是我们较为熟知的直观有形体态。据日本专门从事相扑运动员体检的医生介绍，退役的相扑运动员受糖尿病侵害的较多，相扑运动员的平均寿命要比社会平均寿命普遍低 20 年。

↘ 医界说法问题多多

国际医学界对于肥胖的危害结论描述，从多方面揭示了肥胖症对健康和长寿的影响，可谓是相当地尖锐，几乎就差一句“你去死吧”！然而全球“胖风”依旧，还呈现蔓延加剧之势。怎么会这样的？实在耐人寻味。

显然，只强调或告知肥胖的危害，对肥人们远远不够。还得有其他许多环节的配合，才有可能遏止肥胖和逆转肥胖的发生、发展。重大事故的发生，当是许多关键环节的叠加错误所致。究竟在哪些环节还有问题呢？

要让肥胖者无处逃遁，烘托出必须自己负责的社会氛围。世界卫生组织把肥胖收归于疾病之列，看似是一种认识上的进步，其实隐含了误导肥胖者的不科学因素。简单地把肥胖归列为疾病的做法，因为并没有在字面上强调肥胖症的自我造孽和自我可修复特性，无形中也有了替肥胖者开脱责任的嫌疑。

医学关于肥胖危害的描述，只有结论，且学术味较浓，撬动肥胖者整改的现实动力不够。现代社会有许多人，你除了告诉其危害外，必须还得讲清这些危害的原理和路径，且最好用通俗易懂的描述，否则他就不理你，气死你。

研究揭示肥胖的危害，只是解决问题的一个方面。肥胖者更需要的是有效解决问题的方法和途径，而这方面的研究却明显不足。吃出来的病症，只有往回走，少吃才能解决问题。然而，无论是正规医院，还是其他非正规医疗组织以及药企等，因利益作怪，有意无意地做着把整治肥胖向错误的商业性减肥路上引的事。肥胖原是自治自愈症，用手术缩胃、引流、吃药调理等所有外源性干预手段治疗，几乎都可说是讹人钱财的行为。

俗解肥胖的危害，宜先从看得见、体会得到的方面着手。肥胖首先是对腿部和腰部的伤害。人到中年加上肥胖侵身，主诉脚腕关节不适和疼痛，腰椎间盘突出者甚多。你说他全是太胖惹的祸，他则说，上岁数了容易这病那病的。这时你最好跟他算笔账：用其现在的体重减去不胖时的体重，一算有 10 千克或 15 千克。这是什么概念呢？就是相比于你未胖时，你现在是每天扛着 10 千克左右的东西在走路，无端给腿和腰增加那么多负担，能不出毛病吗？

人们对长在体内的多余体重往往没感觉，要往身上挂几十千克重物就会哇哇叫，也知道长期负重的危害。如许多人个子没长高，会归因于小时候经常挑担子，怎么就不算内账了呢？肥胖者出现骨关节疾病，给身体减负通常比治疗更管用，而且是去病根的办法。

笔者对肥胖危害的认知，是用供暖事例警示自己。小区的供暖，原本只是管 200 户的供暖需求，突然增加至 300 户了，要多烧许多天然气或煤，设备房锅炉的负担会加重，其使用寿命也会变短，供水压力要相应提高，管道安全和使用寿命都会受到影响。多余的体重，无端给身体脏器官的运行增加了负担，必将影响到脏器官的运作质量和使用寿命，随之影响人的生存期限。

作为现代病的肥胖症，流行于全世界，其人数之多，分布之广，让人们见怪不怪，大有法不治众之势。淡忘了它的危害性，也使肥胖者们有个宽容的社会心理环境，产生不起多大的“恨胖”情结，甚至于还存在以胖为美的排解心态——提倡减肥不能光冲着肥胖者而去，还得整治社会相应的评价体系。

由于医学报告的一些危害，具有偶发性和遥远性，许多肥胖者感觉不到现实危害，会采取“鸵鸟政策”，不愿意直面对待。就是医生们，给人们体检检出脂肪肝时，通常也不会告诫受检者这是多么不好的现象，而只是劝告适当增加运动和多喝点水就大致能缓解。这种医嘱颇具医界面对全民性营养过剩的无奈，也是不负责的行为。肝脏不是用来储存脂肪的，出现脂肪肝会影响肝脏的本职功能。多喝水、增加运动量、少吃高蛋白肉类等都是有效建议，但却忽视了极为重要的总量摄入需减少的要求。其实肥胖后最易警示人的首先就是脂肪肝，它的病理意义是表明患者的代谢功能已出现问题，会导致体内功能紊乱，而这种问题的成因就是身体的摄入物过多。

现代物质生活的丰盛，已超出了我们作为灵长目一支的传承体质所需，过多的动物蛋白和植物蛋白摄入，身体用不完的能量和营养自然会储存，而这种“仓储”自然也会付出一定的代价。某地把野生猕猴引下山，用于旅游观光，但猕猴在经常接受游客喂吃的面包、火腿肠等高营养食物后，随即出现脂肪肝、龋齿及其他心血管疾病。于是管理人员意识到超越猕猴固有食谱和营养所造成的危害，就设法隔断猕猴吃高脂肪、高蛋白食物的途径，改以定量投喂玉米、水果为主的食物，之后猕猴的身体也逐渐好转。在生理机制上，我们和猕猴是近亲，人类的高智商并不能改变我们与猕猴类似的体质，只有回归到我们灵长目人科动物适合的食谱和经常运动的状态，才不至于罹患那些富贵病。更应该认识清楚的是，作为高等动物的人类，面对丰富食物的诱惑，当保持一种清醒，而不是像猕猴那样，一遇好食物就不顾身体的承受力，掉进甜蜜的“陷阱”。能有一份自省和自控力，这才不枉为灵长类的最高智一族。当然，对那些宁可少活几年也不错过饱餐一顿美食的人们，就另当别论了。

↘ 量和质的危险属性

BMI 指数进入超重和肥胖区间，通常为体形超常，属于量的概念。它的危害方式和途径，是给所有的脏器官增加了负担，会使关节不堪重负，以及由此出现许多负面的连锁反应。

体形不胖，BMI 指数合适，身体却不行，通常可以说是体质出现了问题，属于质的概念。它多由高盐、酗酒、饮食结构不当等所致。

用社会现象比喻，肥胖类似于机构臃肿，工作效能低下；身体出现问题，类似于出现腐败现象。当然实际中也会有交叉存在的问题。与肥胖对应的是饮食总量调控手段，与体质不行对应的是调整饮食结构。

人的健康问题，应是体量和体质的合理结合。减肥不能减体质，调控体质应兼顾肥瘦。体重应参照国际体重质量标准，体质应以医院体检标准为依据。

↘ 超重如超载——人体器官“折旧率”与心脏保卫战

肥胖对于心脏的损害显而易见，却不被人重视。容易忽视危害的原因，主要是由于肥胖对包括心脏在内的脏器官的损伤是一个缓慢的进程，是通过加速折旧的过程实现的。多余体重的供血无疑加重了心脏的运行负担。移动肥胖的身躯也比普通人要加强心脏的跳动力度。犹如长期超载的汽车，发动机使用寿命肯定比一直在设计承载量内运行的要短些。所以，要让车子开起来更轻便、使用寿命更长，限速和限重都是必需的。

与肥胖高度关联的心脏性猝死，几乎可以数字化描述。体重增加 10%，体内血量相应增加 10%。多数肥胖者超过标准体重 20 千克左右，约超载 30%，即给心脏增加了 30% 的负荷。按一般平均寿命七十多岁计算，30% 的心功能透支，换算提前“报废”年限是二十来年，即至五十岁左右，正是心脏性猝死的高发年龄段。当然，这仅仅是单纯性肥胖的理论计算，如另有酗酒等损及心脏的额外“消费”行为，则折损还可能加剧。如有有利心脏的正能量行为，则会延长使用期限。此理论计算法的假设前提是，肥胖者打小就是胖墩，且一直肥胖。现实中是半路“出家”者居多，或只在生命的某个阶段失控肥胖，故这里只是提供理论上的参考性算法。值得注意的是，日本的相扑运动员选拔培训，属于典型的从小肥到大，而日本研究统计的相扑运动员平均减寿年限，也恰好是二十来年。不太典型的是，日本相扑运动员的体重超负荷要比以上的计算值大得多。

另一个要讨论的话题是，体控期的运动，以及一般的健身锻炼，是否心脏跳动一定要升至某频数，锻炼效果才较好？有较为温和的观点是，至少需在运动时间内的某一时段提升一下心跳速率，认为这样才能刺激代谢，提高锻炼效果。此种观点比一味强调大运动量的要温和并合理些。

有意识地让心跳提速，有利于代谢和能耗，这当然是肯定的。问题是对于原本谈不上懒惰的普通人群，经常性地刺激心跳带来的负面效果是否值得。这里牵涉到，我们那似乎“不知疲倦”的心脏，其总跳动次数是否远远超过目前的社会平均期望寿命所需的跳动次数。如果研究确证：“没事，心脏能跳一百多年呢！”这样的话，我们不妨经常提提速也无妨。如果研究确证，心脏是典型的“用进废退”，刺激刺激会使心脏跳得更欢且更耐用；这样的话，我们就不妨经常铆足劲让心脏快跳。可惜没有这方面的科研结论。

研究认为，所有哺乳动物（人除外）一生的心跳次数基本一样，大约是 7.3 亿次。人一生总心跳次数则为 25 亿次至 30 亿次[①]。已知的哺乳动物，基本是静息心率越慢，寿命越长。当然，提倡适当通过运动刺激心跳者认为，带有强度的运动最终会使静息心率变慢。问题是这种经由运动的强迫性心率变缓，其效果如何，值得推敲。目前并没有正面报道认为，长期从事无氧运动或剧烈运动的运动员，他们的心脏发病率明显低于社会一般水平，或他们的寿命普遍比社会期望寿命要高。相反，某些进行过运动员寿命统计的国家，报告数字显示的运动员平均寿命要比正常人群差十几岁。已有的研究结论是，男性心率大于 80 次 / 分的人比心率小于 60 次 / 分的人，活到 85 岁的比率下降了近一半（心率是预测男性长寿的有效指标，但研究认为在老年女性中无明显差异）。

关于功能恒定理论，有助于参考理解的是女性一生大致固定的排卵数。流行于湖南一些地方的生活哲学很让人认同。有同事跟我说，他们湖南老家有一种流行观念，对那些过度饮食的人，旁观者会这么质疑之：“看他还能再吃几碗米。”其潜台词是，人一生所吃的饭是一个定数，具有恒定性，吃得多了，能吃的时间就短。这是民间很智慧的理念。从身体加工食物能力的角度看，它的总加工能力也是大致恒定的，这与心脏总跳动次数恒定的观点“所见略同”。

更形象直观的描述是，有车族普遍知道，轿车放车库里老不使用对车反倒不好，至少每星期得用一次车。车子老不使用，会自然锈蚀，而使用过狠又会加速损坏。这里可描述为两种损坏速率的比较，即保持适当用用比不用的损坏率反倒可能慢些；而用得过狠的话，损坏率肯定比不用和少用要快。联想于我们人类的心脏，存在的问题是，保持平常生活时的心跳频率与经常性刺激提高心速，究竟哪种状况更有利于健康？但目前社会上占主流的观点，似乎肯定了刺激心跳是有利健康的。对此，笔者持质疑

① 该次数区间报告者应是根据当期的各国平均寿命情况计算而得，有参考意义，但不排除有些人的心跳远超高限，且随着人类平均寿命的提高，平均跳动次数区间上移。

态度。

过度消费心跳的日常不良生活方式，莫过于饮酒。一次微醉或大醉，会使心脏无端多跳成千上万次。另外，发脾气、容易激动等都会带来心跳加速。笔者认为，提倡通过运动刺激心跳时需权衡利弊。其实对于许多人，平常少给自己的心脏添乱，就算是“护心”有方了。

控制体重在健康标准区间（最佳BMI指数区间为，成年男性为22～23，成年女性为20～21。进入老年后由于脏器功能的自然衰减，该指标还应下调一个单位），无论对心脏及其他脏器都具有重要的保护意义。

外源性保护心脏的已知合适药材是人参。由于人参属非医保报销补品，被自觉不自觉地忽视其功效。至于所谓的食用人参对部分人群易上火，这只牵涉怎么吃的问题，不应因此而放弃利用人参。但血压偏高者应小心食用。

这里强调心脏的保护，绝不是说其他脏器就可随意对待。不良饮食生活方式对身体各脏器都会带来损坏，都会产生恶果，只是从维护的重要性上讲，心脏作为发动机的功能地位更重要，事关“停运”与否的问题。另外，强调心脏功能的受损，有利于我们直观理解和引起重视。

对于看不见听得见的神奇心脏，我们当常怀珍惜保护之意。

↘ 一身“贼肉”更需警惕——迷惑人的内肥

当我们稍不注意，仅从目视身材标准评判人的健康与否，及由此推论标准身材者背后持有健康的饮食生活方式时，那也可能出错。有一类人，经常酒肉穿肠过，身材看着也没什么异常，可有一天突然听说其病重，说是得了脑梗或要做支架手术了。

其实，过度营养摄入而致的肥胖，可分“外肥”和“内肥”及“内外兼肥”三种。多数人的肥胖是把肉堆在了可见的体表，通常我们也以关注此类肥胖为多。以五十步笑一百步的心态看，肥胖者把自己吃得外形肥肥的，把多余的营养和能量转化为油脂赘肉挂于外，让人看得见摸得着并不算是最糟的。因为外肥与内外兼肥者，毕竟自己和他人都看得见，内动力和来自外部的负面评论引起的反省和整改可能性大些。

而那些体形整束力较强的人，即使营养摄入过度，外表仍能保持迷惑人的标准样子，俗称一身贼肉。其多余摄入的能量是靶向朝内，容易导致脑满肠肥、血象超标、血管狭窄、脏器变肥大等。内肥者，由于外形未变，身材仍好，容易迷惑自己，也容易迷惑旁人，反倒缺少内外部的示警，如再加上不重视体检，或体检了不重视结果，或对医生的健康提示置若罔闻，则其危险等级更高矣！

人类的眼睛在许多情况下是容易被欺骗的，由此也就有古代哲学家“感觉是不可靠”的感叹。减肥者会经常遇到错误的“环评”，即周边人说你“最近瘦多了”，或“这几天见胖呢”，实际上你的体重经常不是那么回事。壮实体形者，对于自己的 BMI 指数应该是心知肚明的，因为体重秤最客观无情地告诉了你自己真实的情况。内肥者的体检单里或多或少会有问题踪迹。不因错误的“鸵鸟政策”和“环评”自欺欺人，直面现实才能反省自己对饮食的放纵和对健康风险的漠视。

↘ 富营养状态

超饱和结构性失衡的营养摄入，会造成人类体内的富营养状态。犹如一个富人居住的小区，有钱人多了，容易招贼；日常生活中，开豪车、出手阔绰等炫富行为，容易使自己成为抢劫目标。人类体内与人共生的微生物达一百多种，其中不乏无良病毒和细胞，在人们把自己身体养得过肥时，同时也喂肥了那些有不良倾向的“家伙”。体内的营养环境平衡遭到破坏时，富足的营养供给不但利于不良病菌的生存繁殖，也容易使其产生恶变。

有癌症成因研究者认为，癌变是细胞为了应对体质酸化和血氧变化所做出的升级反应。这理论意味着富营养状态容易导致体内产生恶性反应，倒是很有参考价值。从细胞进化倾向看，应对生存环境太好的办法，就是使其变得更能繁殖、更会消耗营养，而这就是肿瘤细胞的特点，变异得越厉害，就越往恶性等级高的方向靠。许多癌症患者并非是自身身体素质太差而致癌，而恰恰与身体过分强壮有关。譬如甲状腺微小癌的侵袭，常常是那些吃得较好的体格健壮者。在预防和抗击恶性肿瘤中，医生们会强调少吃些红肉类食物，认为多吃这些肉类，对养生与抗癌不利。这种饮食医嘱，虽尚无大量医案的实证，但其间少吃高营养之物，不给易变细胞以好的生存环境，应是背后的机理。

以营养过剩为标志的富营养状态，不仅对人类有莫大的危害，对其他哺乳类动物同样也产生危害。只是在自然生存环境下，其他动物终日为寻找食物奔波，很难遇到长期过度营养的机会而已。其实富营养状态的危害，几乎可以涵盖到所有的有机体。海水富营养会大面积爆发赤潮；淡水富营养会爆发绿藻，也会粥样凝结，以及生长“太岁”什么的。

控制体重和控制饮食，这是健康长寿所需。但由于饮食控制含有大家都别过好日子的意思，它也使“坏分子”的宿主难以满足口福，而未被许多人遵从。问题的关键还在于建立健康的饮食生活观，不以满足口福为幸福生活的重要标志。而这却要涉及我们的饮食文化理念，以及背后的整个民族饮食文化重新整合问题。

人类当前较多地关注外部世界的生态平衡问题，却较少关注体内的生态平衡。自然界的生态平衡修复与应变，大多一二十年才会有一定成效，而人类这样的高等生物体，应对体内遭遇的短期生态失衡，相对应该容易些。但要使新建应对机制体现到基因上，则可能需要几代的更替才能完成。

不科学的过度营养摄入，既使体内的各种器官功能失调，也容易导致体质恶变。切不可因为体内的东西看不见，而任由事态恶化，及至病发了装出一脸无辜样。要动用人类之所以为人类的高智商和积极的能动性，防患于未然。

↘ 为富不“仁”

就社会现象而言，“自古富家多纨绔”，家庭太富有了，对子女成长都不利。晚清醇亲王奕譞有段名言，大意是：“财也大，产也大，后代子孙祸也大；若问此理是为何？儿孙钱多胆也大，天般大事都不怕，不丧身家不肯罢！财也少，产也少，后来子孙祸也少；若问此理是为何？子孙钱少胆也小，些微产业知自保，省吃俭用也过了！”不过，当笔者伫立于北京西山奕譞墓前，知其活了50岁零几个月时，不免暗道，以此哥们儿对人情世故的练达，官场上的明哲保身，理当无事，十有八九于吃喝上未必看得开。

面对古训，明智的富家在培养子女上，会刻意让子女打小在生活上与普通家庭子女看齐，成年后会强调从基础工作岗位上做起，直至经验积累较多、性格较好定型后，才让子女接管产业。家庭富有了，子女衣食无忧，学习的动力就小。出身于富家的孩子，人际交往上位势高，从小受人看重，难有各种世态的见识和历练，世界观易出现偏差。富家给子女重建一个普通的成长环境，实是英明之举，这与本书提倡的生活上宜“富家穷过”，道理是相通的。

↘ “富家”宜“穷过”为上

富日子得穷过、简单过。日常生活不宜吃得太好，这其实是动物学上对人类食性的界定。过多地摄入高脂肪、高蛋白成分，养肥了身体的同时，也给细胞的恶性病变提供了温床，这叫落入了富贵陷阱。人体本身是正常细胞和恶性细胞的宿主或基地，富营养的体质，比平衡饮食体质更易滋生和演变出超级恶性细胞。

富人多有炫富的心结，生怕旁人不知他混得成功，千方百计要从吃、穿、用上显示自己与他人的不同。具有此等心态，倒也未必不妥。但从健康长寿的角度看，有钱了可以多旅游、可以多享受些与吃无关的服务，一身名牌、开豪车、住豪宅都可以，就是在吃上不能胡来。身体的外包装可以豪华奢侈，金玉其外也无妨，但切记里面仍是一动物，当遵守人科动物的基本饮食习性。你可以改变人的社会身份、地位，但无法改变自己作为人的动物体质。

延伸的富家生活指南：不能因为浮财多，仓储充盈而常常被动性地多吃高蛋白、高脂肪食物，必须养成“宁可烂在冰箱内，也不要烂进肚子里”的操守，必须养成“东西可送人、可扔，不可多吃、乱吃”的习惯。舍出财物可收获人情、守住健康。人可贪财恋物，但不可贪吃——其实，当不贪吃时，贪财恋物之心也会变淡，心情也容易宁静些。

一个要深省的历史现象是，自古长寿现象少见于帝王、富豪之家。为什么？长寿者最多发生在寻常百姓家，这又是为什么？许多身处物质生活较为丰富年代的人，其生命旅程还活不过一生过着简单生活的父辈。营养供应条件和医疗条件都比父辈要好得多，但就是达不到上一辈的寿限。现代遗传学有结论认为，许多所谓的遗传性疾病，其爆发的年龄呈现提前的趋势。不由想起古人之谓：把握不好“福”，就会变成“祸”。对长寿先辈的生活方式不认真总结，好的没有继承下来，反而因生活条件变好，增添了许多坏习惯。譬如父辈们虽也喝酒，但通常隔几天才喝半斤黄酒，而后辈们改喝高度白酒，且几乎天天喝几两，如此，身体受损升级，疾病提前爆发，寿限也就一代不如一代了。

↘ 适量是宝，过量是毒

“适量是宝，过量是毒”是坊间流传已久非常经典的谚语。该谚语放在饮食与健康的哲学层面评价，其科学的概括性和普适性几乎具有“绝对真理”的意义，绝不亚于物理学上“能量守恒”定律的经典意义。但“适量是宝，过量是毒”这样的“警世恒言”，实际在人们生活中认知度并不够广泛，其语言的内涵也没有得到足够的重视，更没有广泛作为我们日常饮食生活的“座右铭”。其间很重要的原因是，人们普遍地对“过量毒”的毒理缺乏深刻认知。

许多人把“过量是毒”，可能理解为是出于警示人的需要而故意危言耸听。这与谚语中看不见这个“毒”是怎么“为害”的有关。我们都重视物的“本毒”，会竭力去避开那些对人有害的成分，尤其禁忌反应迅速的神经毒、血液毒等。但却远不够重视摄入超量引起的“过量毒”，因为过量饮食导致的危害较为隐蔽，是一个漫长积累发酵过程，但它确实有着实际的“毒理”。它最终会导致人体因长期过载而出现系统问题、代谢问题等而提前结束生命。从某种意义上可以说，快速的毒杀我们会规避，但却容易忽视饮食“过量毒”式的慢性自杀。

对于不同的个体，什么样的摄入量叫作“适量”是不同的。也许就因为如此，大家对于各自的那个“适量”有不同的理解和尺度。无可否认，肥胖者对饮食“适量”的把握基本都是不合格的，否则就不会肥胖。饮食的那个“适量”受文化环境、物质条件、生理本性等干扰和影响，认知和意志力稍有懈怠就可能出现过量而影响健康。

现实中，应该如何把控“适量”？简言之，可描述为两个指标：一是体重上保持 BMI 指数男性在 22 ～ 23，女性在 20 ～ 21；二是医院体检化验单血象各指标在正常区间。上述两个要点的任何一个超过正常量度区间，那就表明在饮食上还没做到“适量”。这里的“适量”涵盖的是饮食总量和饮食结构两方面的问题。

当然，饮食中的适量也没必要苛刻到每餐和每日的饮食用卡路里去计算，尤其对那些从不发胖者更是如此。对于那些能长期保持标准体重的人，偶尔的超量饮食，算不上什么不良习惯，需要戒除的是经常超量饮食而不及时消耗掉的行为。因为不良饮食习惯的日积月累会使体重严重超标。过量是毒，一是食物本身之毒，毒素会慢慢积累，哪怕是蔬菜的过量摄入，也会导致牙结石的多生；二是摄食过量导致体重增加后，对身体各系统运行的危害之毒。而等到警觉自身迫切需要减肥时，那致肥的不良行为往往已日久成习惯，改起来会十分艰难。

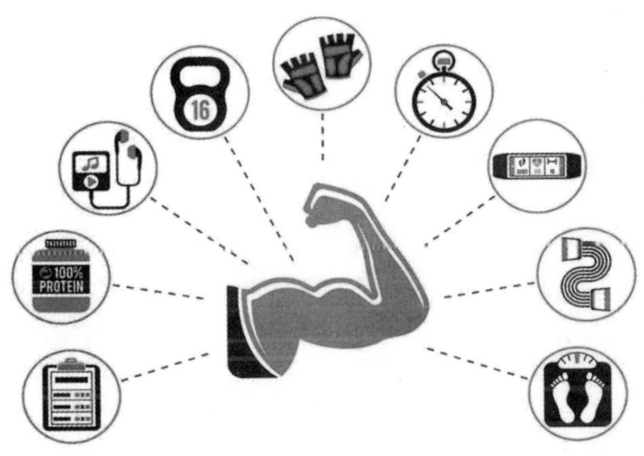

第三篇
运动、盐、糖、水论

全民健身热潮下，人们少有去思考运动与健康长寿的科学关系，更不敢去触碰过量运动有损于生命长度的话题，以至于一些人某天那疲惫不堪的机体罢工时，我们只能哀其不幸，并不去总结教训，避免后人复哀之。盐、糖、水被称为生命三大基质，在大运动量时最为展现它们的重要性。然而，盐实际并不如我们传统认知的那样重要，也不是生命必需的基质，它对人类身体的危害远大于贡献。糖和水是生命的重要基质，但都有个适量摄取的限度。认清运动、盐、糖、水与我们身体的本原关系，才能使我们活得健康，生命之旅走得更远。

一、运动论

崇尚运动锻炼眼下几乎成了全球性的风气，似乎只要坚持锻炼了，就会使体形变好，身体变健康。实际上，现代的崇尚运动锻炼，多数是控制不了进食情况下的无奈选择，并不一定是健康和长寿所必需的。当人们面临营养过剩危害时，选择运动锻炼，通常有两害相权取其轻的意思，即运动对身体的伤害比过度营养的危害要轻。生命需要运动，运动应有适当的量度。客观地看待运动锻炼，不能回避运动对生命的负面影响。古话之“流水不腐，户枢不蠹”确实说得既生动又经典，但那没有往下说的“户枢易损”问题，得咱自己添加考虑。不当呼吁运动锻炼，既有碍健康，也会让我们放过生命里真正应该重视的东西。运动锻炼与健康长寿的关系远不是一个简单的对应关系。

↘ 运动与生命的辩证法

泛泛地说，科学饮食和运动锻炼，能收获健康和长寿，这是我们所共知的。但细究其间运动的分寸和膳食的合理度，就大有神仙也说不清的味道了，因为论起来都是些把人搞晕的回归结论。

不运动就不会有健康的身体，这话大有可推敲之处。那些靠体力支出赖以生存的人，其劳动过程自然也应算是运动，对他们强调额外的“运动”就无多大必要。身处城市的白领一族，每日往返于家和单位之间，路途乘坐公交车、地铁耗时两三个小时的，就不必要求再“运动”，硬要对白领们强调运动的话，也就注意让身体平时动不到的地方活动活动即可。真正需要运动的是那些整天待在家中，吃得多又啥活也不干的人，或长时间沉迷于娱乐，忙于工作、学习而极少活动的人。

运动能健身，但运动又有消耗生命的一面。任何运动（尤其是剧烈运动）又都有加速生命进程的一面，这是不容置疑的科学结论。但我们又可以说，虽然运动有伤害身体的一面，但一点不运动也会有碍生命进程。

现实中“吃死”的人很多，锻炼过度弄出一身毛病的人也多。因吃出问题而得病的，一般心里都明白自己的责任。但因过量的运动锻炼而毁坏身体的，往往不自知。不节制的经常性的大量运动，反而伤及身体。运动是要的，但一定要适度。至于那个适度的运动量怎么个掌握法，却还没有个大致的标准说法。目前比较明确的是过度缺少活动和过量运动都不可取，而那个“合理性的选择”度量，要根据我们各自的体质和饮食状况去把握。

现代流行的“运动”概念，包含两个主要功能。一是刺激机体代谢，使身体保持一定的活力，即通常所说的健身；二是消耗体能以谋取营养收支上的平衡，即减肥或体控。对那些饮食总量和结构把握良好、体形正常的人，没有必要坚持经常的大运动量。眼下社会的锻炼风，主要是全民性的营养过剩所致，即主要目的实际多为“耗能”。确实有运动一族，惊喜于加强锻炼后体能变好、体检指标变正常，这主要是加强活动后，体内营养状态趋于平衡所致。而改变体检血象指标，经由改善饮食状况也可获得，并非一定去死命锻炼。也会有部分代谢太弱体质差的人，会通过锻炼增进食欲、提高体质，这是问题的另一方面。

适度运动锻炼对严重缺乏活动的人是必需的。但对正常人群而言，运动对于身体健康并不是充分条件，不能持有我经常运动、身体就应健康的理念。对生命而言，抓住科学饮食要比讲究运动锻炼重要。如果受制于工作环境，在运动和饮食上无法做到双赢，只能注重其中的一项时，应选择重视饮食！之所以这样强调，主要是考虑当前社会颇有“神化”运动健身的氛围。

本节关于运动消耗生命方面的观点，科学家在说起动物界生命活动时，描述得比较充分，而在论及人类时则一带而过，多有顾忌，未敢冒天下之大不韪进行深究。其实，越是全民性的运动健身热潮，就越是该说清楚。当强调运动对生命的负面作用时，主要是提醒那些对运动持极端取向者，要小心注意运动的适量问题。

↘ 运动、饮食与体控之间的回归关系

随着社会公平的进步，现在找关系走后门安插个人，其可操作的空间越来越小了。有孩子什么的，想进机关或大企业，而你正好有朋友在里面要职部门工作，于是想让朋友帮帮忙，把人弄进去。以前是朋友一句话能搞定，现在你的孩子必须在招聘考试中能进入复试范围，你那在里面的朋友才有可能帮上点忙。而如果招聘考试中你孩子名列前茅，一般不用请托也能顺利进去，只有成绩在录取人数之外的面试者里，这时你那朋友才有活动空间。高校录取新生也一样，孩子达不到某校分数线，就是该校校长是你的铁关系也爱莫能助。如果孩子成绩远高于该校录取线，则你去请托就很冤。只有上了该校的分数线一点点，找你那铁关系才可能管点用。其实这是社会进步的表现。减肥或体控中的运动锻炼与饮食的关系，与以上所述之事颇有相通之处，它也是一个回归结论：无论是减肥或体控，运动和控食双管齐下是不错的选择。其中控食起着决定性作用，运动往往起到辅助性作用。饮食低于平衡点，能量摄入比消耗少时，你不用运动锻炼，体重也会下降。饮食高于平衡点较多时（超量 20% ～ 30% 时），即使你运动量很大，也难保体重平衡。

对许多想减肥的人士来说，通过运动锻炼去瘦身，一定要认识到那是以食物摄入量的适度为前提的，只有饮食摄入总量在平衡点上下偏离值很小时，通过一定的活动消耗多余摄入的能量，运动才能显效。

肥胖者会投身运动去谋求健康，表明的是保健意识上的觉醒。用不了多长时间就会发现，不控制饮食，体重是岿然不动的。于是，一般也就自然地走向了运动和饮食两手抓、两手都要硬的“修身”之路。

↘ 控食与运动哪把剑最牢靠

食堂餐桌上有两个白领女性在谈着减肥的话题。甲说：“自己实在懒得坚持运动锻炼，还是采取少吃点策略，不让身体发胖。”乙说：“我经不住食物诱惑，也不愿错过美食，还是通过运动保持体控效果。”这是对待塑身比较典型的两类行为取向。其实无论是甲女还是乙女，心中已有塑身理念，已知道饮食和运动对体形的重要性，既有此认知理念了，相信不会让身体走向变形，即使发胖也将是偶尔的事。

从严谨的透过语言看行为效果的角度分析，甲女和乙女的话，却另有考究。借用社会学信度和效度的概念视之，说采取节食减肥的甲女的话，信度和效度都高，即只要控制住了饮食，何愁身体发胖。而誓言通过运动减肥的乙女，我们却不能凭她语言就断定她会有长期的好效果。因为进食这关要是把握不好，那是再大的运动量也难抑体重增加的。另外，如果甲乙两人都体控良好，在体能素质上却是不一样的，经常运动的乙女一般会强于甲女，但这是健身方面的话题了，已非体重控制单论之题。

更相信饮食控制这把剑的理由还在于，良好的饮食控制习惯，能让我们终身享用，而运动的终身性保持很难做到。生病躺床上了，事务繁忙时，想动也难。尤其是进入老年跑不动时，没有长久养成的良好的饮食习惯保障，人们就不是“老来瘦”而可能成“老来胖”。

↘ 运动与减肥

从大的方面讲，只要是运动就会带来心脏跳动加快、血液循环加速、代谢增强等，会消耗体能及随之而来的散热、出汗。体能是需要蛋白质、脂肪等转换而来的，散热和出汗等直接就会减轻体重。所以运动在消耗体能上是毋庸置疑的，运动后的体重下降也是肯定的事。但真要准确把握运动与减肥的关系，关键却得看运动后的能量补充如何。如果你的运动锻炼消耗了2000卡路里能量和300毫升水分，但你运动后马上补充了相同的能量和水的话，干掉的和补充的相等，此时运动带来的减肥效果就等于零；如果补充的要大于你消耗的，那运动后还会增重；只有我们随后补充的能量和水小于消耗掉的，才会使体重下降。应该说，运动能增强体质，有利于健康，但运动与减肥之间却另有数学关系。

据说派驻伊拉克期间，美国士兵平均每人体重增长4.5千克。在恶劣的战场上美国大兵还能变胖，这足以说明单纯依靠运动对体控的乏力。即使累个半死，只要摄入能量超过支出，体重照样增加。笔者几次驾车长途奔袭七百多公里后的测重，每次都发现体重不降反增，原因是，想当然地以为远距离驾车累人，稍稍放松了些吃喝。算起来也不过多吃了几十粒花生米和一瓶450毫升的含糖饮料。这说明间歇性持续驾车7个来小时，消耗不掉那些多吃之物的能量！

在运动减肥上，有经验的人会劝告你，为了减肥的运动锻炼，用不着采取剧烈的运动，那样可能练了肌肉而对减肥不利。单纯为了减肥而进行的锻炼，那是为配合减肥所做的辅助行为，主要目的是消耗体内多余的能量，不需要过分的运动强度。对局部肌肉有强刺激的活动，如做引体向上、哑铃操、背杠铃蹲起等活动，虽然消耗体能快而多，但会使肌肉越练越发达。而过分发达的肌肉并不见得是健康和长寿所必需的。

许多人想不明白，不就是折腾自己消耗体能吗，运动剧烈一点，消耗大一些，不是更见效吗？怎么会剧烈运动不妥呢？劝诫减肥不必剧烈运动之说，初听有逻辑不通的嫌疑，其实另有奥妙。以笔者实施运动减肥的经验理解，说白了还是与运动后的吃喝相关。所谓的剧烈运动未必对减肥有利，主要是指剧烈运动后，体内水分流失过快，身体的应急机制跟不上，运动后口渴难耐，极易过量补充水或饮料。而低强度的运动，身体对消耗掉的水分和能量进行再生成调配时，在节律和从深层组织水调出量上，比较能跟得上，也就是我们机体的后勤供应保障能力不易出现问题。

↘ 快走与慢走的计较

一日晚饭后散步，见同楼一位八十来岁的老者，咬牙切齿地在楼下快步而行。我见了笑道，老先生好精神呐。不料老先生道，不是说走快点才有锻炼效果吗？我听了很是郁闷。

大凡经常步行锻炼者，大都遵守步速要快一些的原则，认为快走比慢走的锻炼效果更好。其实评说体控上的快慢走比较，不能是一句“快走比慢走好”的简单定论。细究之，要看你的步行锻炼是以时间计还是以距离计。如果你每次出去锻炼都是行走一定的时间，如 50 分钟，那么在这 50 分钟时间里，快走一般要行进 5 千米左右，而慢走也就行进 3 千米左右，这样快走自然要比慢走消耗能量更多，效果也就更大；如果你每次出去锻炼是行走一定的距离，如 4 千米，那么走完这 4 千米，是快速走完还是慢一点走完，锻炼效果的差异就很小了。因为从物体水平位移做功上看，计量的位移是一样的，都是把你的体重（千克）横向移动了 4 千米。只是快速移动所需时间少点，慢速移动所需时间长点。

进一步从位移的物理性上看，快速步行，人体的重心比慢速步行略高，即快速走完相同的距离，人体比慢走时带有些微的上下垂直运动，其结果会略比慢速步行多增加些许耗能。这点点差异，远不足以让我们持有“快速步行是有效锻炼，走得慢了效果就差”的理念。

健身的锻炼和体控的锻炼有区别，体控为主的包括步行在内的锻炼，其运动速度和运动量用不着强度太高、太大，重在保住运动耗能的成果。

笔者唠叨这些锻炼的细节和效果评判，是因为这些看似不必太过计较的地方，一旦认知不清的话，会影响锻炼者的效果评估和坚持的信心。某些天晚间出去步行，绕的圈子比平日大了许多，连续坚持多天，可计重时发现几乎没有成效，于是很泄气，感觉白白多走了许多路。可随后一细究，不禁哑然，自己所谓的绕大圈，不过是在街区矩形边上多走了几百米，来回乘上 2 也就比平日增加五六百米的量，哪至于有“天不酬勤”之叹。

↘ 汗动坚城

如把“管住嘴，迈开腿”当作减肥的重要战略性要旨，那么设法使身体出汗则是重要的战术手段。就短期骤减体重而讲，除去发烧、拉肚子等病态能在短时间内减重外，减体重最快捷的应数出汗了。发烧、拉肚子因往往相伴饮食不振和脱水，可在一天或数天内使体重急剧下降，这种骤减的体重，一般在病愈后极短时间内就会迅速回升。有些减肥药里有泻药的成分，吃药期间减肥效果会较好，一旦停药，其体重反弹速度也惊人。

出汗减重也属易落易回，补液量超过排出量，出汗后体重不降反升，补水严重不足又会导致人体缺水。一般运动出汗后补水时视不同体质留个 100 ～ 200 毫升的缺口，身体是能承受的。

单纯的出汗，如蒸桑拿、天热排汗，与运动出汗的减重意义是不一样的。单纯出汗排出的主要是水和盐分，排多少是多少。而运动后出汗的减重效果就强得多，因为它伴有体内组织的剧烈活动和加速代谢。

民间有“动汗”和“静汗”之分，说得很是精要。倘有机会搞出汗来，静汗也行，动汗更好。有利减肥，有利排盐降血压，还是减排尿酸的最好手段。

↘ 花样运动

大庭广众之下的健美操，那是舞美与运动的有机结合，既有美的展示，又有健体的效果。但作为健步的运动就没有优雅的讲究了，必要时为求更好效果还需玩点不怕人笑话的花活。

步行中快慢节奏变换着作业，能减少些枯燥的感觉。也有些讲究点技术含量的健步者，会在路途中加进两三分钟的快速跑，目的是适当刺激一下心脏，慢能耗与无氧活动相结合，是个不错的方法。不在乎路人异样眼光投射的，其实还可以加些花样走法，变换不同的运动姿势，在效果上会更好。降低重心的行进法、跳动走法、蛇形行进法都可为我所用。有人强调步行时必须甩开双手、加大步幅，方显好效果，这自然在理，因为健步中附加的动作越多，身体的耗能也就越大。若行进中加进些左右勾拳动作，或边走边做扩胸动作等都是好选择。

现在城市行人道上，盲道已是到处都有，不见盲人走时，咱上道走一阵，效果也较为可观。人体处在平衡难度大一些的路上，会迫使我们的耳内平衡器参与工作，而它的工况耗能用的是脑蛋白之类的高聚能物，虽可能消耗一点点，但换算成普通能源就多了。坐车船飞机交通工具时，人易感到饿，就是内平衡器始终处于调整工况的原因。

娴熟而不累的运动体能消耗不大，平地上行走更是省心，于是有人采取创意地倒着走一阵，开发使用沉睡的人体功能，让闲置的从未重用过的肌腱活动活动，也把自己的“心”给提起来，绝妙。在空旷无人处使使这个招法很不错。

人体的记忆功能并不为大脑所特有，免疫系统及肌肉组织等都有记忆功能，长时间采取某一固定方式运动时，机体组织会较快适应和习惯这种运动，就能对其应付自如，让锻炼者不觉得累，耗能也适度变少，效果自然会差些。而行进中加进一些花样活动，给身体增加点难度和新挑战，也就能提高成效。

“玩花活”需防玩“过了”弄伤身体。能起到脂肪“减仓”自然好，能阻止脂肪“增仓”也行。

↘ 月黑风高减肥时——近乎自虐的招法

俗话说，锻炼贵在坚持。而对于户外锻炼来讲，刮风、下雨、天寒暑热都会使人却步不行。这时最易在“恒心”里产生缝隙，趁机给自己休息休息的理由。其实当新的理念形成，减肥之心够狠够诚时，那些平常所谓的坏天气、差条件恰恰是有利减肥锻炼的好环境，可借此修炼至冬日盼天寒、夏日盼天热的境界。

天冷吗，出动，天愈冷，身体与外界的热传递愈快，能量流失越多，减重效果越好。天热吗，出动，哪儿最热往哪儿去，天越热，身体越易排汗，被太阳烤又连带蒸汗的，减重可达最高效益。刮风就逆风行走，效果犹如身后绑根皮筋条，效果比平常行进强多了。下雨则改为爬楼梯，爬十层比走一千米还管用，爬完歇一会儿，歇完再爬，谁也不能阻挡你！如此等等，可称之为“逆袭”式锻炼，乃“魔界”境地也。

至于该种大有疯魔式气势的运动坚持，是否担心身体的承受力，可以这么说，天热易中暑和天寒易感冒者原本就表明体质不行，只要敢坚持“顶风作案”，用不了多久，身体就会变得皮实而不惧天寒酷暑了。君不见，夏收夏种时农民干活，上受炙热太阳烤晒，下受水田热气蒸腾，哪有担心身体不行之事。

其实对于严防死守、一以贯之实施减肥或体控的人而言，最讨厌的恰恰是风和日丽、舒适宜人的好天气。这种天气让人易有懒劲，出去行走锻炼吧，就是干走，没啥热传递，也不易出汗。顺境反倒难磨人！当然，这只是相对而言，真要“糟践”自己，笼子里也能练出“花”来。

↘ 好想有一个长达几千米的缓坡

在减肥锻炼中，爬楼梯的能量消耗很大，自然效果也就较好。但楼梯实在太陡了，爬个十来层就气喘吁吁，累得不想继续，这时就想有个很长很长的坡度缓一点的专门用于减肥锻炼的缓坡那该多好，那样可持续而有效地坡进，能事半功倍。

处于平原地带的城市，想有个长达几公里的缓坡，还真是奢想。可这种奇想，在去山城重庆出差时，真是梦想成真了。晚餐后外出健步，山城那个持续的上坡啊，简直是无尽头，直走得心里讨饶，还找不到回宾馆的路。于是仗着已经做了大运动量的由头，在街边摊上吃了碗馄饨，破了坚持几年不吃夜宵的纪录，然后再打车回宾馆。

跋涉于重庆山城的坡道上，街头很少见到稍高等级的肥胖者。平原上人们刻意的健步锻炼，对于山城居民来说则是生活的一部分。因为特殊生活环境的限制，必须有一个方便行走的体形，导致肥胖的饮食策略为社区居民所不取，于是磨合出控制体重与饮食的合理方略，并广为传承和接受，也就有了让肥胖者感慨的街头“行人图”。自然，那些无意间跳出特殊环境限制、出入经常改用轿车者，也就容易成为“异形”一族。

轿车的普及给人带来了方便，也增加了生活风险。包括行走江湖的风险，以及少了运动而增加的身体风险。于是，少开一天车，这不只是对能源的节省和对环境的贡献，更是提高了身体健康和生活安全的系数。

游泳与体重控制

说到具体锻炼项目，有人推崇游泳，认为锻炼效果较好。然而许多人发现，坚持一段时间游泳后体重经常不降反升。

游泳是属于高耗能的锻炼项目，手脚并用全身性参与的游泳，体能支出既快又多，加上低于体温的水质通过热传递把体能带走，具有双重消耗体能的效果。然而，按理应效果很好的运动，在指向减肥的靶向结果时却常常适得其反。

问题出在哪儿呢？游泳的活动量是足够，但这种短时间高耗能活动之后，我们身体的应激反应也相应较强，很容易在事后难以抑制地采取后勤补给，如理直气壮地犒劳自己，喝一通饮料或吃些水果什么的，而这随后补充的能量，往往超过了游泳的消耗，自然游泳减肥的目的也就泡汤了。也就是，想利用游泳减肥的，要注意避免游泳后的能量补充过度，只有当一次游泳身体保持进出口货物“顺差”时，才会在体控上有所斩获。这在进行其他高耗能锻炼项目时也同样要注意。

笔者不赞同上了年纪的、体内脂肪含量低的人以坚持游泳为锻炼方式。因为即使在标准泳池里活动，其水温与体温也有近十度的温差，在游泳时间内都需要由包括免疫系统在内的机体付出极大的消耗，方能保持体内的恒温。即使你体格很健壮，进行低于体温的水内活动，都必须掌握“适度”原则。在摄氏零度的水温中人活不了几分钟，比体温低个十来度，虽不会马上伤及身体，但机体经常性地强迫性功能亢奋，天长日久就会让脏器受损。据笔者观察认为，长期游泳者，上了年纪时，体表皮肤容易增厚变粗糙，这种为防止能量流失而加固构筑的外围防线，会影响身体的正常代谢。这犹如为防外敌入侵而修筑的坚固防线，在和平时期反会给经济社会流动带来不便。

有搞运动医学的人信誓旦旦地认为，游泳锻炼能提高身体免疫力。笔者对那种泛泛而笼统地强调提高免疫力的宣传持否定态度。“提高免疫力”是保健品诈骗的重要幌子，讹人钱财还害人身体。除了少数动不动就感冒的人可以适度吃点有助于提高免疫力的东西或干点有助于提高免疫力的事外，绝大多数人用不着刻意去提高免疫力。强行通过运动刺激去提高免疫力，还应看到由此带来的对肌体的损伤。无节制地吃些高营养之物去提高免疫力，如造成营养过剩则反受其害。一堆篝火，如烧得太旺了，其取暖、驱兽的功效是强了，但篝火的燃烧时间会变短。人类免疫力原本只能有限度地御敌，对付些常见或变异得不太厉害的细菌或病毒而已，它无法抗击狂犬病毒，不查杀肿瘤，对艾滋病毒的抗击力小到可以忽略不计。我们也用不着把免疫力提高到能阻击埃博拉病毒的水平，因为普通人想被埃博拉病毒感染比博彩中大奖还难。更何况，有些个病毒感染时免疫力越强者越凶险，免疫力低点的反而无事。一个国家的国防能力建设跟得上防务安全所需就可以，建造堤坝能防个十年、二十年一遇的洪水就差不多，过弱和过强都会影响社会经济和生活。

希冀减肥和体控的人，会感觉吃进的食物能量太高，消耗得太慢。事实也就是如此，不能把锻炼所能消耗的能量估得太高。荒年时代人们老觉得吃不饱，丰年社会我们才感觉到人体这个“车”其实并不怎么耗油，若多吃了两嘴肉，估计游上一小时也难以抵消掉。有报道说，根据检测，多吃一个巧克力棒，需要步行半小时才能消耗它。笔者肥胖时的感慨是，吃个不大的李子，爬上单位所在十层楼，怀疑还消耗不掉李子的能量。之后自己的监测表明，超出饮食平衡点多吃一个网球大小的水果，需要步行4公里左右才能抵消。

↘ 最易失衡的退役运动员

人们常说运动员退役后最易发胖，这在那些从事竞赛速度和力量项目的运动员身上体现得最典型。运动员退役离开竞争激烈的竞技生涯，职业生涯何去何从是与社会融合的问题，这里阐述的是，运动员退役面临的自身养生健康方面的平衡问题。

运动员退役一般表示竞技运动生涯结束，原先的能量摄入和消耗平衡已改变，身体发胖的概率和速率会很大。做运动员时的饮食是与其体质、运动量相适应的，摄入的营养物除了生命维持，还得支持高强度训练消耗所需。而退役后，因竞技的需求已不复存在，平日的运动量大幅度下降，相应地每日的能耗也大幅减小，原先绷紧的心情也一下子放松了，而此时长期运动模式形成的身心对于饮食的需求却一下子改变不过来，吃得还是那么好、那么多，结果大量多余能量转而成为脂肪。

运动员退役后，不仅要有职业生涯设计，还应有关于饮食和运动的过渡计划，以保障身体机能从运动模式向退役状态的平衡转变。也即运动员退役后，如想保持原有体形不变，如果还像做运动员时那样进食，就得设法保持做运动员时的运动量，想尽一切办法折腾自己，消耗体能。不过，退役了，已不再有拼命练的环境和动力，即使坚持也很难达到运动员时的训练量，所以控制饮食几乎是必须注意的事项。顺利过渡的饮食减量等式，就是将与减少的运动量相等值的能量食物递减。要略是原配餐结构的大致均衡减量，确保健康，防止身体像吹气球似的膨胀。

相类似的情况是，所有面临从高体能、高蛋白消耗的职业转向低耗职业或赋闲时，都存在饮食量的调整适应问题。如军人退役，或从一线退入二线以管理为主时，都应注意饮食量的调整。

↘ 继续革命问题

减肥犹如打仗，既然是革命，就要在不同时期采取不同的对策，为了达到革命效果，在不同阶段要调整战术。经常有减肥者在行进到一定阶段时，就再也减不下去了。于是感到很奇怪，觉得进食量没有增加，运动量也没有减少，体重递减进程怎么就停止了呢？认为自己减到头了，没信心再接再厉。发生这样的情况，有多方面的原因。

第一是人体对某一固定运动的适应问题。一定时间的固定模式运动，人体从大脑到机体都已适应了，俗称轻车熟路，相应的能量消耗已没有初期活动时那么大，同样运动量的实际耗能已减少了。

第二是能耗计量方面的问题。当减肥者按既定的运动量执行时，如坚持饭后五千步运动量，或步行五十分钟等，从数字上看坚持了恒定的运动量，但实际耗能却不知不觉中减小了，因为减肥进行中的等量活动量，实际已此时非彼时，减肥初期你是在较高体重状态下的运动，而你现在的体重已比原先轻了许多，同样的活动量所消耗的能量已然不一样了。你在 80 千克体重下步行 50 分钟和在 75 千克体重下步行 50 分钟，所耗的能量显然是后者要少得多，这层微妙的变化往往容易被减肥者忽视。

第三是进食量的问题。如同前面说的道理一样，你按既定的饮食量执行，虽没有增加，但对于体重减轻后的身体，目前摄入的食物能量可能就不算少了。

减肥行进到减不下去时，其实是一个阶段性工程胜利的标志，这时如还未达到自己设定的减重目标位，还想继续革命，则应在活动方式、运动量或进食量上做适当调整，重新部署，方能继续高歌猛进。

二、盐论

我国成人每天的摄盐量目前在 12 克左右。世界卫生组织和我国推荐的健康摄盐量之前为不超过每天 6 克，现在为每天不超过 5 克。也就是我国人均每天摄盐量比健康摄盐量要多了 1 倍以上，任务还相当艰巨。全民性的降盐，在我国这样的饮食文化背景下，远不是一个健康推荐量就可以了事的。其间，最重要的在于如何控盐。延续了几千年的高盐重口味，惯性非常强大，许多人对口味稍淡一点的菜就感觉味同嚼蜡。怎么让他们“弛禁”，无太大阻力地改为低盐饮食，这才是问题的关键。

一是要比较形象直观地说清高盐的危害机理，让老百姓能理解感知它的危害机理。二是要提供降盐的技术、生活技巧支持。

现代医学认为，食盐的主要成分是氯化钠，而钠是细胞外液中主要的阳离子，在调节水平衡方面起着举足轻重的作用。钠的摄入量过大，则会增加体内的水钠潴留，增大血容量，会引起血压升高、心衰等。而这仅仅是已知盐毒的一小部分。

盐可以说是不折不扣的“毒品”，只是对它的毒性人们熟视无睹，因为对它已有几千年的依赖。实际上，盐毒对人类的危害无论在危害广度和致死人数上远比现代毒品要强。只是这种危害不是以直接要人命的方式展现的，而是高盐导致人类寿命缩短的方式。人类对盐毒的危害认知虽越来越深入，但低盐生活的行动却跟不上。

在控盐上需要特别注意的是总摄盐量问题。不经意间我们容易犯的毛病是，就餐时发觉盛的汤太咸了，往里兑了些开水，然后把兑淡了的汤全喝掉，这在摄盐量上与不兑水喝掉是一样的。吃的菜虽比原先淡了一半，但若吃的量比原先多了一倍的话，摄盐量实际并没减少。反之，看似在吃很咸的东西，如吃得很少，实际摄盐量也就不多。控盐在理论上并不复杂，但在不设防的现实大环境中，心头的那根弦不足够紧的话，防不胜防的意外“中盐”事故则会经常发生。

↘ 也仙也妖细说盐

盐是人类生活的必需品，是重要的战略储备物资，离开了盐，人类将面临难以想象的境地。生活中，人们感冒发烧、各种休克在医院挂点滴，用的主要是生理盐水。大运动量出汗多时，补充淡盐水能快速恢复体能。

其实，盐是典型的添加剂（氯化钠），而且是化学添加剂，只是我们很早很早就已习惯了它而已。所谓身体缺盐时会导致电解质混乱，需及时补充盐分，这与吸毒成瘾者毒瘾发作时给予适量毒品能使其身体恢复“正常”的机理一样。人类身体对盐的依赖，可谓根深蒂固，自然稍一欠缺就显异常，而这却是人类自己整出来的毛病，并不是天然的生理需求。

人类对盐的依赖并不像我们熟知的那样重要。非洲仍有极个别地区部落居民，至今终年基本不吃盐，活得好好的。早期人类除那些生活于海边、盐湖和盐矿边上的人外，绝大部分应不吃盐，因为他们得不到盐。人类流行吃盐的历史，应开始于商品能大范围流通交换之际，基本可以推断为不过三五千年而已。现在发现的不吃盐部落，一方面与闭塞而至今未被“盐”覆盖相关，另一方面也应有拒绝覆盖的原因。

再看许多大型食草哺乳动物，它们也不过是偶尔舔食点带盐分的东西，照样力大无穷。“白毛女”的故事，所谓吃不到盐而头发变白，应是不当的以讹传讹，因为非洲无盐部落里人的头发黑得很。

应该承认的是，“盐毒”对人类的危害没有毒品那样快速和猛烈。高盐对人类的伤害是一个长期的渐进积累过程。万幸的是，人类对盐的依赖远不是我们想象中的那么顽固和强烈。我们可以在短短数月内就从高盐摄入走向低盐，且不会有那种生理低盐而心理无法低盐的“心瘾难除”现象。人类的“高盐依赖”是充分可逆的。回看我们的幼儿时期，至少周岁前我们食物里无须有盐也不应有盐。解除高盐没有“政策障碍”，就看咱们的认知和行动如何。这也是至今还存在无盐部落的基础。

之前的认知，高盐饮食主要与高血压有关，但近年国内有机构研究指出，高盐饮食也是胃癌的主要致病因素，高盐饮食可破坏胃黏膜和黏膜保护层，使胃黏膜容易受到损伤和致癌物的攻击。

盐的聚水性导致血管内血容量增加，会助推血压升高。早期基层医院没建血库时，手术用血常常是由周边的登记供血人提供。在需要某血型人供血时，按理得提前通知供血者，但医院发现这些供血人只要有时间，他们都会事先多喝盐水，这样到医院抽血时，抽出的血明显变稀薄，致使单位血量的输救效果变差。为此，那时医院需用血时，就采取紧急召唤，尽量不给供血者留喝盐水的时间，由此我们可以形象地知道盐与血量之间的物理关系。血管内血量的增加，意味着心脏要提高泵血力度，增加血压以使血供正常，而这种血管内充盈血量的满负荷长期运行，持续刺激维持的结果，就是高盐导致高血压的关键机理之一。

体内高盐会加速血管老化和管壁周边软组织僵硬化，这是导致血压升高的另一成因。盐被我们熟知的另一功能是防腐作用，加了重盐的肉类有强大的防腐作用，可以把尸身搞成千年不腐的木乃伊，因为是盐阻止了肉类的自然代谢。

盐的聚水性，还会对减肥和体控产生显著影响。当某一天或某一顿的饮食，稍不注意把菜做得偏咸了，或在餐厅没经住诱惑多吃了些咸度重些的菜肴，那么即使这天所吃的食物总量及质地与平时完全一样，这天的活动量也与平时一样，但仅仅是多喝些水，这天的体重会异常增加。这就是多摄入了盐的聚水性，把加喝之水和软组织里的水收进血管里去了，以及高盐阻碍了代谢所致（就是能忍住不多喝水，体重也会因排尿减少而增加）。当然，这种蓄水，若随后几天摄盐量能回到低量，体重会很快下来。若持续高盐，则理化作用持续存在，且存于体内的水会成为新组织的框架结构。应认清盐的利害，免得减肥或体控中出现不可思议现象时归因不当，以为自己身体有多诡谲。

最直观的盐毒，是一小把盐能瞬间杀死一桶活泥鳅。因宰杀活泥鳅十分麻烦，笔者老家流行一种做法，把装活泥鳅的桶里的水控干后，往里撒一小把盐，盖上盖子，只听噼里啪啦响一会儿，泥鳅便全晕死了。盐在解剧毒氰化钾上有奇效，在动物咬到氰化钾时，如果能及时往牙齿上抹盐，就能安全无事（影视作品中，咬破牙内氰化钾，瞬间毙命的镜头是夸张表现。民间俗称氰化钾为“三步倒”，即人咬碰之后还能走几步，动物咬到则行走距离还要长）。氰化钾是作用极快的神经毒，盐能解之，表明盐对神经系统存在某些作用。有理由相信，目前已知的关于高盐对人类的危害，可能只是冰山一角。

世界卫生组织公布的人类可满足生理需要的每天摄盐量是 0.5 克钠，换算成我们平常使用的盐不到 0.6 克。学者做摄盐比较研究，得出高盐人群罹患高血压疾病的比例远高于低盐人群，其样本里的高盐人群一般是每日摄盐 15～20 克，低盐人群是每日摄盐 5～6 克。笔者目前每日摄盐量在 3～4 克，做菜时已很少使用纯盐，只加些含盐的鸡精、味精类辅料，看来还可以再努力努力。

↘ 一个咸鸭蛋的故事——“隐盐”问题

20 世纪六七十年代，笔者在农村生活时，一年中只有在端午节时才可能吃到祖母腌制的一个咸鸭蛋，而现在都快烂大街了。儿时视为珍品，如今依然好那一口。而当减肥后，想极力控制体重之际，在不经意吃掉一个咸鸭蛋后，却叫苦连天，得连灌约 1000 毫升水，才把那渴劲压住。上网一查，一个咸鸭蛋的含盐量竟有 3 克左右，怪不得那么厉害。

饭店里的菜也一样，看似不太咸，你以为咸淡适口，可以放心地吃，然而等回到家，汹涌而来的干渴劲，会冲垮你所有的防线，还非得是冰饮料才能解渴，几天体控的成就因此毁于一旦。思来想去很是纳闷，明明口感不咸，怎么饭后那么想喝水。慢慢地终于搞明白了，饭店里的菜肴，其肉类大都经过腌制，一些煲菜则经过长时间卤制，吃的时候舌头的感觉是不太咸，但因为菜品里外咸度一样，盐分弥漫于整个食材内，口感虽不咸，进食的总盐分却远远超出了平常习惯的量。这种弥漫性的实际盐含量可称之为“隐盐”，且菜肴越入味，隐盐也就越多，实是控盐中需谨防的“暗雷”。

由此也可得出结论，我们吃菜的咸度，其实只要让舌头接触菜肴时感知到适当咸度就可以了，那些隐藏于菜肴内部的盐分，纯是多余的害人之物。尤其是一些油性重的肉类及出油的咸鸭蛋什么的，就更容易混过舌头这个监察者，害苦你没商量。

对于厨房掌管者来讲，“隐匿咸度”的现象，很容易理解。日常生活中，当对菜肴做凉拌处理时，当时吃着咸淡正好，可下顿再把剩菜拿出来吃时，感觉这菜已味淡若水了，得再一次调味才能吃，原因就是原来附着于菜表的盐分，过后大部分跑到菜的内部去了。注意了盐分的这一渗透现象，考虑舌头的好欺骗，打算减少每日摄盐量的人，就可以充分利用这个原理，协助做好控盐的大事。

咸鸭蛋自然还要吃，美味是不能放弃的。既含约 3 克盐，就当 3 克盐用。做个咸蛋黄焗南瓜，将咸蛋拍碎当盐加进煎熟的南瓜里吃。当然不能一个人全吃掉，要是全吃了，还是吃进 3 克盐。家里自吃也不用讲究只取蛋黄了，整个用上还有金玉点缀之效。

盐吃多的人，会不知究竟吃到啥样才算每天不超 5 克盐，那么一个咸鸭蛋就具有衡量的标准化功能。

↘ 防线前移谨避盐

平日饮食中不小心着了“盐道”，一顿口舌痛快，三天不得安生，防不胜防之事常有。

对于从重口味中改过自新立志清淡的人，真要是餐桌上遇见咸味十足的菜，要做到不为所动往往很难，明知菜已太咸，一边自责一边往嘴里塞的现象也常见。哪怕再咸之物，一旦入嘴，要让他吐出来，也是万难做到的。

有效的控盐办法，还得防线前移，即从提着菜篮购物时就开始设防。在餐桌上一看见菜品上来，就即时运用闻香、观色察咸度的鉴别力，感觉今日要闯“盐门宴”时，需即刻酝酿情绪强化严防力度。

那些很入味的卤制品、油炸制品、超市里袋装或罐装的制成品装进篮子时，就应有小心食用的打算（超市售卖的许多熟食制品，因东西不知几天能卖完，为了保鲜，增加咸度是最古老的办法）。酱菜、腌菜、火腿、海米、咸鸭蛋等，购买时就应把其作为“盐”来对待，谨慎使用并计入每天摄盐量中。小心一些豆制品，制作用的是盐卤水，多种豆制品内含的盐分很重，不仅加工时不能再放咸味调料，还需在做菜前用清水脱盐。一些海鲜品尤要注意它的“保鲜盐”。对一些情况不明的食材，烹调前应先尝一下，这是大厨把握菜品咸度时常用的一道程序，很值得借鉴。

桌餐盘菜咸度识别上，不同咸度菜品的外观色相是不一样的，盐类放得少的菜肴，菜品表面的收敛效果小，流失水分少，外观就显得饱满和光亮些。盐类搁得多的菜肴，菜品表面就越显凝重、收敛、干瘪些。肉类制成菜，一般腥味越少、香味越重者，表明盐量放得越多。吃桌餐发现菜品过咸时，不妨来碗白开水涮着吃。

自家厨房做菜，给出控盐的技术性建议有：一是做菜放盐要迟，以免盐入菜内逃避监管；二是拌着吃、蘸着吃，有利于少量盐就能满足口感；三是尽量饿感强一些了再就餐，这叫利用“饥饿”，处于稍强饥饿状态时，不用说低盐食物，就是无盐菜肴吃之也不觉口味差。如此等等，有助于建立低盐健康饮食习惯。

↘ 口味与入味

中国人讲究口味，尤其在美食家那里把口味形容成难以言表的一种微妙享受。民间做菜自古也以入味为要务。入味了，食客赞赏，厨者得意。

其间最典型的是卤制菜肴，慢火文烧、收汁，把咸味均匀地渗透于菜肴内部，入口时让整个口腔都感受到一种绵柔厚重的所谓美味。在饮食文化中，口味重的人，就如“迷途知返”前的笔者，遇菜肴较淡时，会在就餐席间向服务员另要一碟精盐和味精置于面前，且大有以重口味为豪之意。而笔者在发现隐盐之害后，觉今是而昨非，实为先前的恶习惭愧。错、错、错，走在慢性自杀的路上竟还不自知。相信社会上，能反思到这点，并在饮食上有所改善的人，还不多！

我国饮食文化对入味的讲究，实是放纵国人致摄盐量过高的重要推手。早期为了食物的储存，发现了用重盐腌制肉、鱼、蔬菜的方法，也因此开创了腊味和腌菜的流行，且津津乐道久盛不衰。腊味和腌菜是最典型的重口味菜肴，而人类的重口味嗜好，根本不是生理的必需，而是“文化缺陷”长久暗许下的、带有普遍性的社会重大健康认知错误。

盐能提鲜，这是我们对盐的重要功能定位。加了盐的食材，不仅对人类，几乎对所有哺乳动物都有难以抗拒的诱惑力。但我们在感受提鲜时，也要重视其副作用。罂粟壳不也被广泛用于提鲜吗？由于认识到使用罂粟壳对身体的危害，国家在法律层面做出禁止，但仍然很难彻底禁绝。笔者早期曾多次试过放入罂粟壳的菜肴味道变化，感觉并无明显提味、提香的效果，反而使菜肴有一股让人不爽的草木味，于是就封存了淘来的所谓宝贝。给出的结论是，冒险使用罂粟壳不过是受追求新奇的心理诱惑驱使。食材中添加罂粟壳，在味精出现以前也许能改进味道，但在有了味精及其他众多安全调味料后，已没有必要去使用罂粟壳了。尤其对烹饪高手来说，使用常见调味料，能做出比使用罂粟壳味道更好、更香的菜肴。反而是盐，确实能够提高菜肴的鲜味，但也加快了人类的死亡进程。

另一常见的提鲜物是味精类调味料。有意思的是，社会上有不少人对味精有戒心，担心味精对身体的危害。笔者认为这大可不必，只要适量使用，味精类调味料的安全性至少要比盐好。现代味精主要经由粮食提取，其原本普遍存在于谷物之中。味精所含主成分谷氨酸钠其实是西医治疗肝病和神经性疾病等的主选药物，是人体必需的微量元素，已有百余年的使用史。

断崖式控盐血压下来很快，但饮食高盐却并不一定马上就会高血压，高盐走向需要控制的高血压是一个较为缓慢的过程。这也是许多人心存侥幸不重视控盐的重要原因。作者推论认为，高盐饮食者的血管应比低盐饮食者硬一些。

君子不处危地。从修身养性角度讲，当不以身犯险使自己处于高危之列。高盐人生，实乃投胎赶路第一集团军矣！

↘ 舌尖上痛快，身体可能遭殃

厨艺讲究色、香、味，以三者统一为上乘。关于蔬菜和五谷杂粮宜吃颜色丰富多样为好(当然不能是人为染色的)，这在营养学界已有定论。

关于香气，中医素有“芳香耗气”之说，但中医的“气”说甚为玄妙，很难用现代医学对应解释其机理。感觉应该是香气刺激，容易引起中枢神经兴奋，导致体内激素分泌活跃有关。而体内激素活动以平稳为妥，经常性的刺激兴奋对身体未必是好事。我国中医古训，如没有大量且持久的人群观察，古人不会妄言。现实中，不少人对白种人涂抹的浓烈香水味不习惯，闻的时间稍长就有头晕的感觉，似可作为“耗气”的例证。饮食中选些低度本香食材足矣，香气过浓过烈，当注意它的副作用。

炒制的干货、油炸食品、烧烤及腌制品，因食物水分中的羟基被破坏，使得食用这些食物极易干渴。平常我们吃糖炒栗子、干货、油炸食品等后，随后会需要喝大量的水去勾兑。这种所谓不清淡的饮食，对体控和养生都不是好事。

技术不到位的军用野外速食产品好吃易渴的不足，不仅给作战以及后勤添麻烦，也对身体不利。航空航天食品的重要技术要求，都与此相关。食物水分中羟基的破坏，并不是丢失多少水分便补充多少即可，而要补充数倍的水方能平衡（具体原理不清）。听说美国野战即食产品吃后不口渴，这可能与西方烹调中没有像我国那样多用炸、炒相关。

我国饮食文化中有许多经不住现代科学细究的东西。其中最糟的讲究，属“以咸为味”和“以辣为味”。重盐之害前文已论。辣之害，医界多有呼吁，但引以为戒的人较少。适当吃点辣味是有好处，但长期嗜好过辣食物，具有广泛的、全身性的危害，如对消化系统、肾脏、心血管系统等的危害。“不怕辣”“辣不怕”“怕不辣”，诚不应是值得自豪的区域饮食特点。全球食管癌患者的 50% 在我们中国，这是让我们汗颜的数据，而人体进食通道上的高发性癌变，其致病原因必然在饮食上。不加食量限制而笼统地宣传一些地方饮食风俗，极有可能反而害人。

↘ 控盐必须上升到国家战略高度

据中国高血压联盟 2014 年 5 月报告，我国目前有高血压患者 3 亿多；高血压的知晓率为 42.6%；治疗比率为 34.1%；血压得到有效控制率为 9.3%。其实这算不得新闻，而是旧闻，自打进行相关统计调查至今，一直无多大改观。国家层面应该反思的是，杀伤性那么大的高血压症，百姓怎么就重视不起来？究竟该怎么做，才能切实有效提高以上三率。

从本书控盐即可控制高血压的观点看，高血压的防控根本不是难事，关键是如何让老百姓重视起来。不要仅仅是一些专家在那儿呼吁，而要有针对性地推出公益性广告，且持续重复大面积地宣传高血压的危害性和防控手段，远不是一个推荐性每日 6 克或 5 克摄盐量能完事的。在农村地区，应特别强调高盐危害的宣传，做成如农业科技宣传片那样，在农村广为放映。可惜至今未见政府有类似的行动。

近年美国已有城市提议由政府立法限制盐的使用量，此议因公众认知未到位，成了冒天下之大不韪之事，不幸遭到普遍反对。但笔者认为，立法控盐具有合理性，人类迟早会走到那一天。只要让我国人均摄盐量下降5克，估计就会使社会平均寿命增加1岁。

三、糖论

糖对于人类是本原所需之物，是生命运转的真正要素。它不像盐那样对人类是后加的可少可无之物。我们体内原本具有生产糖的加工能力，当然，也利用嗟来之糖补充之。说起糖对我们的重要性，几乎可以说，一部中医史，半部是围绕之前社会广泛性地缺糖而展开论说和医治的。先前社会被中医界定为虚症的，其实大都是由于糖摄入欠缺所致，在治疗上也一般主用含糖量高一些的药材，以及用蜂蜜炮制的药材，所谓补药不苦是谓也。让人感慨的是，现代医学应对的多数疾病，又与糖摄入过多相关。

↘ 天使和魔鬼都在糖中

糖是集天使与魔鬼于一身之物，它对生命既不可缺也不可多。由于对糖的需求认知不适当，人群中糖摄入不足和摄入过量问题同时存在。

糖摄入不足方面，民间有许多人认为吃糖稍多即对身体不好。成人经常听到的劝诫是“糖吃多了会得糖尿病”，吓唬小孩用的是“经常吃糖会得蛀牙”。其实，有糖尿病的人要控制吃糖，但对于没有糖尿病的人来说，吃糖易得糖尿病是错误的观点，因为两者间没有关联性。小孩子吃糖，则从小培养每次吃糖后漱漱口的习惯就可以了。

较为浓厚的防糖情结，使得我国人均每日的摄糖量不到世界人均每日摄糖量的四成。摄糖过少造成的低血糖反应，使得许多人误以为自己体质虚弱而自怨自艾或经常求医，尤以女性为甚。对于日常生活中一些自诉经常乏力，定位自己体质差的女性，告诉她当疲乏袭来时试着嚼块糖或喝点糖水，看看身体有何反应，往往会听到补糖后女性的一声惊呼，“原来是缺糖呀！”——可不是吗，你说这日子过得冤不冤？低血糖反应照样可以发生于肥胖者身上，道理就如家财万贯者口袋里也难免有时缺现金。早期我国的农村妇女中，女性的生理特点加上家务活和农活的双重压力，又长年补充不到糖，持续的低血糖状态导致体质虚弱者极为普遍。

糖摄入过量最显而易见的是造成肥胖。糖是席卷全球肥胖潮的主要“致肥元凶”之一。我国的人均月耗糖量大约是 500 克，不可思议的是，美国人均月耗糖量竟是约 7 千克。之前看美国西部片，看到电影主人公远行前从商店里抱出一大堆袋装物上马车，不知为何物，后来得知原来那是糖，对老美能吃糖才有了形象的感觉。美国的糖摄入量雄冠全球，自然美国的超级胖子人数也全球第一。

一定意义上可以说，高糖食品和饮品流行到哪儿，肥胖症就跟进蔓延到哪儿。

糖乃顶级能量之物，是浓缩的养人精华。从西医处理常见病和急救使用葡萄糖上，可体会到糖的能效。动辄挂点滴的国人，其所输之液中，大都含有不低于 5% 的葡萄糖，一些休克急救处理时会用 50% 的葡萄糖溶液静脉注射。说实话的医生还会带玩笑地告诉人，其实拿 50% 的葡萄糖溶液直接喝也管用。如此功效的聚能物，一旦超量摄入，不刺激身体猛长肉才怪！

高糖具有的防腐功能很容易被人们忽视。广味香肠吃起来甜味挺浓，因为它走的是用糖防腐的路子。果脯是最典型的高糖腌制物，存放几年都不变质。达到防腐效果的含糖量比较高，像日常自制甜饮料，越甜越放得住，所以糖也算是一种“防腐剂”。而糖这玩意儿，一旦溶入水里就变得无影无踪，极具迷惑性，好喝，喝得惬意，也因此害人于不知不觉中。——人体摄糖量太多，需防“糖魔”法力升级。

从笔者的控盐降糖经验看，伏“糖魔”要比降“盐妖”难度大、耗时长。摄盐量整掉 2/3，采取的是直降，只在初期的两个来月偶尔有生理性补盐的冲动，之后便会很习惯“淡食”了。摄糖量干掉 2/3，采取的是缓降，过了六年，受“糖魔”诱惑还天天讨点小吃，需动用意志防卫。感觉人一旦吃糖成瘾，消解起来，遭遇生理的抗性持久难消。这也许正是人类肥胖肆虐难平的重要原因之一。

↘ 看清水果真面目

常听一些肥胖女性感叹减肥太难，比如：“晚饭已经不吃了，可体重不但没下去，还呼呼地往上长。”你笑嘻嘻地说道：“世上没有无缘无故的爱，没有无缘无故的恨，也绝没有无缘无故的胖，你所说晚餐已不吃，可西红柿、黄瓜、水果等一定没少吃吧！”这时你可以看见女性惊愕的表情并说道：“水果还会长肥呀？”你笑道：“猴子以水果为生，胖猴有的是。”女士于是感叹：“哦，那倒也是。不过那也太难了吧，连水果也不能吃，哪能受得了。”

对于水果，应该适量吃，但不能乱吃、无节制地吃。水果是糖的主要宿主，原本就是富含营养的高糖高热量东西，撇开营养摄入全不全的问题，不仅一些动物可以专吃水果为生，就是人类只吃水果也是能维持生命的，而且还可以吃得很胖。淀粉类主食进入体内后，要经由酶的催化变成糖再被身体吸收，而吃水果，身体用不着实施转换，可直接吸收利用，所以吃同等卡路里含量的水果，比吃其他食物效能更高，岂能随便多吃！

另外，从人类食谱的演化看，水果与人类机体的亲和性，应该远强于淀粉类食物和肉类，更容易被我们消化吸收和积聚演变成脂肪。从人类进化史上看，野生水果应是早期人类的重要食物，即我们的基因深处原就是一个“水果迷”。从减肥和体控的角度讲，某一食物对人类的亲和性越好，则我们应愈加小心。

误导人们对吃水果失警的原因是多方面的。一是水果富含维生素C，有美容养颜功效；二是许多人认为水果不属主食，吃水果不算正式吃东西（这纯粹是自欺欺人的想法）；三是当前医界较少有警示不要过量吃水果的声音，反而医生常劝说人们要多吃些水果，说能有效提高身体免疫力什么的。其实，这些只应是针对那些平时几乎不吃水果的人，应适当吃点。而体重已超标的人群切不能盲从，尤其不能走向事情的另一极端——无节制地吃水果。

人群中对成品食糖警觉的人很多，但警惕含糖量高的水果的人却不是很多。给人200克白糖，让其吃掉，他会哇哇叫：“这怎么可以！”而每日吃掉2000克西瓜瓤肉，却习以为常，胡不知甜味足的西瓜，含糖量要超过10%，比吃200克白糖还多。物质丰富的社会环境下，防糖摄入过量的警戒级别应不亚于防盐。

用生活的逻辑去验证“水果害”结论时，可关注一下农贸市场和街边水果摊女摊主的体形。女摊主很少有不胖的。因为她们对稍稍坏一点的水果，经常削一削就顺嘴吃了，加起来吃的水果就比常人多。

一个令养生学尴尬的现象是，标准身材者大都不吃水果或吃得极少。思考吃水果与健康的关系，会遇到一个让人纠结的问题：去劝说他人多吃点水果，必须担心其一旦开吃水果，就有可能控制不住数量而反害其身。

↘ 穿越千年的信息

一个十分有趣的现象是，长沙马王堆汉墓不腐尸身辛追的胃内尚存有香瓜子，近年发掘的南昌海昏侯墓内刘贺的尸身位子下也发现了香瓜子。

着实有点让人惊叹。从墓内帛画上看，辛追夫人是一个胖胖的中年妇女，活了五十岁。刘贺墓内未见画像，不知其体形如何，但从奢侈的陪葬物联系其奢靡的生活看，说其肥胖，冤枉他的概率应该很低。刘贺活了三十多岁。

过多吃食水果可能带来的危害，其成为普遍的社会问题，是与社会的发展相关联的。之前社会由于物质匮乏，水果是较为珍贵的东西，寻常人家很少有机会多吃，只有那些王公贵族才具备肆意吃食的条件，也就是果害通常仅体现在那些非富即贵者身上。古代医者没有在过量吃食水果上给我们留下警示，因为这不是过去社会常发生的现象。

从本书减肥的话题，一定要去推论两千多年前的两位墓主人健康问题与过多摄入水果有关，这不好说。但作为两个穿越千年的“果害”案例，拿来说事凑趣对今人应有警示作用。

四、水论

人体摄水，犹如混凝土或面团掺水，其中水配比有一定的合适量，一旦水量加入过多，就得再添加水泥、沙子、面粉，没经验的人备料也就越搞越多，面团越揉越大。又如一锅沸腾的汤，可有多种止沸办法，一是直接往锅里添凉水，沸腾立止，结果是汤水变多，而且浪费能源；二是扬汤止沸，大家都知这是傻办法，与我们吃多了便拼命运动差不多；三是釜底抽薪，这是科学合理地从根本上解决问题之法。用多喝水去消解一些症状，颇类添水止沸，而转从调整饮食处理，就是釜底抽薪。

旱涝都因水

一日从小区菜市场买菜归途中，稍坐于路边休憩，见一年轻妈妈拿着个水瓶追着十来岁的苗条女儿逼喝水。妈妈落座于边上时，埋怨女儿不听话，起床几个小时了没有喝水。旁边还坐着个农妇模样者，听不下去了，插言道，干吗逼其喝水呀？年轻妈妈道："专家说每天得喝八杯水，她连一杯也没喝。"见农妇路见不平拔刀相助，我自也加入战团，与农妇一起劝解别盲从多喝水。说了一会儿，也就使年轻妈妈将信将疑而已。于我而言，见闻此事，实不知该批评一些专家不当饮水之论，还是该责怪那年轻妈妈的轻信盲从。

水被称作是生命之源。生命需要水，需要干净的水，但过度饮水又会致水中毒，这在医界是有定论的。过少饮水身体会出现旱情，过多饮水自然就涝了。笔者的水理论是，肥胖者减肥需适当控水，不能无节制饮水。水虽然对生命很重要，但水本身是无营养可言的。之所以提出要适度控水，是因为我们身体中百分之七八十都是水，从一定意义上讲，肥胖者减肥减的就是人体中的水分。身体最终减掉的体重，核算到水上，其占了七八成。既如此，不如直接少供点水，岂不有利于减肥或体控。过多喝水既无必要，也不利于减重。人体在缺水时，机体组织会开展"调水"工作，形势紧迫时会消耗脂肪供水，如一渴就补充水，那"肥"也就很难撼动。此论延伸到控水上要注意的方法就是，从有渴意到喝水之间有一个忍耐时长，这会迫使机体有可能去动用消耗体内的"存水"。

从人群喝水事实看，个体每天喝水多少与习惯有关，有喝得多的也有喝得少的。既是习惯，就可能是好习惯，也可能是不好的习惯，关键是那个合理的喝水量在哪里。医界普遍提倡多喝水，认为每天应喝 2 升水为妥，这值得质疑，因为现实中，一整天连水带物所有进口东西按体积计算不足 2000 毫升的健康者比比皆是。就是对于普通人，笔者也质疑颇多医者关于多喝水的观点。因为无端地多喝水，会增加肾脏的负担。水主要经由肾脏排出，喝得越多，肾脏工作量越大，理当担忧超负荷运行问题，中医谓之伤肾是也。笔者自身遵守的喝水量是，只要体检指标无异常，则每日不少于 700 毫升就可。

生活中确实大有每天喝两暖瓶水而无碍的，但肥胖者不要去跟能喝水的人比。人家肾脏的排涝功能强劲，没有水淤积问题；而肥胖者的肾脏大都没有那种超强的排涝功能，如果想减控体重，就请试试对每天的饮水量进行控制。

对于高脂血症、血黏度过高，以及脂肪肝和脏器官小型结石之类，比较开通的医生会劝你多喝水而不必吃药。因为大量饮水对许多代谢性疾病都能起到明显的缓解作用，这也是当前市场上一些饮用水经销商，在做广告时敢吹嘘所卖之水有如何奇效，而又难以追究其虚假宣传责任的客观原因。但笔者认为，多喝水一般只起稀释的作用，治标而不能治本。现实人群中也存在所谓“旱型”体质的，要不多喝水，就口干舌燥，甚至无法入睡。这种需水量大的体质，往往是体质的保水性出现问题，需靠物理性补水去维持体感的舒适，而未见得说明正常人就一定需要多喝水。对于中医所谓阴虚火旺，西医血检显示一些指标过高的，釜底抽薪的办法还是调整饮食结构，吃得清淡些，注意摄入滋阴、生津食材。尤其是不要多喝以茶叶为代表的利尿类东西，要让水在体内待得住，使体质有一个好的“墒情”，也自然不会整天想着喝水了。

基于减肥进行的控水，目的是为了切断由饮水导致的一系列连锁反应。喝完水了，嘴巴就觉得淡了，又想吃点或咸或甜的零食，而吃了零食后呢，又接着想喝水了，这种盐、糖、水之间的恶性循环是肥胖者常有的现象。即本书所谓的控水，是一种主动寻求倒逼改变饮食生活方式的行为。当你决定缩量摄水时，为了不超标，你自然不能吃得太咸，要走清淡的饮食路子，否则你遏制不住多喝水的冲动；你不能摄糖过多，糖一多了就需要喝很多水去勾兑；你也不能过多摄入高脂肪、高蛋白的食物，因为这些食物需要餐后更多地喝水去稀释消化，照样难耐渴感。

是否需要限制饮水，个体差异很大，但肥胖者需小心对待喝水量问题。有的减肥路数，是采取利尿剂减肥。一些超级肥胖者在首次服用利尿剂加上大运动量情况下，第一天的体重会突降几千克。这表明肥胖者体内的“废水”很多。但是，连续服用利尿剂的话，之后的效果会越来越小，渐渐地身体也就没啥反应了，还会对肾脏等器官造成一定的损害。

对于肌肉松弛的肥胖者，机体组织原本就不利于排涝，身体需维持水平衡或电解质平衡，这种平衡随着体重的增加，平衡的基点会提高。水涨船高，高船又需更深的水。这基本可以看作是一种恶性的水平衡需求，而建立并实施水控制，会使往上的恶性水平衡渐渐地掉头往下，趋于良性的水平衡。

许多情况下，尤其是减肥中或体控初期机体给出的诸如进食、喝水等信号，通常是一种习惯性的反射需求，如尽可能地忍耐一会儿，然后再稍稍喝点和吃点，怀着安慰安慰的态度，效果会更好。

医界内部也有一些人士反对强调多喝水，可惜不是主流声音。其实，用“以子之矛攻子之盾”法看待“主水派”，能发现其观点上的打架现象。医界认为，人每日的排尿次数达 4 次就算正常，而跟这个频数对应的饮水量，肯定是到不了一般建议的日饮 2 升水量的。反过来说，普通人群如遵守每日 2 升饮水量时，就不是 4 次排尿能搞定的。也就是，强调不区分体质的多喝水，医界就无法自圆其说。

不管如何，为安全起见，实施控水阶段，必须密切关注自己的体检指标情况，如出现肾结石、血黏度高等，则应适当调整进水量。当然，也应看到身体暂时的不应期，未必真的是大问题，只是走向新平衡的短期症候而已。任何改变体内机制的措施，一如牵涉到利益格局变化的社会改革，身体也好，社会也好，都会有一个过渡性的阵痛期或适应期。

↘ 喝水也长肉吗

“我是喝凉水也长肉呀！”这是许多肥胖者自嘲时常用的一句感叹话。喝水真长肉吗？这话回答起来还真挺费劲。显然感叹喝水长肉者，不可能是光喝水还会长肉。了解饥饿旅行的人知道，如果人连续一个星期只靠喝水维持生命，其体重会减去 7 千克以上。然而在有一定进食量情况下的喝水就是另一回事了。比较准确的回答是：喝水与长体重的关系，短期会增加“水重”，长期则会使机体肉质偏水湿性而增加“湿重”。喝水并不会增加肌肉和脂肪组织，但喝水却与体重的关联度极大，可能会影响它的质地（紧密度）。这话挺别扭的！

水是生命的必需之物，是生物体的重要介质，但其本身对人没有营养作用。一些植物只要插进水中就能生长发育，那是因为它有光合作用的能力，而人类没有光合作用的功夫，也就无法利用水长肉。

肥胖者肾脏的滤水功能往往较差，滞留体内的水也相应较多，机体以密度较低的肌肉和脂肪组织的形态存在，由此中医对肥胖者多言属痰湿型体质，会使用健脾祛湿的路子谋求减肥。

同是 1 千克米，少放点水，就饭干量少，多放点水，就饭软量多。1 千克黄豆制成豆腐干可做 1 千克多，制成豆腐可有 3 千克左右，制成豆腐脑则是一大盆。豆、豆腐干、豆腐、豆腐脑，都是 1 千克豆，因含水量不同，体积和重量迥然各异。肥胖者希望自己的身体是啥样的状态呢？

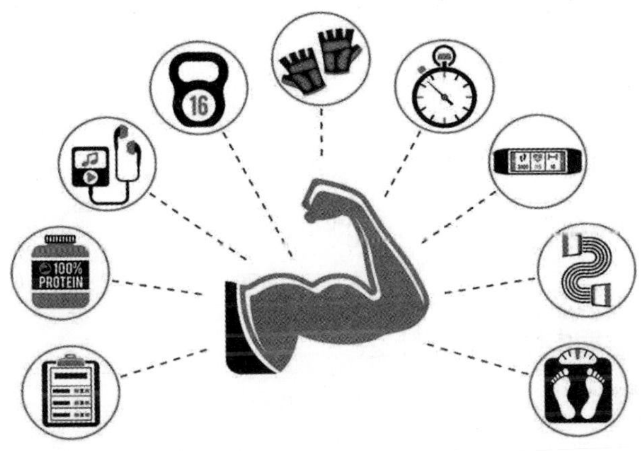

第四篇
打赢自己的战争

为自己的健康和长寿而战，这是不折不扣的自我战争。修身、齐家、治国、平天下，打理好自己的身体乃为诸事之首。这是一场必须打而且要战而胜之的自我战争。充分认识战争的目的性、必要性和必胜性，与我们对自身健康态势的评估相关。战略上的信心，战术上的手段都十分重要。

一、走进瘦者的生活

胖子们可以羡慕瘦者的身材，但切不要认为是上天赐予他们好身材，更不要误认为人家是吃不胖的。健康的瘦者背后都有良好的饮食生活习惯支持，就看我们是否真的了解他们生活的全部。

↘ 瘦——标准身材意味着什么

减肥的目标，就是把自己的体重下降一些、体形瘦一些，维持在标准BMI指数区间。那么瘦削些究竟有啥好处呢？直白而简单些的描述是：

瘦一些的身材，整体质量轻，脏器的负担就轻，使用年限自然就长。机体负责消化吸收的脏器工作量不大，不用超负荷运行，不用额外加班，自然也不容易坏，也不会提前罢工；负责后勤保障的脏器能轻松有效地开展工作。没有超量的体重，意味着后勤养分供给的运输量少一些，运输路径也短一些，自然也高效快捷些。

瘦一些的身材，资源消耗少，吃穿住行哪方面都有利于节约能源，是节能型生命载体。保持健康的瘦削身材，意味着拒绝过度饮食，没有过度饮食，也就不会有过度营养体质，生大病的可能性也小。瘦，表面上看是身材标准，实际上健康的瘦是良好生活方式的结果。瘦者的身体健康概率高，期望寿命也高。

↘ 瘦者的办公桌

当笔者关注减肥时，比较注意周围的那些胖者和瘦者，听其言，观其行，了解其生活习惯，试图从中感悟点什么。单位有食堂，中午提供自助餐，会有一个水果可取。鉴于不拿白不拿的心理，即使当场不吃，大家也把水果取走。但有意思的是，发现同事里身材瘦削者拿了水果并不吃，办公桌上经常积放多个未吃的水果。这令我很是感慨。因为像自己这样的曾经肥胖者，餐厅里那个“小不点”的水果，在我就餐完毕站起来前，早就被消灭掉了，根本不会往回带。瘦削者不仅可以手拿“诱惑”不吃，而且置于桌子上多日也不为所动，自己实在与之有差距啊！

时下提倡节约反对浪费，就餐时号召“光盘”。从自助餐厅里看，提倡“光盘”要以装盘食物不过量为前提，这样“光”起来才合适。有意思的是，笔者发现胖子们通常是“光盘”的主力，吃得个“猫狗伤心”。而瘦者之盘经常不“光”，原本堆盘不多，收盘时还时有剩余饭菜。撇开浪费之说，瘦者进餐的“途间刹车”现象，是很值得胖者学习的。

幸福的标准身材各有让其不胖的生活习惯，不幸的胖身材则大都有不良的饮食生活习惯。套用一句老话，没有无缘无故的胖，也难有无缘无故的瘦。同事中具有令人羡慕身材的瘦子，有的是平时除正餐外几乎一点零食都不碰；有的是每日晚餐时只吃一包方便面，每晚还要快速游泳1500米。笔者一位自己开公司的瘦得可怜的朋友，偶尔来我寓所吃饭，见其颇能吃肉，我甚感叹他能吃又不长肉，不料他说平时其实以蔬菜为主，极少吃肉类。我问那为啥在我家就餐吃肉挺厉害。他道，你桌上每回以荤菜为主，我不吃肉吃啥呀？我想起上次请其一家三口吃饭时，其夫人曾说，我随意请他们吃的一顿饭竟比他家年夜饭的饭菜还丰盛。当时我以为友妻说的是赴家宴时的客气话，如今想来所言不虚。这也说明自己平时的饮食习惯，虽与自己历史的“享受”比变差了，但与那些瘦身者的平日饮食比，高蛋白的摄入还是明显多了，只是自己不知进行横向家庭间的比较而已。

还是上面那瘦得可怜的开公司的哥们儿，一日与他一起散步。本人减肥前的散步慢慢悠悠的，步速也就每小时两千米的样子，自减肥后步速大为提高，能达每小时 4 千米左右。当我炫耀性地叙述现在的快步时，不料这瘦哥们儿竟坦言，其平时步行的速度要远比我增速后还快。我请其示范一下，哥们儿当街展开神行太保般的步速，我一看其步速应在每小时七八千米的样子，这哪是步行，简直是竞走！平时的素吃加上如飞的走，天下没有免费的瘦啊！

↘ 只见贼吃肉，不见贼挨打

自从关注体控后，每次去食堂吃饭，我都很注意就餐者餐盘里饭菜量与身材体重的关系。结论自然是肥胖等级超高的，餐盘里的山堆也大些；瘦身材者则很少看见他们餐盘里堆得较高的。渐渐地也就大致清楚了取食量与体形体重的关系。也可推论，那些经常取食稍多一些而体形正常的，基本可以判定其平时必有大运动量的活动。

观察中发现一同事，其每日午餐所吃的量感觉与其身材不太对应，即按他吃的，身材应更胖些才对。该同事平时不是运动迷，虽然之前也知他平时爱操心，但感觉操心所耗能量应不足以消耗其多吃的部分。于是带着迷惑，某日与其同桌就餐时就道出了自己的疑问。不料同事道："哈哈，告诉你实话吧，我每周双休日，有一天是绝食的。"我道："饿一天不感觉难受吗？"他说已经习惯了，一点没觉得有啥不舒服。

原来如此！竟有长期坚持每周饿一天的！真是只见贼吃肉，不见贼挨打呀。佩服，实在是佩服。自己是想都不敢想饿一天的事，现在从肥胖时期的每日吃三顿半减为两顿，再饿一顿已然做不到了，就是某顿再少吃一些都难了。自己没有良好的"挨饿功"去调整过多摄入的营养，无奈只得选择每日多走些路去平衡贪吃的毛病了。

千金难买老来瘦

“千金难买老来瘦”，这是一句不知广泛流传了多少年头的坊间俗语，应该是先人智慧和经验的总结，也是健康与长寿的历史实证总结。西医攻击中医有一个由头是，中医术语只有经验表述，而没有相应的实验数据和医理、药理的支撑。其实从临床试验的角度看，现代药物临床试验，所选人数较多时也就千把来人，时间一般也就数年，其试验人群广度和时间跨度相比于一些广为认可的中医俗语，实在是小巫见大巫。如“千金难买老来瘦”这样的话，认可流传至今，可以说已历经了几千年的验证，以及前后多达数十亿人和不同人群的观察检验，只是先人用的是朴素直观的表述。

问题是，精炼的一句“老来瘦”，其背后被洗刷掉的注解和转用现代医学术语表述的内容究竟是什么？简单的解释是人老了瘦一点好。可进一步追问为什么老了瘦一点好？这个容易被忽略的“问到底”结论，其实也简单，现代生命科学表述，人类进入中老年期后，各项生理机能就开始缓慢衰退，为了与我们的衰退度相适应，让减弱了的机能照样能驾控躯体，最好的对策当然就是减少它的负载，即让体重随着身体机能的递减而递减。动物学研究发现，许多动物的饮食比（指进食量与体重之比）是幼体时远大于成体，即幼体时吃得多，成体后反而吃少了，原因是成体后的代谢变缓，单位体重所需能量减少。从动物饮食比变化规律看，有理由相信人类一生合理的饮食比画在坐标图上是一条左高右低的缓降曲线，与我们的代谢进程相符合。人老了当瘦不瘦，就如汽车马力减弱了仍不考虑适当卸载运行，危害多多。道理就这么简单，老来要瘦，要瘦就必须吃得少。

从事园艺树木移栽的人都知道，移栽大树，必须把大部分枝丫斩去，才能成活，因为移植遭损的树木机体，无法维持原有繁茂的树冠。老龄树木即使在春天，也是枝叶稀疏，可以说是树龄高了长不出更多枝叶，但也是老龄树木得以苍劲傲世的必然要求。

后人理解“千金难买老来瘦”，还应注意历史性的还原分析。其间有两个问题，需要我们辩证对待。一是，古人谓之“老”，所指年龄不应是现代意义上的六十岁开外。早期社会平均寿命一般也就四十来岁，那时人们结婚早，不到四十岁就成祖父级的老者了。也即古人“老来瘦”的老，指的应是四十来岁。强调此点，是我们切不可望文生义按现代观念理解，产生等退休了再重视体控的念头，而应折算理解古训，不迟于从现在的“中年”起重视体控。二是，古人谓之“老来瘦”，也不表明未老时人们可以肥胖些，“老瘦”之前的身躯也不应是肥胖的。这种“瘦”的进程，是由正常体重演变下行。而早期社会的物质条件和生存环境，基本不存在社会性的肥胖忧虑，其流行身躯，用现代眼光评判之，男性BMI指数一般不太会超过21。也就是，古人的“老来瘦”语义中，没有胖，只有更瘦。

老来瘦是必需的，一生瘦则其价更高。若过早就胖得惨重，且不幸把自己胖死了，那就没得谈老来瘦了。

↘ 肥瘦的“围城”现象

生活中常有些偏瘦型的人士，言谈中会透露心声，说是自己其实希望再胖一点，可惜就是吃不胖，有时稍胖些了，可过不了一阵就又瘦回去了。看上去，这样的例子似乎表明有些人就是吃不胖。对此，笔者持异议。那些说希望胖一点的瘦者，只是口头上说说而已，实际上并没有把这种可胖些的偶尔思绪变为一种持续的、化为模式的行为。听其言，要察其行，没有饮食增量行为的持续支持，哪来说胖就胖之事。就餐时看餐盘里，瘦者自以为多吃了一点，在胖子们眼里，那点食物哪谈得上一个“多”字。举个极端的例子，有的厌食症患者，在外人强烈劝解下，也会多吃点，可回头趁人不注意，又把吃进去的吐出来。瘦者之“食戒”虽不如厌食症吃而吐之，但在食事上是光说不练，绝不吃多的。胖子们如赌气真去逼迫瘦者再多吃一些，其扔过来的一句终结语就是：“那不行，吃多了肚子撑得难受。”

长期保持瘦身材的外形，有着长久良好的不多吃习惯，这种好的习惯，照样有强大的排斥性。多吃点，对这些人士来说要下很大的决心，且不会长久持续。偶尔餐桌上的恣意妄为，即刻会有下顿的不吃或只喝一小碗清粥去冲抵。

瘦身材者这种看上去挺自然的习惯，自己也许没感觉到它的价值，而这对于肥胖者们来说，是他们苦苦追求而难以企及的境界。胖的想瘦点，这可以。BMI 指数男性不低于 21，女性不低于 19，却认为自己瘦的，想要胖点，纯属“围城”现象，要不得。瘦同志们，千万不要身在福中不知福。只要单位或社区不需要你去参加拔河比赛，胖起来实在没啥好处。何况，一不小心，真把原有的好习惯给破坏了，颇有沾了“毒品”的后果！

↘ 言过其实，瘦者善言吃挺多

一次去机场接来京办事的朋友之妻，其虽年过半百，却保持着令骨感女孩都要羡慕的魔鬼身材。见我体态瘦削了，就在车里聊起了控食锻炼保命的话题。我赞许她控食有方，体形比年轻时还苗条，感叹自己贪嘴，每日为少吃点费尽心机，已不敢再以美食家自诩了。不料友妻竟说她其实挺能吃的，这让我听了甚为郁闷。瘦得快只剩骨头了，还敢号称挺能吃，这不是公然挑战我那关于胖瘦的能量守恒理论了吗？一定要给予驳斥回击。可怎么寻找突破口呢，这吃得多少的事看似简单，可实在难以辩驳。她自己说挺会吃的，咱愣说她吃得不多，那无法服人！情急之下，突然想出一策，遂问道：“请快速回答，你平常一顿能吃掉一包方便面吗？”友妻稍顿后，赧然直言道：“吃不完。”她大概感觉到一顿吃不完一包方便面的人，是不能说自己挺能吃的。哈哈，还算老实，不强辩。各位可知我为何福至心灵来此一问，原来根据自己的检测验证发现，逢餐能干掉一包方便面的，足以维持 60 千克体重，而友妻一米六几的身高，看似连 50 千克也没有，哪有每顿干掉一包方便面的食量？

瘦身材者说自己吃得挺多，这是一个很普遍的现象。这关系到多和少的定量感知问题，有很强的“自我”性。纠正这种“自我”性隐含的认知偏差，需要采取计量上的标准化措施，或最直接的“货比货”方法（当然，必须胖瘦同屋时才好操作）。标准身材者进餐时，通常并不会刻意控制饮食，往往是吃着吃着就自然停住了。这种表面上不控制的进食，给了瘦者们以为自己是放开吃的错觉，也就以为自己挺能吃的。其实他们从不胡乱吃，有着一种令胖者“羡慕嫉妒恨”的内化控食机制，其机制的展现几乎是不经意的。即使出于应酬某餐吃多了些，那也是偶然的事，日常主导的饮食总量是绝不超量的，否则也不会有标准的身材。

应该说，瘦者善说挺能吃或归因消化不好，这其实反证了社会缺乏崇尚“瘦风”的氛围，给了瘦者以“瘦即弱”的不当压力，导致了人际互动上出现遮掩心态。好在，瘦者们尽管会自谑解嘲，但真要让他们胖起来，那通常是不干的。

颇值玩味的是，胖子们多说自己吃得不多和瘦者们多说自己挺能吃，恰恰解释了人们胖瘦形成的一个重要方面。明明吃得挺多，胖者们还认为自己吃得少，这样就很难有继续控食的动力，容易怨天尤人，任由体胖延续。瘦者们明明吃得不多，却老感觉自己吃多了，如果不小心偶尔真多吃了点，如犯重罪，紧接着严控进食惩戒自己，那来自饮食过量的发胖，自然就不会发生，且这种控制发自大脑认知的固化，有着天然的防胖功能。意念间的方向性差异，造成的是胖瘦两重天，瘦者往往是防微杜渐的高手。

二、选择性思维和行为

如把肥胖当作是人生的重大事故，则追溯事故的成因，可描述为众多不当的认知和行为特征。肥胖者通常具有特有的选择性思维和选择性行为，特别愿意听专家说哪个可以多吃，大脑也偏向于接收有利他可放开吃的信息，善于过滤掉不支持多吃的信息。这种在信息获取上的非全方位接收态度，会影响其对健康的认知。如若立志减肥，还应从种种问题中走出来才是。

↘ 偶尔与经常

几乎所有的减肥药品都会渲染肥胖的个体特性，从事减肥治疗的，当然也要把肥胖往病症方面归类，因为这样有利于生意。有些人怎么吃都不会胖，而你却喝凉水也长肉，除了吃药和接受治疗别无他法。这是忽悠人的话。光喝凉水绝不会长肉，如真是喝凉水长肉，那么现代科学理论就要重写了，凉水如能长肉，那水也可以当汽油用了。那为什么有那么多肥胖者会根据经验感叹，“有人怎么吃都不胖”呢？其间的微妙道理颇具哲理，属于对标准身材者的饮食判断不科学所致。

其实胖子看见瘦子吃得很多，那是瘦子偶尔的行为，只是在与你同桌吃饭时吃得挺多，而这并不是瘦子平时生活饮食的常态，也即瘦子们偶尔才放开吃吃，且恰恰被你看见了，回归平时常态生活饮食时，他们很少暴饮暴吃。你给瘦朋友零食，他也会吃点，但他们不会经常去商场购买零食。而胖子们吃得多则是生活中的常态，几乎一顿也不会亏待自己。人的饮食量，应看他的常态生活方式，那才是决定其身材的根本原因。

一如社会上看好人坏人，也不是看某一次行为就断定谁是好人谁是坏人。坏人偶尔也做好事，好人偶尔也会做不地道的事。短期的决心易下，数月的坚持也能做，但长期的恪守难度就大了。观察和评判人，应看其主流心态和行为。

↘ 肥瘦者眼中的半杯水

行为科学上关于半杯水理论，是指消极型的人看见半杯水时的反应是“糟糕，怎么只有半杯呀”，而积极型的人看见半杯水时的反应是“还好，还有半杯水”。在对待饮食量上，肥胖者往往取向消极，吃一个汉堡包感觉是太少了；偏瘦者则取向积极，吃一个汉堡包感觉太多了。而这种进食取向上的评判差异，却最终决定了你的身材属于哪个队列。

境界决定眼界，眼界源于境界。内练心境，外练眼力，吃喝时看见食物有意识地往多里去想，一碗饭、一杯饮料稍有冒头，就当感叹“这也太多了”。食物评估的眼力是低一点好，而且这种低眼力是可以有意识培养的。

艰难的减肥历程，什么时候才算是修成正果的时候呢，那就是当你喝下半杯水，就会担心是否多喝了时。这时全新的饮食控制程序便已建立了。

↘ 死不认账，胖者多言吃得少

常遇见一些肥胖者，你说他平时吃太多了，他总是死活不承认。他们认为自己吃得不多，至于肥胖，那是自己消化吸收力太强了，“吃得够少了，但就是长肉，没办法啊”。这是个很有意思的现象，分析起来还很复杂。其实对于一般人来讲，自己究竟吃得多了还是少了，很难自己凭感觉判断。我们一般只清楚家人中谁吃得多，因为你几乎天天看见，能做出准确的判断。个人生活饮食是很私密性的，人们很难去给饮食量做有效的人际横向比较，大都只是凭自己的感觉说事，也并不十分清楚自己的饮食量究竟是多还是少。一个不容否认的事实是，与一定体重相对应的是一定的食物摄入量，一如臃肿的行政机构必然需要更多的经费开支一样。基本可以说，个体间的消化功能差异实在微不足道，根本不会在普通人群间导向胖瘦两重天。只是要让肥胖者认可这结论，并不是件容易的事。

胖子们要关注一下周边瘦人的全天及长期总饮食量，才能感知自己吃的是如何多；瘦人们要观赏一下胖子们的全天及长期饮食量，才能察知你是多么的节能。现代城市生活，人与人之间的互动越来越少，日子越过越封闭，你最多也就是在饭店餐桌上、大食堂的午餐桌上能窥视旁人的吃相，而当人们各自回到家中，度过决定全天总摄入量最为关键的下班后至睡前这段时间，我们却难以探究，也就看不见他人饮食的全貌了。

其实可去问问那些在大食堂掌管打饭的师傅，是否胖子肯定吃得多。还是别问了，怕被其笑话。

肥胖者肯定吃得多。人类不会植物那样的光合作用，吃得不多不可能维持庞大身躯的运转。可肥胖者又确实感觉自己吃得不多，其由来在哪儿呢？较为合理的解释是：肥胖者判断自己吃得不多，并不看自己究竟吃了多少，而往往是根据自己还能吃更多而停住不吃的感觉上说的。我还能吃而不吃了，那就是吃得不多。还有的肥胖者老是与自己之前能吃得更多进行比较，认为现在已吃得少多了，因此觉得自己吃得不多。这些基于自己饮食既往史和能撑吃的量而评说自己吃得不多，实在含有较浓的自欺欺人味道。

合理的饮食总量是基于维持标准身材每日所需的饮食总量，超过了就是过多。就笔者自身对饮食量的认知，是在标准体重维持期体会自己的饮食总量，才深知之前肥胖期的自己是吃得多么过分。

煮妇理念

“嘿，就剩那么一点了，都吃掉，好洗盘子。”于是那位不幸经常成为被动性扫盘的，超重和肥胖的概率自然就很高。批评家庭中常见的“扫盘”现象，煮夫或煮妇们的直觉反驳是：“我又不是神仙，每次做饭的量哪能把握得很准确。”

上班经常迟到的，总会有多种拖延的理由；而终年按时上班的，会留出足够时间。反思行为背后的那个东西，其实习惯性地把饭菜“做多”，是没有“紧缩理念”所致。老是担心做少了不够吃，因而从买菜、炒菜到做饭，往往多买点、多做点和再加把米。假设我们改变理念，不是担心不够吃，而是每次担心是否做多了呢？在这样的理念支配下，在行为上就会少买点菜、少放点米，也就很少会出现把盘子扫扫干净的吃撑现象。而当家庭成员就餐时，有人还可以再吃点，却发现饭菜已无时，也就大功告成了。就是真没吃饱，回头找补点别的不就成了，哪至于真挨饿呀。

健康饮食生活要学会适应饭菜量的“适度短缺”，并赞叹“煮妇、煮夫”们的精确把控能力。备餐建立宁缺勿多的理念，如此家庭幸甚，成员健康长寿矣！

↘ 饮食“尾货”

作为超级“食客”，很顽固的习惯是，路经街摊和菜市场时有一种习惯性的食材“猎艳”心结，生怕错过了时令特色菜，辜负了大地的恩赐。这日在下班途中扫视街摊时，忽听身后传来一中年女性声音：“过会儿你回家了，赶紧把那几个已软的桃子吃了，快坏了。”应该是一中年妇女对走在前面的老公说话。我闻听后脑子迅捷闪过一词“胖子”。于是回看验证，见前面那男的果然是一个 BMI 指数在 26 之上的中年男人。女的呢？再往后瞧，女的更胖。哈哈！

笔者料事逻辑何在呢？因为这是“煮妇理念”在家庭购物上的自然延伸。由此能推出具备该特征的家庭，食物摄入过量是大概率趋势。也许有人会说，人家偶尔一次桃子买多了才有此情况，何以推论出肥胖的必然结果呢。笔者认为，这看似偶然，其实是生活习惯的必然结果。肥胖者，不仅吃得多，而且购物眼界也贪，逢买易多，多则烂，烂则加速吃之，多吃则更助胖，如此循环，“尾货”常有，模式不变。列位不信，可观察验证之，十之八九错不了。

正面的饮食尾货观怎样呢？一日作者进菜市场，听到一进场妇女提醒相随的老公，“咱家还有半块红薯呢！”自然，能说此等话的人绝不会是胖子。因为这妇女没把半块红薯不当回事，进餐时该剩半块红薯就留下，并纳入下一顿的饮食管理，真乃养生的好丫头矣！

↘ 零食三部曲

吃零食的习惯以女性为甚，所谓吃零食，自然是指正餐以外的吃小食品现象。若有人说，我正餐不吃，每日就以吃零食方式就餐，这也不行吗？当然行，不过这叫多餐制进食，如要确保健康，还得把蔬菜、肉类等人体所需之物全做成零食的样子，这样，只要你每日的食物总摄入量不超，就可以爱怎么吃就怎么吃。

平时不吃零食的人，看不惯他人吃零食时会说：“怎么又吃上了？”“嘿，嘿，怎么还没完没了？”其实，吃零食者自己有时也讨厌自己的行为，就是稀里糊涂就没完没了吃上了。吃零食，有其特有的吃食进程，一开始常常是习惯性地往嘴里塞点东西，但就这一嘴，把半兴奋状态的味觉和食欲给刺激了，于是有了第二嘴；接着就是警觉自己可能又瞎吃了，虽决定刹车，也还要往嘴里塞第三嘴，才会完成阶段性收官。要不注意克制，自然也就一路吃下去，直到自然饱。现在的小食品又好吃，能量又高，一天中有一次吃零食完整程序，累计吃下的零食总能量就会比一顿正餐还多。

决心戒掉吃零食习惯时，先要强记危害，树立“吃毒”的理念，重视守住第一嘴，才能避免“魔盒”打开发生刺激循环现象。若实在改不掉，一定要在吃正餐时给小零食预留些空缺，力避摄入总量过多。又若能在小零食选择上，转向那些味道清淡些的东西，会有助于降低循环刺激烈度，避免多吃。

↘ 讨厌的肚饱眼不饱

常言道“肚饱眼不饱”，说的是肚子应该饱了，但眼欲上还不排斥食物，进食还会继续，惯性地再吃些东西，于是饱上加撑，饮食量超得厉害。一些肥胖的小孩，当父母见其已吃得够多，要求只能再吃一块肉时，小孩往往会挑盘中最大的一块肉。成年肥胖者，则一边说着“其实我已经吃饱了”，一边还再来几嘴。尾盘的过食现象，在桌餐和自助餐上较为常见，它还会受历史因素的影响。那些在早年物质短缺时期，只有在逢年过节时才会在家庭餐桌上出现的食物，那些曾经是只闻其名从未吃过的高档菜肴，当这些东西摆在面前时，使劲吃显示着生活质量的飞跃，而不把它吃光，既有不吃白不吃的心理，又会有暴殄天物的负疚感。

视觉—中枢神经—饱饿感，视觉感受在进食中原本是参与者，同样在减肥中也起着重要的调控作用。视觉是会刺激食欲的，尤其是对那些平常最爱吃的东西，或那些色香味俱全的食物，这时率性而为放量饮食的话，结果常常是摄入过度。胃的生理，本身具有一定的伸缩性，七八成饱它能接受，十二三分饱它也能适应。民间有胃越撑越大之说，此说甚是，也正是减肥者须尽力避免的。

“肚饱眼不饱”下的扫尾再捞一把行为，属于进食上的“收官”问题，要想顺利降落，不冲出跑道，必须考虑胃部饱食到神经信息传递到大脑存在的时间差，适时减缓进食速度，即在“中盘战”时就考虑提前收油门，点刹、预刹都用上，防止惯性进食。当进食时感觉和理性出现矛盾，必须得提高理性的主导作用，使理性的认知尽快转化为止食的行动，不做感觉器官的奴隶。

↘ 错了——吃进肚里才是真

“吃进肚里才是真”，这是笔者坚持了二十多年的信条，且还经常以貌似智者的口吻，在朋友间宣讲。此话语义本身倒也没啥错，但其寓意导向却问题多多。因为它崇尚吃，讲究吃，推崇吃的天经地义，以能吃为荣、善吃为耀，基本没有节制吃的意思。直至自己吃出一身肥膘，高血压、高尿酸、脂肪肝等一应俱全时，才幡然悔悟，质疑之前所持的理念，才决心痛改前非。

相信社会上持有“吃进肚里才是真”理念的人不少，且还都是些自以为对人生有思考、有感悟的人。求全而责怪持此理念者，也有些过分。毕竟我国“民以食为天”的氛围实在是源远流长。

吃进肚里确实是真，吃得过多，吃出毛病来也真是害人。但这个“真”还得与时俱进，既讲究好吃，讲究营养，更得讲究适度。结果要达到“真合适”“真健康”，而不是“真糟糕”。

↘ 小心——塞进嘴里都是“食”

在我国餐饮文化中，把菜肴和主食分为两类，进餐时的普遍习俗是，吃菜与吃主食分开。许多人一直坚持着每顿必须吃点主食的习惯。这按理应该说是好习惯，是平衡进食的表现。但如笼统地强调“主食”，则有可能导致“多吃”。典型的表现是，餐桌上如有人表示吃“菜”已吃饱了，不拟再吃随后上的主食，这时往往就会有人劝说：“哎，多少得再吃点主食。”

我们习惯所指的主食，主要是指粮食淀粉类食物。饮食结构中，主食占主要的成分，这是合理健康的饮食方略，但不能机械地强调主食概念。餐桌菜肴中往往就有属于粮食类的“菜”，如既当主食又当菜的炒米线之类，就是土豆、莲藕、多数果实及部分豆类制成的菜肴，原本就是可划归淀粉类的主食范畴。也就是，通常所说吃菜吃饱了，实际往往是既吃饱了又吃得均衡了。再退一步说，就是餐桌上没有淀粉类菜肴，吃菜吃饱了也不应再吃所谓的主食。只要营养摄入量够了，就不必坚守每顿必吃主食的习惯。偶尔一顿不吃主食也无大碍，总比吃过量了要好。

与主食概念相关的一个不科学认知是，许多人把主食与固体食物联系在一起，并衍生出似乎只有吃固体的东西才是真正的吃东西，吃汤类、流汁类东西则不算进食。这种不当的观念，不知造成了多少人饮食过量了还不自知。其实，只要是有营养成分的东西，甚至可以说只要能塞进嘴里的东西（水除外），不管它是啥形态，都是食物，都有营养。如高糖的果汁类流食其营养还往往比固体食物更高。

玩饮食概念“游离”，在肥胖人群中极为普遍，自欺欺人地认为吃水果、喝饮料等不算进食的人很多。其实，中国字里“饮食”二字，首字即是“饮”，怎么可以把“喝”排除在外呢？笔者在平日考察研讨一些胖友饮食总量时，为了避免胖者的不老实，会用很搞笑和残酷的术语：“请把每天弄进嘴里的东西，全如实数量化描述。”如此相问，实在是因为多数肥胖者在表述饮食上太过狡猾。肥胖者必须老老实实彻底清算所有进口的有形之物，才能明白自己肥胖的由来。

生活困顿境遇下举家食粥，是缺少粮食只能喝稀的维持生命。现代社会喝稀的已完全是另一回事。液态的食物那叫“流食”，是医疗上特殊情况下维持生命的重要手段。医学上讲究流食不宜长久供给，是为了不影响胃功能的保持，并不是营养上有何不妥。单从营养摄取角度区分固体食物和液体食物并无多大意义，因为固体食物经过胃部处理后，都要变为液态的才能被吸收。

三、减肥需先治心——谋略

进口的失控，归根结底是帝国中枢神经系统的问题。肥胖者有必要进行自我洗脑，而且是全面彻底地修复，不留死角。如果把肥胖当作一种人生的灾难，则该灾难实由多种错误叠加所致。必须把从认知到行为的所有安全隐患都一一消除，才可能使我们的身体回到正确的道路上。

↘ 减肥需先“洗脑”，也考量我们的意志

肥胖是过量进食导致的毛病，但问题的根源在于我们不当的认知和没有跟进饮食行为限制。管住嘴必须先清理认知。

肥胖的危害多多，但现实中有许多肥胖者，并不会有多强的危机感，反倒觉得日常中也无明显的不适，即使在爬山、上楼梯等活动时会有动辄气喘的现象，但对于城市中的人来说，那毕竟是少有的剧烈活动，慢慢爬或干脆不爬也就避过了。对肥胖的危害认知是十分复杂的，多数人对肥胖缺少危机感，可以说有着众多方面的原因。

人类自身对肥胖的容易耐受，这与人类一个最优也最糟的特性相关，那就是“习惯”。由于肥胖往往需要一个长达数月乃至数年的较长过程，人们从生理或心理上会慢慢地适应它，尤其是肥胖对脏器官的损伤那就更不为人所察知。体检表明许多指标已处于严重高危时，由于身体的适应能力，并不会在体感上给人以多大的警示。直至重大险情爆发时，许多人还感叹“之前还好好的，怎么突然就不行了？”才后悔之前不注意健康问题。例如大多数的高血压、高血脂、脂肪肝，甚至心肌劳损等健康有问题的人，其

在日常生活中大都是没有什么明显异常感觉的①。这里所谓的无异常感觉，实际是指人们对疾病征兆的忽视和适应，把带病运行当作没啥大问题，没有见微知著。这既有疾病本身的隐蔽性和复杂性原因，也与整个医学现状与发展相关。

肥胖对于人寿命的影响，这在理论上都是认同的。长期高体重，脏器官疲劳运作，身体遭受系统性损伤，个体寿限肯定要比标准体重者短些。肥胖者自己也应该知道这个预期。问题是，每一个体谁都不知道自己的期限寿命究竟会是多少岁。当他 70 岁人之将死时，你说他原本应活更长些年头的，就因为之前放纵饮食搞坏了身体，才过早面临死亡威胁，可他会想，我要不是那样快意人生，也许早就报销了呢！另一现象是，与肥胖相关的致死病例，医学界极少界定是因肥胖而死的。由于大多数临床死亡都有一些显性的并发症可供做出简单的死因定论，因此通常不再问责致病根源。即使追溯导致器官衰竭的源头是人们生活饮食的不节制，也不会将这些主要病源写进死亡证明里，而这或多或少助长了“生者”对肥胖的漠视。

减肥，这是一场不折不扣的自我救赎战争，是人类向自身宣战。其涉及的人数之多，战争的难度之高，可谓不亚于世界史上的重大战争。外部的战争再纠结，把一方打败了，通常能歇息几十年。可这减肥战，一旦开打，几乎没完没了，甚至要打到生命终结。

这场面对自身的战争，之所以难打，是因为我们有幸觉悟到需要开战时，往往已积重难返走得太远。改变饮食生活方式，说说简单，实际从某种意义上讲，战争本身还颇具违反人类本性的性质。自古“民以食为天”，而现在却要把天打破，那是要求我们成为一个超越自我的“圣人”。

当然，真正的“圣人”不应该使自己陷入战争的苦恼。上兵伐谋，那些不被食物所掳，从来不需要减肥的人，他们其实才是现实中的“圣人”。

① 严格地讲，应该不存在无征兆的疾病。危及生命的重大疾病，并不会悄无声息地侵入和暴发，总会在某处展露恶魔的踪迹，关键在于如何去发现、预知。

减肥成功者，诚然有值得称赞之处，然而这不过是亡羊补牢，强过于急赶着见阎王者而已，算是个知错能改的“准圣人”吧！

肥胖了，行动不方便，就更不爱动。而动得少了，能量消耗就更少，更养肥。社会心理上，人们普遍把肥胖与懒惰联系起来，这种思维定式运用于胖子们，被冤枉的概率实在是不高的。肥胖带来行动不便，凸出的肥肚限制了许多需要蹲下才能完成的行为，肥胖者起立时的晕眩反应也比标准身材者要强烈，步行或爬坡一会儿就容易累，稍干些活就可能闹一身臭汗等，有意无意地减少活动，自然要被贴上懒惰的标签，而且还是属于懒到家的那种。

从某种意义上讲，看破红尘遁入空门并非太难；厌倦于官场、职场竞争做个逍遥派不难；财富聚集到一定程度时，视钱财为粪土，敢捐敢弃也不难。但那身上积累的多余肥膘不是想扔就能随便扔得掉的。不过，再难的战争也得打，因为它是自我拯救，其战果是保佑我们一个漂亮、健康、长寿的体魄。自私总会吧，就是把那个自己先搞好点。

“不妨试试”（Trying it）——据说是美国非常流行的日常用语，没准会试出一个全新的生活。有多少人在对待新事物上连试都没去试，错失了许多改变命运的机会，到老时留下一些遗憾。

↘“体债”需尽快清算

对于误入歧途的肥胖者，浪子回头是十分必要的。尤其是肥胖状态长达多年的人，开始阶段的控食和锻炼不过是在偿还历史旧账，切不可因些许成就而沾沾自喜。建立偿还自身历史旧账理念，有利于保持一种恒久的调控决心。经过数月或数年的努力，即使体重已回归到合理的区间，也还要注意，是否仅仅是消掉了负分？各脏器官功能都复原了没有？

心理学上典型案例显示，大街上突然躺个肥胖者，路人基本认为此人是犯了心脏病——这是无可否认的大众经验认知。我国近年每年死于心脏猝死的人数超过 50 万。人们都知道是猝死，却较少去深思，走到心脏性猝死那一步时，其实心脏功能已严重受损至随时可能停车的临界点，表明之前已在错误的生活道路上已然走得太远、太远了！

电视公益广告里说：“当猝死发生时，4 分钟内进行抢救，成活率是 50% 左右。”其实这话与“即使及时抢救，其成功率也非常之低”是等值的。因为，4 分钟的计时，要求猝死者必须选在有人的地方发病；路人中需有恰巧见过抢救演示而又敢于一试的；实施抢救者必须头脑清晰，具备急诊医师的素质。否则，稍一犹豫就过 4 分钟了。4 分钟，意味着就是猝死发生在医院门口，也未必来得及抬进医院急诊室。况且，就算是抢救过来了，那疲惫至极的心脏又能继续跳多长时间呢？所以，治本之道不是去普及培训心肺复苏术，卫生部门而应推动超重以上人士的“体重控制”，从源头上杜绝心脏性猝死。肥胖者则应有一种“路躺者”幸亏不是自己的庆幸感，还好自己尚有机会改过自新，赶快消掉“体债”。

从迷途中知以往之不谏，在身体没变得非常糟糕之前开始自我拯救，还能站在十字路口思考何去何从，是一种应赶紧珍惜的机会。脱胎换骨重新做人，清理完旧账，进入健康轨道后，接下来再为自己的健康、长寿积累些正分。

↘“有死”方能“迟死”

无论是发达国家还是发展中国家，都对肥胖比例的急剧攀升告急。一个让人百思不得其解的问题是，为什么明知肥胖的危害，却会有越来越多的人放纵自己的肥胖。难道这是人口爆炸后，人类展示生态平衡的方式——以“死亡提速”去抑制人口的过快增长？国际政治中一些大国善用颜色革命去达到自己的目的，其实并非一定通过资助反政府力量去推翻某个政府，若以国际援助的借口，把目标国的社会法度推进到脱离该国实际国情的高度，照样可以达到搞乱他国的目的。上帝讨厌地球上人口太多，除了战争、瘟疫、自然灾害等手段外，让人类吃得更胖也是挺管用的惩罚招数吧。

人类身上究竟什么样的劣性导致那么多人在肥胖队列中不愿出来？这是自本书编写之始一直困扰笔者而未能有合理解释的问题。

未来之害抵不过及时行乐？肥胖的报应毕竟通常是将来时，而现时的吃喝是痛快的进行时；至于恶报来临时，人们又往往不思是自己长期不良生活方式的选择结果，而是怨天尤人感叹自己的不幸、上帝的不公。

忽视隐性危害而重视显性危害？过量饮食的危害是隐性的、慢慢聚积的量变而质变过程，毕竟不像喝农药那样即刻出现危害反应。眼见着就要失去的健康才重视，并会不惜代价去挽救，暂时看不见的损害则容易被忽视。

对小概率事件的侥幸心理？确实并非每一个肥胖者都会有严重的不良反应，活到七八十岁的胖子也不少，但肥胖者享受健康和高寿的是小概率，活得可能不怎么爽，也只有自己知道。赌吧，倒不会输得太惨，活个社会平均寿命概率还是不低的，拖了社会平均期望寿命后腿则是基本可以定论的。

嘴上有死，心中根本就无死，饮食上行为更是不怕死。人类最奇怪的现象是，都知道最终难免一死，但绝大多数人生活中却并不考虑死的问题。民不思死，自然也就不重视如何做到尽可能迟死了。

谁能从人类的劣性中冲出来，谁才是好样的，无论你是有意的还是无意的突围，这是对现代人类智慧和理性的大考验。

周边同事倒是盛赞笔者的减肥成就和毅力，给予舆论氛围的鼓励。其实，有啥呀，说白了就是因为怕死，想多活几年，才有减肥和体控。

↘ 健康由自己掌握，体形可自己重塑

应该说，许多肥胖者，一任身躯肥壮而不思整改，不少是因为他们认为肥胖是先天而定的，只能认命。在笔者无意间减肥之前，也大抵是这样想的。当自己挺着个肥硕的身躯伫立于街头用羡慕的眼光看那些身材匀称的男女时，十分感叹自己遗传基因在身材方面的不尽如人意，大有生非所家的遗憾。全然没去思考过，这肥胖原来是自己惹的祸。直到在减肥中发现体重大幅下降时，才恍然大悟，原来身材是可由自己做主重塑的。上天并没有亏待自己啊！其实既然能把自己吃得胖胖的、壮壮的，自然也可以把自己搞得瘦一些。过量饮食的日积月累而致超重及肥胖，减量饮食的持续维持也就可以回去。

路走错了，最简单有效的办法就是沿途返回。就减肥而言，极端地言之，食物极度缺乏时可以把人饿得皮包骨头至死，哪有瘦不下来的道理。就这么简单的道理，之前怎么从未去想过呢？

没有减不掉的肥，但因体质的差异，减肥减起来会有难易和快慢之分。肉质紧密结实的减起来难些，肉质松的减起来见效快些。长得结实的超重或肥胖者，与其感叹自己的肥难减，还不如反思自己的不显肥，是因长期疏于防范，缺少来自体形膨胀的警示，更容易饮食不加约束，使得过量饮食的习惯更为顽固。

所谓身体长得很结实者，是指肉质按上去硬硬的超重者。这种体质者短期的控食和锻炼，通常见效甚微，很容易让人失去减重信心。但明白“瘦肉”含量高，背后需营养物支持，只要长期坚持短缺供给，肉质不变都难。坚冰难融总会融，难以煮烂的东西，无非是多加几把火而已。

减肥必须“有心”，有心则认真，细心琢磨自己的身体、小心吃喝、恒心坚持健康理念、狠心下手控食，无坚而不摧矣！

不信整不服它——信心是金

信心源于成功的经验、自己的经验、他人的经验，以及科学的认知。

短期猛烈的体重打压，虽不提倡，但有此经验者，至少可以建立这样的理念和信心——既然压得下体重，哪怕是短期的，那就说明体重是可调的。

坊间传得比较邪乎的是关于减肥后体重反弹的可怕性，甚至有人认为反弹是不可避免的。其实，基于饮食生活习惯调整后的减肥，是根本不用担心反弹问题的。如你每日吃进去的食物能量，只够维持你目前的体重，拿什么东西去反弹？肥胖者既然能走向把自己吃胖的道路，自然也应该能使自己返回到未胖时的健康之路上。道理是一样的，只是把方向掉转一下而已。

推而论之，在减肥中过于急躁、忧虑的心情也大可不必。只要你已着手整改限制饮食摄入量了，体重的回落，那是自然而然会出现的结果，不妨静待体重的走势。

强制建立好的饮食生活习惯，是一种健康取向。是我们让生命的航船驶在安全水道上还是驶在潜藏暗礁的水道上的问题，船长是我们自己。

心诚自然灵

“心诚”往往被迷信和伪科学所利用，成功了不是你的功劳，不成功则是你心不够诚。但在经由体控而通向健康的路上，却真正需要心诚。当然这里的“诚”绝不是盲从，而是在认清相关道理后，对目标锲而不舍的追求。这种诚所带来的结果不是那种缥缈的感知，而是通过体检单、体重秤、身体的活力可硬性感知的。

当我们洗心革面决定走上减肥之路时，会发现一个让自己及周边人甚是讨厌的问题，就是“说教”在减肥中竟然十分重要，要对自己说教，也会自觉不自觉地去说教别人，而在我们的心底深处对说教又有着一种莫名的排斥感。当那些还未进入减肥之门或根本不用减肥的人士看待体控的人，几乎认为这是些神经质的人。还确实如此，减肥和之后的体控，没点神经质的态度还真不行。因为对于曾经建立过不良饮食生活习惯的人，体内那个贪吃的“魔”，时时刻刻都在召唤你重回魔鬼之门，几乎一日三餐或二餐时都要面临考验！减肥者几乎要心诚到每餐需念“少食经”才是。

选择减肥模式改造一下身体，既是个履历新的心理过程，也是个会伴随产生生理变革适应和机体新机制建立的过程。

减肥的决心强弱程度，与饮食控制程度和从事锻炼的力度密切相关。当发现这日的体重超过期望值时，其超过量越多，则采取紧急控食的动力和决心也越大，随之进行的运动量也会加大。那根控制的弦稍一放松，就是贪吃一顿，体重就会即刻攀升。而要试图回到这一顿之前的体重，往往要付出几天的努力。

减肥和体控的主要有效手段是饮食的“自控”。一切当以醒悟和建立自控力为中心。在体控上如有宗教般的坚信和热衷，则诸事必成。

↘“脖结”不如“心结”

一颇有幽默感的女同事，眼看着自身体重增加，苦于控制饮食的艰难，感叹道：“就差没在脖子上系个结了。”

给捕鱼的鸬鹚脖子上系个结，抓到大鱼吃不下去，但小鱼就控制不住了。好在江里面小鱼不多，也不易抓，所以一个脖子上的结能达到渔民的目的。可活人不会给尿憋死，即使脖子上真系个结，也难对控制饮食有帮助。这不是一种玩笑性的假设，人类为了控制进食，类似的事还真有之，只是这个结是系向了人们的胃，把胃干脆割掉一部分再缝上，使其容量变小，吃不了多少就感觉饱了，以此达到控制饮食减肥的目的。这是比系结更绝的手段，而且是医界常用的手术方法。最终的结果可想而知，既然肥胖者控食减肥的最大障碍来自进食习惯，那么食道弄窄了可以慢慢吃，吃小的、细的、流质什么的。胃搞小了，可以少吃多餐，用不了多长时间，胃又会慢慢撑大。

“结”可以系，但这个结无论系在脖子上还是胃上，都不是好的选择，真正管用的结，必须系在心上，心中有结，认识到位了，行动跟得进，才能达到控食的效果。

↘ 有不用少吃就能减肥的“药”吗

如有一种药吃了以后，平时不用控制饮食，身体不会发胖，该多好啊！这是肥胖者都热切盼望的事情。要说这事不可能，倒也不能绝对下定论。如某种药能破坏人体的消化吸收功能，再或者某种药能让人天天拉肚子，用这样的药应该不用担心发胖，可是敢吃吗？或者转而去担心营养不良、瘦得皮包骨头？减肥市场上还有一种挺唬人的药，是所谓能燃烧脂肪的外用或内服药，抹了或吃了能把多余的脂肪自己燃烧掉。就理论上的可能性讲，也并非很荒唐，其理论可信度与那些针灸、点穴能调理身体重大疾病的吹嘘差不多。可惜，目前的药品开发，还做不出能安全阻止脂肪形成或通过理化手段安全消解掉脂肪的药。那种吃了能使营养物改性的所谓减肥药，与肥胖的形成机理不契合，颇类似给车不加油，要改加水，车子能干吗？

比较进步的是，现在街头做减肥生意的，宣传贴上已出现不少后附需要调整饮食的标示。肥胖是营养摄入过剩的必然产物，要想不胖，只有减少进食一途，买再贵的减肥药也没用。一句老话是：健康是花钱买不来的。

美国是全球新药研发生产最强的国家，攻克了许多常见病，但美国并没有研究出，或者说原本不可能有一种药，吃了后能确保随意进食而不发胖。这可以从美国同时也是全球超级胖子最多的国家上可以得到佐证。也许有人会说，美国人也许不在乎肥胖呢？没那么回事，人家急着呢！肥胖对人的危害不以国度和人种而不同，诸如美国等西方国家，反省自身的饮食结构不科学，开始推崇中国讲究的饮食平衡，这是生命哲学认识论上的东方式回归。

↘ 求药不如求己

著名的减肥药西布曲明流行了多年，听说效果好，药又很便宜。只是其副作用也很出色，会引起血压升高、心率加快、厌食、失眠、肝功能异常等，最后被各国明令禁用。

也许有人会说，像西布曲明这样的药，在医生指导下，适当用用总是可以的吧。适量服用吃不死人，问题是什么样的量是安全的，会否成瘾等事项，医界也还闹不清呢，就把我们自己送上当受试者值吗？更基础性的问题是，肥胖者既有那份适量用药的戒心，何不让自己建立适量饮食的觉悟呢！不必要的风险再小也不应该去冒，这可是生活基本常识。

肥胖原本就是一种现代生活病，是吃出来的。哪儿来的必须回哪儿去，吃出来的病只有通过少吃和合理地吃才能回归健康。作为哺乳动物灵长目人科的人类，我们的身体是非常忠实的，对于过多喂给它的食物，加工后进行脂肪储存是天生具有的功能，不以我们的意志而转移。当人体的生理机能不堪重负产生代谢紊乱，闹出这个那个疾病也是躯体的自然反应，就看我们的理智和意志力是否允许发生这样的窘境。

有因必有果，想改变果，只能去改变因。肥胖乃是生物规律恶性化所致，不从因上去消解，强行改变规律，结果可能比肥胖对人的危害更大。

知耻而后勇

首先要意识到耻，才有可能产生勇。对于肥胖者而言，如根本对自己的肥胖无感觉，那也就谈不上减不减肥了。此中可分二类，一类可打趣为“法盲”，即不知肥胖是吃得太多造成的，以为肥胖是一种无可奈何的自然进程。另一类为知道自己吃多了而胖，但放任自己不思更改。前者为不知者不为罪，要等“普法宣传”告知他自己应对肥胖负责后，看其持何种态度方能论是非。后者则属“知法犯法”，屡教不改了才当论责。当然，只有那些希望健康长寿者，不思整改时才可当责；如是宁可少活几年也要痛快吃喝，当肥胖致诸多疾病临身，能豪言一生过得值而坦然赴死者，倒也无可言责。

减肥之要，首先要对肥胖的危害有真切和直观的认知，否则，也无之后的减肥行为。

肥胖之错，在其心，贪食而意志懈怠。心被魔闭，对己不负责，对家人对社会都可言不负责。

说说应激反应

本书多次提及“应激反应”。这是个广泛存在于自然和社会中的现象，充分认识和规避“应激反应”，具有普适的意义。地震预报中，即使有较多迹象预示可能发生大震，往往各国政府都不敢发出警示性预报。那就是担心人们对地震恐惧而带来的应激反应，有可能造成比地震实际发生更大的损失。当然，另外很重要的原因是，至今还做不到准确预报。

笔者认为，发生于 2003 年的“非典事件”，从当时的非典病毒本身看，并不是病毒毒性有多么致命，而是这病毒是新的，我们人体的免疫系统没见过这家伙，一旦侵入身体，不知怎么应对，于是就动员了体内几乎所有的防御力量去扑杀，而这同时引起了机体的功能亢进和紊乱，医学界称为“免疫风暴”。结果是，病毒未必致命，自乱阵脚却把身体撂倒了。非典事件后期推崇中医中药治疗，其实就是传统中医中药在抑制免疫风暴上有较好效果，给免疫系统扑杀病毒争取了时间，并非那些中药能杀死非典病毒。

中成药“安宫牛黄丸”，及时用于挽救中风病人时，其疗效在坊间颇有信誉，但察看该药说明书，并无对症功效的说明。估计是药企自己未必清楚治疗药理，而不便写明。笔者认为，该丸药的药理就在于，其多种至寒药材成分对镇住中风时脑内因修复引起的应激风暴有作用，使一些颅内损伤不太严重的患者能挺过危险期。

在社会管理上，当实际显示有金融危机或经济下滑迹象时，政府往往强调保护社会信心，而不如实公布负面数据，考虑的也是担心出现“应激反应”。

减肥和体控上的应激反应，其生物机理在于，身体对过快的能量流失、较大幅度的食物供给减少、暂时失水、新的低体重等，做出了“保护性”的过激反应。但只要坦然处之，给身体一个缓冲时间，身体自身也就会适应，而不要在第一时间就补吃、补喝。

↘ 不妨对自己狠一点

为了维持期望的体重，必须经常发发狠心。建立适当的饮食方法，并不能一劳永逸。曾经的超量饮食习惯，随时会抬头闹事，一旦某几日体重维持良好时，那根绷紧的弦就容易放松，多吃一嘴、多吃一个水果的事就会不知不觉间发生，体重也随之上升。当体重升过预设上限了，恨心和狠心又重新启动，再次给予镇压，紧缩饮食，回到体重的下降轨道，直至体重回归期望区间。如此循环往复，尤其是从重度肥胖中冲出来的人，会经常上演。

体重反扑——发狠心镇压，再反扑——再镇压，在拉锯中维持体重在合适区间内。经历无数次的考验后，知道只要自己一发狠，就能将体重打回原形，渐渐地我们也就信心满满，无常中见有常，不再惧怕“敌人”的进攻了。

人类原本是意识影响行为很强的动物，意志上稍有放松，贪吃的念头和行为就占上风，也越觉得控食的艰难。而恨心和狠心强劲启动后，吃的念头立马就淡了，体重也就掉头往下了。对贪念的恨心和对控食的狠劲的烈度，在体控中具有至关重要的作用。这并不是唯心主义之谈，背后应有激素—中枢神经间微妙生物电场变化的信息学原因。

肥胖有多种理由，减肥只需一招

肥胖是一种自主现象，我们必须对自己的肥胖负责。健康的标准身材者完全有理由对肥胖者持“哀其不幸，怒其不争”的情感。

肥胖都是过量饮食造成的。没有多余营养摄入，无以制造肥胖的结论，是任何解释肥胖成因的理论都无法否定的。

最迷惑人的肥胖基因说，什么失眠容易肥胖说，什么过劳肥，什么脂肪积累型，什么吃激素闹的，等等，各种关于肥胖的理论，就算都是对的好了，但咱就问一句：“减少食量，我会瘦下去吗？”

真正的超越自我

心理学上弗洛伊德关于自我、本我及超我的论述，理解起来挺费劲的，普通人懒得钻进那复杂的理论之中。但把弗洛伊德对“我”的划分拿来用于减肥和体控上，倒颇有意思。即我们可以把富含动物本性的生理上那个躯体当作“本我”，这是一个懒惰、具有不良惯性的坏家伙（作为社会人，本我的许多劣根性也与所处的社会环境相关）。把具有科学知识、理性能力和毅力的能驾驭躯体的那个人当作“超我”。在减肥和体控中，“本我”颇有恶魔的德性，好比一个骷髅头，时刻跳出来引诱你，让你放开吃、吃好的，给你少锻炼和不锻炼的理由。你要经不住考验，为其所惑，则骷髅头窃笑矣，因为它是把咱们往地狱之门引导。而“超我”是一个勇于改革的高高在上的管理者，是镇魔法器，是保障我们健康的正力量。绝不能遂了骷髅头的心愿！

一个有趣而久远的研究命题是，如何区别人与动物。语言区分说也好，思维区分说也好，工具区分说也好，其实都不是有与无的差异，只存在复杂程度不同。而在人类面临肥胖袭击时，还要强调和提升我们原本应有的超越动物本性的理智和意志力。我们引以为豪的智商必须引我们觉醒，去超越那存于体内的动物本性，乃令我们与动物有所区别。动物都有护食本性，这是野外生存所需，就是在人工饲养条件下食物供给不缺时，动物依然有着强烈的“护食”本能，哪怕是自小被豢养，与人共处一室，甚至同床而眠的兽类，主人也不能在其进食时侵犯所吃食物，否则将遭受攻击。不可否认，人类或多或少还有着“护食”“贪食”的本性，在面临饮食环境条件不断改善时，我们如不能从“护食”“贪食”走向“控食”，那就是颇有枉为人类的意味了。我们引以为豪的智商必须引我们觉醒，去超越那存于体内的动物本性，并与动物有所区别。

体控者要把自己的身体当成对手，而且是个极其狡猾难缠的对手。战胜那具有远古动物痕迹的“本我”，做一个尽可能的健康达人，这才是真正的“超越自我”。先关爱自己，把自己身体搞好了，对自己、对家庭、对社会都善莫大焉。

↘ 破字当头，立在其中

一口气吃不成胖子，但每顿都超那么一点点，日积月累就变成胖子了。支撑肥胖的是背后那需要改正的不当饮食习惯。建立合适的饮食习惯，首先就是要破除原先那些把人引向肥胖的陋习。破除了那些陋习，新的饮食习惯就自然立在其中了。

拿着一篮子水果随意抓着吃，直吃到自然饱为止才歇手，这是肥胖者的常见陋习。肥胖者对进食量的感觉是不可信的，等到有够的感觉时，十有八九是吃过头了。有此陋习，不是肥胖者天然的感觉不灵，而是长期的习惯使然。因为与肥胖对应的进食量自然要大，否则又怎么胖且继续胖着呢。想告别之前的肥胖，必须否定那种导致肥胖的进食感觉，以及此感觉导致的食量。

肥胖者拿着大盆吃饭时，也许给自己理由："嘿，我有数，不会全吃掉的，差不多就会停住。"但没人信，通常差太多。

无论减肥中还是之后体控阶段的多年内，都应尽量做到把适量拟进食的食物放于小一点的盛器里，置于眼睛看得见、脑子可评估监控的条件下，这样会有利于控食。

六亲不认，拒吃桌餐。因为餐厅桌餐几乎是肥胖者进食控制的噩梦环境。反过来讲，如能历经桌餐，站起来时进食不超量，那可视为良好饮食习惯已然建立的标志。

不按饭点吃饭，饱一顿饥一顿的进食状态，也是不可取的饮食陋习。有经验者会尽量避免在饥饿时进超市副食部购物，否则，较饿感觉下，见着啥都觉得好吃，原本想买只羊的，结果会买头牛回来。造成家中冰箱内食物积压，且容易诱发增加进食量。

饿感人强时进食，身体的整个饮食监控失灵，吃多了还以为吃得较少，肥胖者尤其要注意。

减肥时，建议不要减得太狠、太快，以及每日餐点时不使自己太饿，都是为了避免自控力的崩溃。持之以恒，中庸均衡的状态最容易达到“恒”的境地。

预算内管理与紧缩政策

在财政清廉上，预算外资金是最难管和最容易出问题的。贪嘴者最难控制的也是正餐外的零食问题。笔者呼吁的水果饮料甚至吃带有减肥功效的食物都应纳入摄入总量内一并考量，用财政科学语言表述，就是正餐外的所有零嘴都要纳入预算内管理，不要像对待小金库那样，认为是额外横财而随意分发和挥霍。

许多肥胖者，看其吃正餐，似乎吃得并不比别人多，其实肥胖者的正餐往往不过是进食的序曲，随后有意无意间的水果、瓜子、饮料等零食还会无节制地次第登场。而对于标准身材者来说，正餐外的零食摄入几乎是不考虑的，即使偶尔吃点，也不形成一种长期的习惯。零食中最不为人注意的是水果和饮料的摄入，尤其许多女性把水果当作是保健美容的必需品，而忽视水果的强大能量和营养功能。

肥胖者在减肥时，就是要打破收支平衡，采取“赤字政策”，实施财政紧缩。哺乳动物远古的遗传倾向，身体应有备战备荒的潜在要求，这在现代社会往往要注意禁锢和摒弃。横财可要，野草就免了，脂肪绝不能积累过多。社会发展到今天，就是出乱子也到不了闹饥荒的地步，躯体用不着太多的脂肪积累去备饥荒。

能量守恒理论

许多人对自己能减肥没自信，这里牵涉减肥理论问题，最基本的前提理论就是能量守恒理论。肥胖是因为机体长期处于能量摄取大于消耗造成的结果，如果让消耗大于摄取，则机体就会逐渐消瘦。

有流行理论把易胖人群归结为脂肪积累型，而把所谓怎么吃也不会太胖的归结为脂肪消耗型。该种理论属简单化的错误分类，会诱导肥胖者不思体控，感叹肥胖是因为自己“命”不好。其实，根本不存在吃不胖的人。摄入过多身体就积累，摄入平衡就无从积累。个体之间能量代谢的差异很有限，无以成为胖瘦的根源。当然，身体肉质疏密差异是存在的，同样的 BMI 指数有的显胖些，有的不显胖，这在同等身高体重的男女身上表现最明显。但真要是长期摄入大于支出，则看上去不胖者的健康风险甚至比肥胖者还要高，因为他会表现为“内肥”，是肿瘤、组织增生、结节、结石等的高发人群——过多摄入的能量不会凭空消失，而是去养体内的“虎狼”了。

因个体体质不同，同等体形体量者之间存在稍微的进食量差异，这确实存在，但这种差距，一般到不了感叹“多吃不胖”的地步。

如何多个心眼——防忽悠思维

市场经济社会里，种种利益有意无意地扭曲了许多社会生活。对一些专业人士的“食疗”建议，切不可盲从，要运用逻辑检视，通过自己思考后做出参考性判断，否则，被人害了还无处申冤。

譬如听到玉米须能治糖尿病之说，你就反问一下，有研究表明玉米主产区糖尿病率很低吗？

譬如推荐这个那个食材有某某治病健身功效时，你就简单想想，如相信并纳入食谱吃之，吃得过来吗？一朋友家冰箱壁上贴着食物疗效功能的单子，数了数有 36 种之多。既然吃不过来，则意味着那些健康长寿者原本就没那样吃。人被称为杂食动物，是指人类的食谱很广，吃许多类东西都能消化利用，而非一定要吃得很杂。

譬如网络上查询与自己健康有关的资信，如查看内容其信息源来自药企、药商、医院的，就得小心里面忽悠的成分。

譬如有人发帖说，其实癌症不用治疗的，保持一份良好的心态就能无事。果真如此，又怎么理解那些至死也不知自己是患癌的人呢？

有些食品上标有“无蔗糖”字样，见了得转动一下脑子。无蔗糖不过是没添加蔗糖而已，里面可以有果糖、甜菜糖等。如需控制摄糖量时，当控制的是整个糖家族。

如看见电视里有人推荐，吃他家的豆腐有减肥功效。须知这是蒙城里人的，农村里凡是哪家会做豆腐卖的，她家养的猪仔就不好出售，因为老吃豆腐渣的猪仔，因为肥胖而总价贵，买回家接续喂养又难。何况多吃豆制品还需担心尿酸提高。

如有人简单地以为吃绿色食品就一定能健康长寿的话，那么想想，早年生活于农村社会的人，日常吃的都是现在所指的绿色食物，就应该患病率低、期望寿命较高了，而事实并非如此。

凡遇推荐食材说“可多吃”，后面没跟“点”的，都要小心对待，考虑对建议打打折。没有啥东西是人类可以多吃的。

四、多手段并举——谋术

在减肥控食中，愣减诚可贵，但容易带来副作用，也难以长期坚持。要善于打仗，多上些战术手段，这样可减少些痛苦，也能更见效。

↘ 平衡饮食细究——不仅要调结构，更应调总量

许多人对平衡饮食的理解会用“吃得杂些，不要偏食”来概括。这对

于身体没啥问题的人来讲，平常有此讲究，已然养生有道了，但对于想减肥和控制体重的人来讲，有效的平衡饮食须注意的方面，要多得多。

第一是基于能量守恒的饮食平衡，大体遵循原则是每日摄入的食物能量与人体每日消耗能量之间保持赤字或平衡。

第二是肉类高蛋白食物、米面碳水化合物、蔬菜瓜果之间的搭配平衡。作为高等灵长目的人类，其食性原是杂食，光吃荤的和光吃素的都有违远祖本性，需荤素合理搭配饮食才会有健康的体质。肉、粮、蔬果摄入平衡中，最常见的误区是，一些人从肉食偏多，改为多吃蔬菜水果，少吃主食。但奇怪这么做了体重仍然下不去。问其肉类、主食减少了，果蔬菜类的进食量如何，其理所当然地答曰："那自然得多吃了。"此类调整饮食，能改善体内营养成分的合理性，但对于调控体重却不会见效。因为这种调整方法，不过是用果蔬替代一些肉类和主食的能量而已，并没有减少饮食摄入的总能量。用学术界的语言形容这种情况，是注意了结构性调整，忽略了总量把控。扯到国家的行业产能调控上讲，如现在我国的造船业总产能严重过剩，这时去调控，如仅仅是减少制造大型船舶的产能，然后让他们又去转产中小型船舶，这样总产能还是过剩。

第三是盐、糖、水之间的摄入平衡，此生命必需之物人们误解最多。

第四是不同干湿度食物之间的平衡。

要再往细里深究，还应该注重食物的寒热性平衡。我国中医理论上不仅对药物有性平、性寒、性热之定位，对普通食物也有关于物性寒热的分别。平常饮食中不能偏爱寒性食物或热性食物，而要根据自身的状况合理搭配选取进食，否则也会出现各种各样的毛病。西医对这方面不太讲究，大致只分易消化和不易消化之物，或酸性食物和碱性食物。其间中医的物性寒热论大致与西医的酸碱性对应。

饮食结构合理性十分重要，但总量的平衡要求是约束性前提，就是吃得要营养搭配合理，还不能吃多了。不注意这个量的要求是所有肥胖者共同的“症结”。

↘ 分水岭意义的“平衡点”

以控制体重为目的的饮食和运动把控，需要找出那个体重变化的中间值——“平衡点”，也就是吃多少、动多少，使体重往上或往下走的基点。

这里所谓的“平衡点”，简言之，是指每日相对固定的饮食总量，与相对固定的活动量下，体重保持不增也不降的那个大致的平衡点。换个角度说就是，每日不会使体重起伏的饮食构成和总量以及每日活动量的总成，即不使体重变化的“吃”和“动”。平衡点主要是从能量守恒的角度而来，人体保持摄入与消耗大致平衡的意思。既然肥胖可以归结为食物摄入大于人体消耗所需的结果，那么，保持平衡点的饮食和活动就自然会使体重维持不变。摄入大于消耗，体重就往上增长；摄入小于消耗，体重就会往下走。强调测知“平衡点”是肥胖者评估自己饮食量所必需的，能据此了解自己是否吃多了，乃至多了多少。

有意思的是，无论是人类还是其他哺乳动物，通常的过量进食，并不会无止境地长肉，这是很万幸的事情。那些吃成五六百斤超级胖子的事，毕竟是奇闻趣事。但我们若据此放纵自己的饮食结构和饮食量，成为超重级与肥胖级体形，则那些超量摄入的营养，在使你的赘肉堆无可堆时，会寻求另外的致害途径，轻则精力过旺、血压升高、失眠、脂肪肝等，重则会给你长些肿瘤什么的。

如何去把握和感知自己的“平衡点”呢？这得把影响体重变化的某一项因素固定起来考察。如把饮食总量限制在某个量上，然后看不同运动量下，体重的变化；也可固定每日的运动量，然后去考察自己不同的进食量下，体重的变化。只要采取固定其中的相关变量，去考察另一个变量，用不了多长时间，你就能知道自己当下的动态平衡点在哪儿了——这种方法其实是社会科学和自然科学在科学研究上最常用的手段，当你在用固定变量考察自己身体的时候，你也就成为体重变化研究的科学家了。马克思就是靠这种手段考察商品的生产和流通，写出《资本论》的。

“平衡点”是随着体重的变化而变的，身体重时，平衡点高，体重下来后，平衡点也得不断下调，故也可叫“动态平衡点”。特别需要注意的是那些“内肥型”体质者，其平衡点的探寻，必须在体重下降中测定。因为他们摄入过多时，因可能存在内耗，体重变化可能并不明显。只有在体重处于下降通道时，才能比较准确地测出饮食平衡点。

初期测得的平衡点，只表明是体重不变的点，与体重是否适当无关。即平衡点通常只有“体量”的意义，而不表明“体质”状况。所以，感知自己的平衡点需要体检单的一切正常为前提。如体内存在高耗能的肿瘤什么的，这时的平衡点则兼有额外喂养功能，不算数的。这里强调平衡点，是因为肥胖者首先需要解决体量问题。

BMI 指数处于超重线以上者，当减掉 2 千克体重并维持一阵子时，那时才能发现之前自己吃得多了。

↘ 极重要的减肥要旨——总量替代

养生专家们在宣讲减肥时，经常会介绍一些减肥食物，如赤小豆、茯苓、薏米、苦瓜、丝瓜、韭菜、冬瓜等。应该说药典记载上确实明确表述了这些食物具有的功效，可以与减肥相挂钩。或通过祛湿，或通过健脾，或经由苦寒等效用，可以在理论上起到减肥的作用。但必须注意，这些具有减肥功效的药材，同时又是食物，是具有营养的东西，如不是科学地进食，哪怕是整日光吃这些减肥食物，也照样能把人吃得胖胖的。

减肥食品都是相对而言的，如果原来吃的一点不减少，另外再加吃减肥食品，以为吃了减肥食品就不用担心增肥，就大错特错了。在我们加吃这些减肥食物时，必须注意总量内替代的方法。即在每日或每餐总摄入量固定的情况下，把其中那些高能量的食物用低能量和不易致肥的食物替代，这样才是吃减肥食品的要旨。一些感叹减肥难的朋友，往往没注意总量替代的原则，而使减肥徒劳无功。

数字化地理解减肥食物，是指在吃同等量情况下，吃减肥类食物会比其他食物的能效利用率低一些，并不是那些减肥食品会与其他食物相克，抵消能量什么的。切记这个原理，十分重要，可避免误入歧途。

从容积率角度讲，吃同等容积的食物，减肥类食物要么营养低，要么有助于排泄等。也就是说，只有在固定进食容积范围时，增加减肥食品才会有利于摄入控制。

问题的关键还是在于怎么吃，如同对待果蔬类食物一样，进食这些低风险食物必须把它所含的热量计算入每日的固定总摄入热量内，即应把它们纳入饮食预算范围内，而不是当作食疗药餐后另加食用。

为取得真正的效果，就连烹制这些食物所加的水也必须计入每日摄水预算中，否则其具有的除湿减肥功效可能连烹煮用的那些水都消不掉，又怎么让它去祛除体内的陈年“老水”呢？

↘ 了解减肥类食材的功能原理

茶叶是被广泛推崇具有减肥功效的物品，首先，这是因为茶叶有解油腻的功效，有利于把肉类能量作为现金花掉（必须注意，所谓解油腻，只是改变油脂的存续状态，让人感觉爽一些，并不能消解肉类的营养或降低肉类的能量。如果错误地以为多喝点茶了可以多吃点肉，那就糟了。）；其次，茶叶具有一定的利尿功能，短期内自然有打压体重的效果；再次，茶叶属苦寒之物，能平抑消化系统的机能亢奋，抑制活性酶、益生菌的过分活跃，调适局部环境，有利于控制进食，最后也就有利于减肥。对中医持消极态度的人，经常怀疑中医治理方式上的模糊性，其实中医治疗的主要特点之一，是通过对体内环境的调理来达到治病和防病的目的。

茶叶品类中，宣传减肥功效较欢的属普洱茶为甚，这应该有些原因。产于云南的普洱茶，因产地纬度低、海拔高、日照强度大，茶多酚含量一般要较之于其他高纬度、低海拔地区的茶叶高，味也苦寒些，所以其减肥功效略强些也是可以理解的。当然对于讲究茶味淡雅些的喝茶者来说，喜欢江南一带的绿茶也能达到大致相同的效用。

虽说茶叶有解油腻作用，但我们切不可就此认为喝茶了就可多吃些肉类。所谓的解油腻功效，只是改变了摄入物的存在状态，变得不易堆积和便于利用而已，并不是加喝茶叶了，油腻之物的效能就会变低或变没了。这与研究认为的咖啡具有减肥效果的机理相似，喝咖啡（不加糖和伴侣清喝，若加糖、伴侣通常会适得其反）导致中枢神经兴奋，刺激代谢，调动能量进入血液里，有利于消耗掉，即喝完咖啡之后得运动，若喝完后不活动，那些能量出来转了一圈也就回库了。

蔬菜瓜果中，减肥功效较强的应属苦瓜，其减肥原理与茶叶及以苦寒药材为主制成的三黄片之类药品应属同一路数。冬瓜的些许减肥功效，一是因为其利尿，二是因为其材质疏松能撑胃。由此也可类推，只要你的胃能承受得了，那么吃物性寒凉一些的食物会比性热的有利于减肥和控制体重。但韭菜的减肥功效走的是另一路数，它是发散性食材，减肥功效是其清理消化道和粗纤维带动排泄所致，但为了所谓减肥而多吃韭菜，应注意它的热效应副作用。

↘ 少吃加巧吃——绿色吃法

对于超重或肥胖者而言，谋求减肥时采取硬生生地少吃的方法，无论是身体还是心理方面，都会有较强的排斥反应。所以，谋求一些吃法上的讲究，尽量吃起来感觉好些又达到摄入限制的效果，是个需要掌握的技巧。

除了上面介绍的替代性吃法有助减肥外，另一要旨就是多采用一些绿色的吃法。从食物烹调的角度讲，食物经油炸一下，因脱水、含油及浓缩变小，单位食物能量会显著增加，如再加糖处理一下，食物能量又提升一级。既如此，逆向推演的绿色吃法，就是“清吃”为上。也就是，蒸、煮的本色吃法，比煎炒、油炸、烤的吃法容易控制食量，也对身体更环保。

有利于减肥和体控的食品，是那些看上去挺多，实际能吃的却较少，以及营养价值不高的食品。食品看似体量大一点，是满足我们视觉为代表的心理感觉的，这也是必须照顾的。此逻辑下的饮食方略，如吃肉，则吃带骨头的容易控制。类推之，带壳的、带核的、内含不可吃之物多的都相对好些。

能生吃的食物，生吃比熟吃有利于控食。吃高营养之物时要搭着粗粮吃，如吃鲍参时配个窝窝头，吃红烧肉时配个全麦饼等。

细嚼慢咽，“品”的吃法，会比“牛饮”“风卷残云”式吃法稍好些。慢吃有利消化，不利食物在胃内多停留，也即抗饿性会差点，但慢吃有利于少吃。快吃的抗饿性虽好一点，但容易吃多。两相比较，还是利于少吃的慢吃妥些。

↘ 欲速则不达——冲动性的突击减肥不可取

当你出于某种原因决意要对自己实施减肥时，首先要注意的是，初次饮食减量不用太多，恨肥不能操之过急。“罗马城不是一天建起来的”“冰冻三尺，非一日之寒”，胖胖的身材原本不是短时期内堆起来的，咱也不要指望十天半月就搞掉它。雄心勃勃果然好，但期望值过大和过快，遭受失败的可能也越大，一旦失败，打击也越大。总之，不要一开始就使自己处于与饥饿顽强作战的态势，因为人类的理性在终极意义上与强饥饿抗争是坚持不了几天的，只能承受适度饥饿。

这里，首先我们要建立理性的饥饿观：从人类道德防线上看，古人曾曰，“饥寒之及身，廉耻之不顾”。想想饥饿有多厉害，饿极时为了吃，大庭广众之下可以不要脸面，何况你在自己家里吃，谁也管不着呢！从社会发展史上看，历史上发生的农民起义，大都出自饥民造反，因饥饿危及生存，即使冒着杀头、抄家灭族的风险，也要揭竿而起。从人类本原的动物本性上看，在极限生存环境或其他极度食物紧缺时，甚至会出现人吃人的残酷场面。所以说，人类能够与之抗争的饥饿，应该是有限的饥饿，这种饥饿的烈度不能过强，而应把它控制在人们的意志或理智能够把控的程度，也即“适度饥饿”。这种适度饥饿不能只在一时意气风发时能坚持，它的烈度应经得起平常心态的承受力，即眼下时髦用语之“可持续性”谓之。

“欲速则不达”，在减肥中属至理名言。现实中有的肥胖者，心血来潮实施减肥，饮食量突然大幅度减少，可以在十天半月中减掉十几斤，一时间沾沾自喜，然而过不了几天，原来涌现的减肥那股劲，在体内强饥饿感的反扑下骤然消退，刚刚建立的控食防线轰然崩溃，紧接着是吃态如初，不用两三天就把前些日的减肥成果全然颠覆，而且报复性反弹的体重往往会超过前期高点，可谓是减肥不成，身心反受到重创。

但也应看到，第一，连续几天的不进食，并不是多数人能做到的，凡敢这么尝试的人，哪怕只实施过一次，都足以证明其意志力超强；第二，一次的超级减肥也了解了堆积的脂肪并不那么坚不可破，下下狠心就可除去，虽大都只能在之后高兴几天，但惊心动魄的经历大大有助于提高未来生活应对肥胖的信心；第三，再接再厉，变偶尔的突击措施为长期行为，几天的不进食都能忍受，科学地进行饮食控制，每天少吃点，就更不在话下了。大难都能受，何惧小难哉！

笔者减重时采取的是每日减 100 克（电子秤的最小计量单位）的目标管理，大约坚持了 7 个月，身体的 BMI 指数从 29 降到 23 左右了，始转入体重维稳控制的程序。

逆水行舟，不进则退。稳步小量的减重是科学而有效的方法。小刀割肉才狠呐！原因是，无论是心理还是身体的相关机能有一个跟进适应的过程。在我们肥胖时，身体各系统的运转都是在高体重上做出的，你一下子把体重搞下去太多了，身体机能调整会跟不上，反倒容易反复。说具体形象一点就是，譬如我们的胃为了供应庞大身躯的营养物，已被撑大了，来料加工需求量大，这时你突然减少了较大量的食物供给，而胃功能还习惯于之前的大运作，对供应的短缺就会做出较大的不适应，会极力给中枢神经发送食物需求的信息，这会使我们整天产生饥饿难耐的感觉。又拿心血管系统的血量来讲，我们知道人体的血量是与体重成一定比例的，一般为体重的 8%，急遽的减肥中，血量是通过浓缩再慢慢稀释而至于平衡，而这也是需要给身体以时间，慢慢才能更改适应的。

科学的减肥计划，对饮食减量调控幅度不能过大，初次减量能在原来饮食基础上减量 10% 就不错了。这样坚持一个来月，视身心适应情况，再适度递减 10%，如此循环下行至理想体重时的饮食量，效果虽慢些，但它的成果会坚实而稳定。

无论是食量还是体量，减得过急都会产生应激反应，导致身体不适。这犹如政府的机构改革，一次性编制压缩过大，也势必造成随后或隐或明的强劲反弹，如搞些编制外的返聘人员、从其他地方借调一些人员等。原先已习惯于大手大脚过日子，一朝机构改革，人员缩编，经费递减，而长期的办公、花费观念却一下子改不了，就容易造成反弹。人的肥胖只是一个果，政府的机构臃肿也是一个果，不逆转内中那个因，光去削那个果，通常会是徒劳的。这也是历史上社会改良主义存在的理由，也与当前欧债危机国家的政府财政紧缩后社会动荡的道理相同。

回到减肥的技术面上来说，饮食减量的那个“量”必须具有可持续性，作为减肥辅助手段的运动锻炼方式和计划也一样，必须是适合你个人的可持续的锻炼活动。那种激情退去就坚持不住的饮食调整方法和运动计划都不可取。暂时性地减掉几斤肉算不了什么，重要的是改变造成你现在肥胖状态的原来那种饮食方式和生活方式。政府机构的缩编，则关键在于改变原有的管理和服务的理念及行政模式。

步步为营，稳扎稳打

减肥进程中，减重多少是大目标，但在具体实施中要细化到日常的每一天和每一顿饭中，并把每一轮的体重低点当作之后的高点来处理。这星期体重减掉了 1 千克，就把新的低体重当作下星期的起点。步步为营，稳扎稳打，战线推进到哪儿，工事布防到哪儿。这看起来对自己的减肥行动很苛刻，但这却关乎减肥计划能否有效实施。

俗话说“贵在坚持”“持之以恒”。怎么个坚持法，这个“恒”又在哪儿体现？心理学上，当要克服一个人的不良习性时，会要求你必须从每一件具体的事上着手，事事、时时注意改变自己的行为方式，不能有一时、一事放松约束，才能逐渐改变自己的脾气或坏毛病。其纠偏的原理是，我们的坏毛病原本就是之前长期的不良行为积累演变而来的，要改也得通过颠覆性的长期反向行为才能改过来。

黛玉进贾府，不敢多说一句话，不敢多走一步路，可谓小心翼翼。用到每日每餐的饮食控制上，亦应如此，不敢多吃一口菜，不敢多喝一口水。减肥的日常体重控制中，有两类人比较典型。一类是，今天胃口很好，或遇到聚餐什么的，马上找放开吃的理由，心里想着还有明天呢，结果是明天复明天，往往旧债未消又添新债，这样的人其减肥进程很容易半途而废。另一类是，一不小心发现自己今天中午意外地多吃了点，担心体重会增加，马上如临大敌，心想天天增点体重，长此以往，岂不体重又回到从前了，这还得了，于是马上镇压，“晚饭就不吃了”。你可以说后者这种活法有点累，但此类人的减肥成功率极高。严谨的人看到任何细小放纵可能带来的趋势危害，严防死守，也自然会有好的结果。

俗话说，一口气吃不出一个胖子。但此话也说明，胖子原本就是一口一口吃出来的，现在要从一口一口上限制，也是应当的事。

↘ 吃几顿饭的考量

单从减肥过程来说，如不计后果，当然是每日越少吃，瘦身效果越显著。但如前所述，那种难以长久维持的一时狠劲的减吃，往往不会有好结果，也不利科学地养护身体。在减肥后的体重平衡控制进程中，关键是饮食摄入和消耗之间的守恒，只要总量控制住了，吃几顿不是问题的关键，就那么些可进食的量，你只要把控得住，愿意多分几餐吃掉，都是可以的。

但是否可以就一餐吃掉算了，省得麻烦？从理论上讲，现代营养物质条件下，一天吃一顿能够维持身体所需，甚至吃多了照样可以吃成胖子。但严格的每日只吃一顿，基本为人群实践所否定，因为这有违人体代谢的惯有机能，往往是不可取的。

社会人群中，以摄入身体最低需求量而严格控制饮食的，以僧人为多，许多守戒严格的僧人有“持午”的饮食习惯，就是过午不进食或单食午餐一顿。过午不吃，从逻辑上讲，午前是可以进食的，那样不违背此律。而只吃中午一顿就是极为严格的守食律了，意味着每日就吃一顿。历史和社会的实际结果是，能坚持只吃中午一顿的“持午”僧人较少，因为僧人也是人，有着同样的消化系统运作要求。无奈退守过午不食，以使午前也可适当进食的“持午”僧人，大都是发现每日一餐的“持午”，使得他们往往出现胃病。

僧人“持午”也有自欺欺人玩概念的。泰国僧人饮食说起来是“持午”，但一个个看起来神采奕奕，体格健壮。原来平日托钵化缘来的食物不忌荤腥，且常为高营养之物（佛国百姓因敬重僧人，往往拿出家中最好的食物布施）。所谓的过午不食，仅是指不吃固体食物。饮料和汤类，在下午或睡前还是要喝的，且往往吃得较多，导致泰国僧人有近半体重超标，以至于泰国卫生部都就此发声警示。

应该说，僧界关于“持午”的演变，给出了关于一天吃几顿合适问题的现实版解答，即基本否定了一天吃一顿饭的习惯。我等社会中人，俗事缠身，守清规戒律远不如僧人，消化系统更缺少长久的低饮食适应，加之经常遭受美食的诱惑，想一顿就把一天所需的能量一次性搞定，那样做，营养摄入倒不成问题，但我们的胃却可能做强烈的抗议。无论是减肥或控制体重，初衷是为了身体健康，倘若因此弄坏身体，那会成为搞笑的事。

佛教界关于饮食的持律，并不源于健身，而是基于对人类本性“饱食思淫欲”采取的釜底抽薪措施，让信奉佛的人摄入仅能够维系人体最低代谢所需的食物，从根源上没有多余的能量去进行邪念的实施，即“苦行僧”之说。但佛教界关于饮食的讲究，对于现代芸芸众生的养生之道却有着重要的参考意义。

注意控制体重者，一般以每日两餐制为常见。如若身体消化系统无甚大毛病，两餐制对控制体重比较合适。在这里，常规推崇的认为有利养生的少吃多餐制，一般不利于饮食总量的监控。除非你把一日所需的食物事先分成若干份备用分食，否则用餐次数越多，越难控制进食量。好吃的人，往往经不住食物的刺激或诱惑，如能尽量少接触食物的次数，也会少些“失节”的可能。

过量吃零食对于控制能量摄入的危害，一则是无端增加了营养摄入量，另一原因是，大凡好吃零食者在吃正餐时基本不会因为吃了零食而影响其正餐的饭量。好吃零食者，戏称此为，吃零食和正餐分属两个胃——这不全是玩笑，肠胃的“自由行程”量原本就大，“零食胃”是心理上的“胃”，生理上也讲得通。

千万别有每日吃两顿活得冤的念头。清代皇室的饮食习惯，也是一天两次正餐。清帝的平均寿命高于宋明两朝皇帝的平均寿命十来年，高于历代帝王的平均寿命近 15 年。入关后的清帝从传世画像看大都形象清瘦。清廷的饮食控制是玩真格的，曾把溥仪饿得上太监屋里抢吃。清室的育儿经是三分饥寒求平安。

↘ 吃哪两顿好

当采取一日两餐制后，随之而来的问题，是吃早、中两顿好，还是吃中、晚两顿好，抑或吃早、晚两顿好？应该说，单单为有利于减肥和控制体重讲，吃早中两顿比吃中晚两顿效果要好。人类单位时间内消耗能量的多少，一天中不同时间是不一样的。白天人体每小时的耗能和消化力要比晚上强，睡眠时则最低（笔者的长期监测数据显示，归结到体重减低上，白天每小时一般在 100 克左右，而进入晚七点后至睡觉前，每小时在 80 克左右）。养生之道讲究晚上少吃和吃清淡些，就是因为晚上的消化力比较低，耗能也少（与生活习惯相关，因人而异）。讲究睡前禁吃，那是因为睡眠时耗能更低，吃进去的会更多地转化为体重。

既然白天的耗能强，从不希望吃进去的食物转化为体重的角度讲，自然是把两顿饭安排在早中更好些。不过如能做到每日严格定量饮食，决不多吃，则怎么安排吃都没关系，昼夜之间的能耗差异也就没啥意义。

影响最甚的流传说法是：“早餐吃好，中餐吃饱，晚餐吃少。”对于实施每天两顿制的减肥和体控者讲，这“三餐经”已无意义，不必念念不忘照此原则安排饮食，而应把那些拟吃之餐食，安排在最利于度过饥饿袭扰的合适时间上。譬如睡前之饿最难忍的话，则把晚餐适当往后延，以便安然入睡。至于所谓上班前应保证营养摄入之说，对于肥胖者而言，能量储蓄丰盛，专注于工作时正是食欲旁退之际，不吃无妨矣。

笔者认为，采取吃哪两顿，完全因人而异，可根据自己的身体状况、工作特点、生活作息习惯等考量选定。虽然早中两顿理论上更利于减控，但这不是关键问题。重要的是每日能量摄入的总量把控。一些从早年流行过来的饮食谚语，大都是产生于物质短缺年代，如今需要思量后再取舍。

↘ 热吃好还是凉吃好

关于喝水或饮料时是喝热一点的有利于控食还是喝凉一点的有利于控食？笔者认为，在不喝坏肚子的情况下，进食稍凉一点或常温的，应当有利于体控。吃食也同理。因为低于体温的食物，进入胃内后，经过热传递，达到与体温平衡，这中间就要吸收体内的热能，而其吸收的热能最终都可抵消食物的能量。

但必须承认，此等凉吃热吃的讲究，基本是无关大碍的雕虫小技。重要的是“讲究”背后的向善之心。许多小讲究，本身也许并无多大作用，之所以还谈它，是这些小讲究集群后，累加起来的效果会可观。

↘ 第一口吃啥重要吗——《鸡毛信》电影中的消息树

当我们开始就餐，而餐桌上荤的、素的、豆制品等比较齐全时，你往嘴里塞的第一口菜品选择什么？这个看似不是问题，多数人也不会去注意。但笔者认为，不妨讲究一下，反正有利而无害。笔者认为，选择素的先吃应该好些。

从我们进食的条件反射原理看，身体对不同食物做出的反应是不一样的。第一口先吃荤的，那么机体就会做出拟消化肉类的酶类分泌反应。第一口先吃谷物蔬菜类，则机体的第一反应是另一种分泌应对。显然，身体应对消化肉类做出的反应，其全身总动员肯定比应对素食要强烈得多，需防因此“大开杀戒”。

想起小时候看的电影《鸡毛信》中的消息树，鬼子来得多还是少，骑马来的还是开着装甲车来的，不同消息下，村里民兵的应对策略肯定是不一样的。小孩子有“开口奶”的问题，平常进食中有“第一口”问题也应是自然的事。若非环境所迫，不要去启动我们体内的应急反应系统，平缓的体内激素运行应该有利于健康些。

但话还得说回来，重视第一口吃啥，总归是一种聊胜于无的讲究，对于初期控食者会有一些心理作用。若总量控制住的话，先吃啥后吃啥在理论上是不应该有区别的。笔者自体控以来一直坚持着第一口吃素的习惯，瞎讲究就瞎讲究吧。

↘ 吃得快慢不是控食的关键

食堂吃自助午餐，同桌吃饭细嚼慢咽的胖者见我风卷残云般干掉盘中食物时言道：“不是都说吃慢点不会吃过量，有利减肥吗，你怎么吃那么快？”我听了大乐道：“囫囵听戒言，被害了无处哭诉矣！你吃得够慢，但不是肥胖依旧吗？”

对于肥胖者而言，快吃还是慢吃，横竖都是吃过量。吃桌餐时尽量吃慢点是会稍好点，但只是五十步和一百步的差别而已。关键是控制进食总量。通常的讲究是进食不能太快，狼吞虎咽不利健康，这么要求的主要理由是考虑消化和防止过量饮食。然而，在份饭和固定选取量的自助餐吃完拉倒时，讲究快慢则没啥意义。至于消化上的担忧，从军人的进食看，由于特殊需要，军人会要求进食时尽量快速搞定，以便在需要时能快速投入军事行动，未见部队由此饮食习惯而成为消化道疾病的聚集地。

从人体消化系统的特性讲，过快地进食，因食物未在口腔内充分咀嚼，较少唾液中的酶参入食物，医界普遍认为这样不利于消化，易得消化疾病。而沿此逻辑，干脆吃得快点让食物利用效能低一些，反倒应该有利于减肥了。

姑且听信肥胖者常说的自己消化吸收太好，那就让食物在体内过境时，使其利用率差些，在残渣含有较多营养时就排掉，如此岂不甚好？——就是怕想得太美了。

↘ 究竟怎么吃好

这里可包含两个问题，吃啥好和怎么吃？这是两个很直白的问题，说简单也简单，说复杂可复杂到没法去说了。营养学家说该吃这个那个，不该吃这个那个，你越听越明白，也越听越不知该吃啥！

笔者对饮食的一个感言是，吃五谷杂粮、寻常果蔬、市场上常见的海鲜肉类即可。减肥者如是，平常追求健康长寿者也如是。大多数高寿者都出自寻常百姓家，他们能吃啥呀？不就那些普通的食物蔬菜鱼肉。

更重要的一个理念是，吃啥需要讲究，同时吃多少和怎么吃，在防范营养过度背景下更重要。肉类、内脏等许多被视为高脂肪高胆固醇的食物，可吃且应该吃，但不能多吃，不能弄太咸了吃。

想想体检单上的那些指标，当某指标太高了就不好，说明咱营养过度。但要低了同样不好，说明咱营养缺乏。还是一个“度”的问题。“度”就是说明不能缺，含胆固醇的、动物蛋白的都是我们身体必需之物，都应该摄入。“度”又表明不能多吃。同是吃肉，吃腌肉不如油炸着吃有利健康，油炸吃的又不如红烧的，红烧的不如白肉蘸着调料吃。以炸烤—煎炒—蒸煮的排序而论，吃后者做法的食物，一般会比前者有利于健康。所以，能炒着吃别炸着吃，能煮着吃别炒着吃。肉类吃法上的不同和吃多吃少，导致的健康指向可能大不同。

↘ 比少不比多

当说到肥胖者减肥，控水也应列入议事日程时，一些人也许很随意就可指出身边某某人，一天喝两水瓶，长得还挺瘦；当说到肥胖不利于长寿时，则很随意可指出某某人长得挺胖的，已八十多岁了，活得健健康康的；当劝说肥胖者吃太多了，他会说某某人可比我吃多了，他怎么就不胖……也许这些辩解都没错。其实，当肥胖者有以上思维趋势时，也就没必要去实施减肥了，因为他从心底深处排斥对自己的革命，总想着肥胖是老天的安排，不愿意承认自己对肥胖负有责任。

问题的另一面是，肥胖者如能去关注那些平日较少饮水，食物也比自己吃得少而身材瘦削、身体健康的人，去探寻那些健身者良好的饮食生活习惯，以及自己肥胖背后那不良饮食生活习惯时，则健康的明天也就离之很近了。

无论是历史上还是现实中，小概率事件总是存在。清代每日一大碗肉的纪晓岚活了八十多岁。国外某中年女性每日只吃两袋膨化食品，活得挺自在。这等事例闻之即可，是不能作为放纵我们饮食的理由的。

↘ "小猫钓鱼"式吃法

寓言故事"小猫钓鱼"，说的是老猫带小猫去钓鱼，可小猫贪玩，一会儿去捉蝴蝶，过会儿再看一下浮标，然后又去玩了，结果没钓到鱼。我们小时候语文课本里有此文，是教育我们办事应专心。家有顽皮小男孩的母亲，大都会有儿子不老实吃饭的烦恼。到饭点时，小孩就是不老老实实吃饭，照样玩自个儿的，于是大人们追着小孩一勺、一筷地喂吃成为家庭一景，就餐场面需延续半小时以上。

有意思的是，凡此类吃饭让大人费尽心机的男孩，大多长得瘦瘦的，父母也通常担心孩子营养不良。用作者的减肥理论去分析此现象，调皮小孩这种小猫钓鱼式的吃饭，一是大脑进食兴奋点活动不集中，二是不存在因快吃而进食信息传递滞后的问题，结果是往往进食还没到达需求平衡点，大脑皮层兴奋点就转往别处了。现象的另一面是，那些到饭点时，会老老实实坐在餐桌前，专心吃饭的男孩，则大都吃得胖胖的。其成长后走向肥胖的概率一般也会比从小不老实吃饭的孩子高。

成年肥胖者可逆向利用此寓意，来个不老老实实吃饭，吃到一半故意去干点别的事，把吃饭的连续性有意打断，再回到餐桌前时，肚子里已有些食物垫底，你那控食的决心又会涨起来些。把一顿饭用蒙太奇手法分割一下，一鼓作气往往容易吃过，中间歇一下，利用“饿劲小控食决心大”的原理，加进一次中期评估，然后再考虑进食。这也不妨当作减肥技术性手段的一种（传统养生观点认为，吃饭不专心容易得消化系统疾病，现代食物营养条件下，大可不必担心由此闹出个胃病）。

“我能吃下一头牛”，这是饥饿时人们常有的感觉。在控食减肥中，则几乎每遇当餐时都会有能吃下一头牛的感觉。学习淘气小孩的吃法，力争把那头“牛”给变成“老鼠”。这也不妨当作减肥技术性手段的一种。传统养生观点认为，吃饭不专心容易得消化系统疾病，现代食物营养条件下，大可不必担心由此闹出个胃病。

“打折”吃法

农历二月的一天，见街边售卖有机草莓，通体鲜红、熟透，透着草莓特有的清香味。于是目光落于塑料盆中的草莓，腿已抬不动，如此美味碰着了不买来吃之，岂不苟活于世。买之，并三下五除二就干掉了半斤草莓，味道确实地道。自然这天的体重控制也就格外的艰难，全天共计步行了 10

千米，还做了些体操，其他水果自然不敢再碰，在主食蔬菜固定常量摄入的情况下，体重比前一日增加了100克。

重视体控的人吃水果，应尽可能选择低糖的水果，尤其要挑那些看上去多，吃起来少的水果。因为那些吃时要去皮、去核的水果，如果总重量是300克，其实吃进嘴里的大约也就200克。反过来说，当去吃草莓类无皮无核水果时，由于总重量多少吃进就是多少，几乎没啥糟践，这时就要对每日定量进行打折，吃个七八成的水果定量也就可以了。

可别小视这种讲究水果是否带皮带核，此类细节问题也重视了，就能长期地做到体重稳定，也能一直保持天使般的身材。而讲究不到这些细节的，则不用多久的误差积累，肥胖就会缠身。

类似需注意食量打折的，还有如吃年糕、糍粑等致密高能食物时，在食物容积上一定要适当减少。吃那些在制作时被浓缩过的食材时，如典型的油炸食品，都要考虑还原减量。

↘ 强行切换法

把运动锻炼活动安排在餐间或晚餐后，有啥家务事，聊天交友活动什么的，特意安排在平常的零食“罪案”最高发的时候。该方法是把中枢神经兴奋点从食欲区强行切换到其他活动区。说太难做到，其实也不难，拿步行锻炼来说，能做到在伸手取食之前那几分钟时间，跨出家门，也就是小胜一把了，走着走着，便发现饿感没了，渴劲跑了。

在日常活动锻炼的时间选择上，一是避开空气污染高发段，二是安排在最易被“零食欲”袭扰时，是个不错的选择。

该切换之法，应对习惯性假饿有效，就是对真饿也有效。平常我们遇事务繁忙记不起吃饭了，就是兴奋点转移的例证。

↘ 小步推进法

在饮食控制上，如有足够的自信、毅力，当然可采取一步到位的方法，如说每日改吃两顿就立马实施之，说少吃水果就每日保持适量不会超吃，但对于许多肥胖者，通常无此大能耐，需要采用策略些的做法，用渐进的、逐步递减的手段为宜。

饭量一点点减，最初可定个少吃一嘴的目标，当实施一阵子之后，再继续减一点。这种小步推进的方法容易做到，也容易建立信心。

改为每日两餐制，需要适当拉开餐间时长，可采取十分钟为单位，逐步实施后延，若为此花上一年半载甚至几年时间的过渡期也属正常。

这种逐量递减的办法可广泛用于控水、控盐、控水果等方面。

体控者实施的是一项伟大的自身变革工程，什么样的手段有利于达到目的，都不妨用用。

↘ 食不宜太细

食不厌细是减肥和体控的一忌。细而精的菜品，大都看上去量不大，但全是实打实的东西，以为吃得不多，实际可能早已吃超了。

西方国家限制一些高糖饮料的单位容积和含糖量等，不允许大瓶装和高糖量，就是考虑其易诱导人们多吃。但外源性的限制，并没有抓住问题的实质。人们内心的那个闸门不收紧的话，找吃和多吃谁也拦不住。一如吸毒者，政府再堵住毒源，他总有办法获取。而普通人，就算给你钱你也不知毒品在何处。

相应的问题，如能做到吃好点、吃精点、吃少点，不就控制住摄入量了吗？这又回到一个基础问题，就是我们的胃以及整个代谢是否已进化到了适应少而精的饮食状态。从发展和进化的角度看，如果之后的某天，人们每天吃一两个乒乓球大小浓缩的高营养之物，就能维持一天耗能所需了，这当然是可能的。如果这真成为现实，那我们的胃以及整个消化系统也必须同步进化出与之相适应的形态和功能，那时胃应该更小，机体代谢功能应该比现在弱。而目前我们还不知完成这种进化需要的时间是几十年还是几个世纪。已知的是，乍富不久的现代人目前还没有练出那本领，还是悠着点吃保险。

用太过精细的高效能食物去充填我们那原本粗放型接纳的胃，就是填个七八分程度，可能也早过头了。汽车社会，拿车说事，我们的肠胃功能，就如原本设计的柴油发动机，你愣是加汽油使用，开也是能开，但会出现多种问题。

↘ 摇一摇身体

运动不仅仅是消耗能量，也经常表现为对机体脂肪组织的震动，使脂肪的组织密度变松。表现在减肥进程上，即有时连续几天的控食加运动，并不见体重下降，其实是脂肪的分解还没到崩溃点，这时只要坚持着运动锻炼，就会突然在某一天较大幅度地减重，把几天的成果一次性奖励给你。运动耗能表现在体重上，有时不是一日一结，而是几日结一次。做此思考的依据是零度冰的溶解现象。

内脏腔壁浅表暂时缺水，会从内壁深层往外调剂。熬着不补水，睡觉前很口渴，坚持着睡觉，第二天早起，一点也不感觉渴，这就是身体已调和过来了。这是笔者的经验性解释，很有意思。

问一些身材控制较理想的人士其成功之道，常可听见一句非常简洁的话："少吃、多动。"这话道出了减肥瘦身的真谛，倘能做到，几乎想瘦到啥样都可以，哪怕是皮包骨头。但"少吃、多动"四个字，对于大多数肥胖的人士来说，想持之以恒地做到，却是较为艰难的事。

↘ 敬畏食物，过劳切忌过食

劳累还得劳心是减肥或体控的有利条件。繁重的体力活通常是一个能使人有效减轻体重的途径。早年一场艰苦的工程大会战，能让参与者的体重平均下降十多斤，但在现代伙食供应情况下，劳累与消瘦之间已无必然联系。就是经常干活的农民或从事重体力活的装卸工，肥胖的也比比皆是。现代城市居住的白领工作者，日常生活中已不再有干繁重体力活的机会，基本以劳心的工作为主，平日的所谓累活其耗能通常有限得很。

之前的科学监测表明，人类在劳心时消耗的能量中，脑蛋白占有相当的比重，而脑蛋白在体内蛋白链中属最高的能量物质，它需要通过大量的碳水化合物和动植物蛋白才能转化而来，所以脑蛋白的消耗犹如我们日常消费中的黄金消费，虽然量小，但折合成人民币却多，长久消费，家庭储蓄消耗就大。对于许多学习认真的学生来说，其体育活动量一般，却特别能吃，也未见得身体长胖，这其实是读书消耗脑蛋白的原因。研究表明，即使是驾驶员在闹市区提着心开车，其脑蛋白的消耗也仅相当于认真读书者消耗的 70%。但以上理论在现代营养环境下，已不是那么回事，在中学已成为肥胖重灾区的事实面前，多少让人莞尔。

以作者的眼光去研究，所谓劳心的减肥效应，其实还是饮食节制的功劳。因为有了劳心的事，人们往往不再把注意力放在一日三餐上，吃零食的事更给忘了，这样就自然形成了在食物总量上的控制。然则，若劳心导致压力越大越拿吃喝解压，则反而致双重灾难。当然，经常处于压力下生活的身心保健，那是另外的话题。

从人的生理机能上讲，只要是 BMI 指数正常的，其工作中的所谓疲劳，与身体的整备质量并不相关，通常不过是血氧代谢方面的暂时不支而已。劳心背后自然应跟随着的是饮食的不过度，如若仗着劳心之累，过量进食，甚至拿进食当作解压，则累而胖矣！

媒体报道中的城市白领一族易发所谓的“过劳肥”，是为肥胖者遮丑了。工作繁忙导致饮食无规律，应是每日吃少了才更解释得通，怎么就滑到吃多了那里去了呢？不重视监控自己的体重，不知食物能效的厉害，借机放任饮食才是致肥致病的根源。

↘ 学会“浪费”食物才能不浪费人生

好吃者胖，好吃者善买。笔者自小就爱逛露天农贸市场，即使之后读了些书，也是不爱逛书店，爱往副食店里钻。对应的自然是一直体形都比同龄人胖。见着喜欢吃的，不买难受啊！这也许就叫“购物欲”吧。好吃的东西，还一定要多买些够吃一阵子才心里踏实。即使体重控制良好已基本不胡吃的这几年间，遇水果旺季时，家中水果品种备放也很少有低于6种的。这是过量饮食者常见的毛病，几乎根深蒂固。

超量的采购欲，很容易带来强迫性吃食，这给体重控制带来极大的麻烦。怎么办呢？笔者自创的应对方法就是强迫自己适当学点“浪费”。

一是尽量控制购物欲。对残留的尚未彻底消除的“食物癖”，心痒痒、手痒痒时，就改买与食物相关的如容器、餐具等东西替代（导致家中存货可摆摊）。

二是把食物的购买与吃分开。买就买呗，买来看看也开心啊，就当过过眼瘾，满足心理需求，放到变质发烂在所不惜，坦然处之，反正尽量不多吃。

三是多少总要吃些时，采取糟蹋食物吃法。对一些水果，学会在其入嘴咂巴些果汁后就把营养尚多的果糟吐掉。唉，讲究吃过就行了，别把它全吞进去，这也算是最后的设防，对敌人消耗一点是一点吧。

四是对已坏食物，只要还能存放也尽量不扔掉。家中有快烂之货存着，有助于避免买新的。需知食物烂在筐里不害人，过多塞进嘴里是要害人的。

对于现在的中老年一族，让其学会适当浪费是件很难的事。还得想想，市场经济过剩危机时，整车的牛奶都要倒掉，咱们烂点扔点食物算啥呢？常言道，为了套住狼，孩子都要舍得。为了健康哪在乎家庭食物“尾货”呢？何况那是小浪费，只是暂时的一道坎，慢慢地我们的备物习惯也就走向“适度紧缩”了。

↘ 降盐有助减肥

减肥的本质在于减吃，而减吃的重要手段之一是减盐。减盐与减肥同时并举，能在体量和营养结构上取得双赢，乃是科学的耦合。

高盐饮食往往与吃过头联系在一起。越是偏咸的菜肴，越容易勾起我们的食欲。即使偏淡菜系的桌餐，上主食时，都会考虑来个适合下饭一点的菜，这就是我国各菜系之外那个普遍共知的“下饭菜”。沿海流行的腌鱼，许多腌品被称为“饭榔头”，哪怕你没有啥食欲，一旦有了它，就如拿了榔头把饭敲进肚子里。内地则普遍都有咸辣的小菜，有了它，吃饭犹如神助。许多人甚至一生无论迁徙到哪儿，或过上好日子了，也都把它当作自豪的家乡菜常年必备。而这些所谓的“下饭菜”，一个共同的特点就是“咸”。

咸味能助饭，易诱发多吃。相反，反其道而行之，吃得淡一些，自然也就有了抑制多吃的功效。

咸味小菜以及一些腌制肉类还有个让人纠结的现象，如少放了盐，不仅腌制不出那诱人的风味，而且制作中容易腐败，制成后也难于保存，因此很难把口味搞得淡一点。不过，现代社会有了冰箱冷储后，加工与存放问题已根本转变，应与时俱进少放些盐了。

就餐时摄盐过多，还易诱发喝饮料、饮水、吃水果等连带反应，极易导致超量摄入。而清淡低盐的进食，既有利于就餐时的控吃，也可避免事后的一系列连锁反应。

↘ 煮饺论肥胖

在吃什么和怎么吃更有利体重控制上，许多人把吃饺子列为上选，可以说这是老百姓的经验之谈，也是值得推崇的饮食取向之一。同样是吃，为什么吃饺子就有利减肥呢？其间的道道颇值一说。首先，吃饺子方便掌控数量，不易吃多，即坊间俗语所说“吃饺子识数”，稍稍注意几次就能知道自己平衡体重的标准所对应的每次可吃的饺子个数，多吃一两个就清楚自己贪吃几许了，这远强于吃桌餐时东一筷子西一筷子吃多了还不自知的糟糕境况。其次，饺子的营养构成相对均衡。面皮是碳水化合物类主食，馅里鱼肉、蛋、蔬菜、豆制品等多重组合，能有效避免偏食的结果。

在一定意义上，饺子不仅好吃，它还几乎集合了健康饮食所要求具备的多种讲究。当然，所有这些都是对有意控食者才有价值，对贪食者而言，那就是吃啥都容易过头，他要把饺子包得个子大大的，吃十个比别人家的二十个都多，那就成笑话了。

吃饺子不妨说几句煮饺子的事。电视节目和网络上都有专门介绍怎么煮饺子的，如小火、加水、加盖怎么组合更合适。我国北方民间煮饺子的经验是饺子开锅后，采取点凉水的控制火候方法。其实现代人需搞清传统民间点水煮饺子的由来，那是农村烧柴锅火候不好控制，上厨采取点水调节锅内温度和沸腾情况的方法，而在城市用燃气煮饺子时，能随意调节火候，已不必采用点水的办法了。当然，头锅饺子好吃，因为清澈的水渗透性好，煮出的饺子口感比再煮的要好，从这个角度讲，加点凉水有提高效果的功能。另外，乡土社会用点凉水控制锅内水温，其实也是实践中发现的，小沸的水是最接近百度高温的，水大开了反倒煮的效果差些且容易煮破饺子。

对于体控者而言，饺子没煮熟自然不行，但煮过头了饺子内含水分就多，味道也差，不利减肥。笔者崇尚在煮熟的前提下饺子干一点食用。

↘ 给傻猴子分桃

“猴子们对午餐两个桃子，晚餐三个桃子的分法表示抗议。主人说，那就午餐三个、晚餐两个吧。猴子们高兴无异议。”这个给傻猴子分桃的笑话大家都知道。但等量食物的时段摆布，在我们实施体控中还真不是犯傻的事，而是有科学讲究的。当我们摸清平衡体重限定的主食、副食、水果、蔬菜等大致固定的量后，就有个怎么进行时段分配的问题。一般来讲，正餐可以固定时间和固定的量，其余适量的零食、水果等就是机动力量了。要根据各自的生物钟节奏，把好钢用在刀口上，让它在不争气的“肚子”饥渴感闹得最凶的时段，发挥它的安慰、补食作用。对饥渴感的生物钟表现，因个体差异或季节性因素会有不同，平时稍加注意就能知道自己的特点。

从营养学的角度，如果在某餐中把一天剩余可吃的食物，一次性痛快搞定，倒也未尝不可，但那会因空腹时间过长，有较长的时段与饥饿抗争，这不利于控制食欲，也与我们长期养成的生理节律不符。

要掌控一天的进食量，还得讲究吃法上的时空布局。不妨把自己的身体当“傻猴子”对待吧！

↘ 粗粮细吃和细粮粗吃

吃粗粮有利健康，这已为人们广泛推崇。其实崇尚吃粗粮，应是现代文明社会物质丰富、人类面临营养过剩情况下的防肥胖选择。作为细粮的大米和小麦无论是口感或营养价值都比粗粮强，物质短缺时期能有细粮吃，那是日子过得滋润的象征。而当社会为营养过度摄入担忧，人们千方百计寻求那种既能满足吃的需求，营养成分又尽可能少些的食物时，粗粮也就为我们推崇了。笔者一次在买玉米饼时，边上一妇女问，这东西好吃吗？我笑道，谈不上好吃吧，买它只是出于饮食搭配需要。

减控体重，其一大要旨就是吃那些易填饱肚子、营养价值又低的食物。说白了，就是应当吃那些能吃却能量较低的食物。如前所述体重减控中最难的就是长期养成的饮食习惯，不吃到一定量，肚子和眼睛都不愿善罢甘休，为了蒙骗我们的生理和心理需求，主食部分也就粗粮可当此任。

对于寻常百姓而言，细粮和粗粮在营养学上的区分，很难有直观形象的观感；少一些热量摄入，暂时在身体上也难以明显感觉到，这也许会影响人们搭吃粗粮的积极性。看得见摸得着的效果容易给人以选择上的积极性，从这方面看，建议关注身体的“出口”变化，粗粮由于营养含量低和纤维素含量高，与吃细粮相比，同等量的食物摄入，每日固体排泄物的数量则明显增多，且排泄变通畅。更直白地描述，一天吃进 500 克全细粮食物，出口排放 200 克的话，吃进含有 1/3 粗粮的 500 克食物，可能会有 250 克的残渣排放。

曾与关注养生的朋友说起可多吃点粗粮，朋友答曰，平时已注意了。当朋友进超市购买晚餐主食时，我随同观察，见其选购了全麦面包作为粗粮食品时不禁大乐，说道，你买的不是粗粮食品，只是看上去用料粗大些，实质上是细粮，这被称为细粮粗做。应该说食用细粮粗做食品比之细粮细做的会稍好些。但细粮之所以为细粮，不在于形状，大米磨成粉是细粮，大米做成一粒粒的米饭也是细粮。用全麦粉制作面包，保留了麸皮和胚芽，比之吃纯面粉做的面包营养含量低些，粗纤维含量稍高些，因此会多点健康因素，但主成分还是作为细粮的面粉，比单纯吃粗粮效果就差多了。

细粮怎么做着吃都是吃细粮，同理，粗粮细做也还是粗粮。细粮粗做和粗粮细做，一是讲究外观感觉，二是在给消化上增加难度或使消化方便些。所以，粗粮细做后，由于颗粒变小或去掉些难以消化之物，其“减能”效果会变差。但总的来讲，粗粮之所以为粗粮，本质在于粗粮进入体内后的代谢性能与细粮不同。不为食物的形式所迷惑，重视实质性东西，才能追求到好的效果。

吃粗粮应注意胃的承受力，相对于细粮，胃在处理粗粮时要费劲些，需要分泌更多的胃酸去对付粗粮。玉米、高粱、地瓜之类的粗粮，中医归类于寒凉之物，就因为它对消化系统的副作用而来，若因过多吃粗粮闹个经常胃疼是不划算的。毕竟少吃点粗粮无碍身体大局，经常胃疼是不能接受的。

讲究适当吃些粗粮有利于健康，还因为我们那出生“贫贱”的肠胃还没适应到全细粮上来。食物中保持一定比例的粗纤维是我们肠胃遗传属性的要求。改变沿袭多年的食谱，而不造成身体机能障碍，需要经过较长时间的过渡。

粗粮细粮之分，自古就有，这种经得起现代医学推敲，含有动物代谢原理的粮食分类，彰显了古人或民间经验的大智慧。

↘ 用脑子吃饭，别太信感觉

吃饭自然用嘴啦！但该吃多少，啥时该刹住吃，不要凭感觉，更不要依据眼睛欲望。尤其是初期减肥的人，自己的感觉往往是不准的，你还能吃、你还想吃、你还很想吃，你觉得没吃多少呀，实际你已经到量了，因为感觉是永不满足的，尤其是那些平衡饮食曾经被打破过的人，这与我们的动物本性相关，需要与之抗争。眼睛对食物更具有贪婪性，“肚饱眼不饱”是典型的阐释。

另一重要监控点是每顿饭时的量控判定。所谓用脑子吃饭，就是应让我们的理性参与到对多少的掌控上来。对每日可以补给的水量用固定的容器来大致限定，对每餐的主食用固定碗具盛定，肉类用每日生肉多少克或熟肉多少克设限，蔬菜、水果及其他菜肴都要采用定量供给。这样做，初始时也许觉得对自己太过残酷或有些别扭，但慢慢会养成习惯，时间长了，眼睛、感觉都会适应起来，警戒线会逐渐收窄。

曾见有养生专家建议在掌控进食量时，用网球来表示每餐的大致食物体积，如几个网球大小的主食，几个网球大小的水果等，这应该是个直观而容易掌握的好方法，不妨参考采用，有助于控制进食量。当然，在掌握食物容积量的同时，还应考虑同样容积量之物的质地、含水量、甜咸度等，小心谨慎方能取得好效果。

↘ 综合治理方为上策

减肥也需综合治理，该调整总量就调整总量，该调整结构就调整结构，食物、盐、糖、水应一并考虑方能见效。这是生命体内在统一和谐的要求。身体问题与许多社会经济问题颇有雷同处，通常是由多种因素造成的，而不是单一因素所致。城市管理现在已有综治办，健康管理也需综合治理。

社会现象中，就业与产业的总量出现问题时，解决起来难度就很大。而结构性问题解决起来就相对容易得多。一个国家出现人口总量过大，采取计划生育去控制时，其可预知的社会副作用，会需要几代人的苦难承受，若对此没有足够的社会心理准备，很容易浅尝辄止。总量问题重在防范，结构问题则主要是发现和调控。

较为有意思的是，看似不复杂的总量问题，如产能是否过剩，劳动力总量究竟是多了还是少了，常常争论得一塌糊涂。产生这种奇怪现象，主要原因还是缺少合理的标准和依据，大家都各凭感觉在那儿说事。在健康上，总量问题也最生乱，如摄入量过多导致的肥胖，却有着众多的解释理论。自身营养摄入总量究竟是多了还是少了，还存在方向性判断问题。现实中，许多人明明是营养过剩导致的一系列问题，却偏偏认为自己太虚了，或认为自己免疫力差，然后吃这个那个去补身体，结果可想而知。对身体出现误判，如果属于内肥体形的或者尚有可原谅之处，因为被看似不胖的身体迷惑了；如果是外肥体形或内外兼肥的，再不警觉就没得原谅了。

避免误判就要注意科学的评判依据和角度，最重要的自然是 BMI 指数和体检单。具体说，BMI 指数高了，就是吃太多了。当体检发现脂肪肝，血脂、尿酸、胆固醇等偏高，出现这个那个增生、囊肿什么的，就应把自己归类于高度疑似营养过剩体质，需考虑饮食控制的手段。如发现结石、结节、结核等类症状时，则需考虑饮食结构上的调整。当然，这都是从侧重点上区分。实际中往往总量和结构问题同时并存的居多。

另一评判饮食合适度的参考方法，就是本书中介绍的“平衡饮食”。当探究出自己的“平衡饮食”量时，也就清楚自己是否吃多了。另外，本书中给出的“饮食标配”也是个重要参考。

BMI 指数、体检单、平衡饮食、饮食标配，从这四方面着手进行管控或综合治理，才能有效提高我们身体的健康保障系数。

五、战胜自我——谋万世

减肥也有类似打天下容易守江山难的现象。初期的体重打压到位后，通常只是万里长征走完第一步，要想江山永固，需要修炼的方面还很多。

别高兴得太早

历经数月就把原先肥胖的身躯修炼为标准的体形，并不是件太难的事。狠下心来少吃多动，把体重强行打压成符合 BMI 标准指数，这固然值得庆祝，但若就此认为大功告成，顺风顺水永不反弹了，就为时过早。对于多数减肥的人，之后的防“复发”仍然充满挑战。短期把体重控制下去，那只是完成了很关键的一步，当然是非常可喜的一步，它最有价值的地方，是你已经知道对待自己的肥胖是可以主动作为的，这个权利和手段在你的手中。

人是个复杂多变的动物，要做到终生适量控制食物，会经历来自身体内外多种诱惑和考验。冬天由于气温低、运动量变少，会影响体控效果；逢年过节人际交往频繁、食物诱惑增多，容易控制懈怠；高兴了要助兴、失落时要解忧，也容易拿食物出气。就体重控制本身讲，近期体重稳定了，就容易放松体控力度，而只要稍稍不注意饮食，体重就直线上升，回到上一个台阶。这时，如采取认可接受态度，则第二轮就会在新台阶上再往上升，就可能重拾往日的肥胖之路。所以当体重冒头时，必须设有绝不能超的红线，体重逼近红线时，又得重下决心，进行新一轮的减肥。如此循环往复，让体重在箱体里面波动运行，有收放但不让体重出笼子，这样才能永远保持标准身材。

谁让咱不小心把自己整肥胖了呢。做体控的回头浪子艰难一些也是应该的，因为那食物是天天、顿顿放你面前，咱得时时刻刻守住“戒”。肥胖是长期不良饮食习惯导致的结果，如今重新做人，重建良好的饮食习惯同样需要多年的磨炼。现代医学甚至认为，一些行为习惯会在大脑的某个位置新形成一个兴奋灶或点块，这样的现象如果也同样适用于不良饮食习惯的大脑固化的话，逆转起来自然就需要一个漫长的过程了。

↘ 与天斗，与地斗，与人斗，不妨与己斗

也许减肥并不适合所有的肥胖者，凡遇事优柔寡断、办事浅尝辄止缺乏恒心者，哪天心血来潮，一咬牙说是开始减肥了，迫于一时美好的愿望及暂时的意气，买减肥药、控制饮食、加强锻炼等一并而上，数天内体重下降也颇见成效，然而坚持不了几天就找出种种理由放弃之，于是，受到打压的体重反而更疯狂地报复性反弹，往往胖得比减肥前还要壮硕。肥没有减成，还遭受了一次失败的打击，体胖如初不用说，还闹得个每每吃饭时常会有一种犯罪感缠身，极不利于身心健康。发心减肥，犹如上山时面对一丛带刺的草，要抓就紧紧地抓它，要么就不要去抓，否则反伤己手。

选择减肥之路，远不是用一时之气、减掉几斤赘肉那么简单，而是要革命性地改变自己的整个饮食生活习惯。那种“非可持续性”地减掉几斤体重，一旦松懈，呼啦一下子就会回到从前；而建立合适的新的饮食生活习惯后，想长肉也缺少后勤供给。

选择减肥之路，人们面对的是一个好逸恶劳、贪婪成性的自身身体这个坏小子或坏丫头，非得带点狠劲儿不可。要敢于与自身挑战，与自己身上那些坏习惯斗，与那顽固的生物劣性斗，来一场轰轰烈烈的自我革命。“革命”一词虽然老化了一点，但减肥瘦身那是真正本源意义上的革命——对健康指数和寿命期限进行革命。没能力去兼济天下，就做做独善其身的事。外部世界变化很快，咱只能随波逐流；家务事难断，子女大了也不听你的；在无可奈何时，管好自己的身体，痛下决心重塑自身也是件颇有成就感的事。

“食”，人之天性也，与己斗乃是与天性斗，可别看得太轻。人类自古至今两大认知难题，就是对外部世界的认识和对人类自身的认识。历来能超越自我者被尊为非凡人士，可见把控自我的难度。

年年讲，月月讲，天天讲，还须顿顿讲

饮食控制这根弦怎么个绷紧法，不是以年算，不是以月论，不是以日计，而是应每顿讲。这听起来有点吓人，可要想切实回归并维持那个标准身材，必须得这样做。

明天再说、下个月再说不行，就是这顿放纵一些，下顿少吃一些再做调整，也是十有九空，因为下顿很难做到真的少吃。于是又指望第二天。明天复明天、下月复下月，结果往往泡汤，这是行为矫正中的大忌。曾经肥胖过之后实施体控的人，都有切身体会，就是一顿稍稍放肆一点的超吃，要想回到这顿之前的体重，非得辛苦两三天不行。若是放纵几天，简直就不堪设想了。

既然不愿放弃革命成果，决心守住那份“瘦业”，痛快一顿与辛苦两三天之间的轻重，还是容易取舍的。改变养成的坏习惯，必须经由每一顿饭的把持才能得以修复。肥胖的身躯原本就是一顿顿地超吃、经年累月而形成的。怎么来的怎么回去，谈不上受冤屈。“好日子”之前已经过了，并没有好报。迷途知返，来者可追。

没有压不住的反弹

对于实施减肥的人来说，体重反弹是让人非常沮丧的事。不少减肥者架不住一两次反弹，往往浅尝辄止，放弃体控。其实，只要开始减肥，对于适度的反弹原本就应有思想准备。身体作为一个复杂的生物体，体重一点不反复地下降和维持是相当难的。客观地描述通常的减肥、减重，它的路径应该是一种震荡下行的走势，体控维持阶段则是围绕某个重量上下波动的态势。既是震荡下行或震荡维持，那么某几日的体重回升，那是技术性的反弹，不会也不应让它影响整个进程的方向。身体在应对体重下降过

程时，当某日或某几日耗水和耗营养较多时，会有一种修复的需求信号；心理上坚持紧缩策略数日后，也会放松些饮食控制，这时很自然体重会掉头，即产生技术性的短时反弹，这是可以也应该容忍的。只要是持之以恒的饮食监控，技术性反弹的出现频数就会变少，单次反弹高度会越来越低，体重会被整得越来越没脾气。

但超过数日的连续反弹就应考虑整改饮食和运动量。因为，连续数日的反弹，没有别的原因，只能是吃多的毛病又不知不觉地抬头了，必须回到严厉制裁的路子上，方能有效打压。

既能减肥，自然就能不让反弹，回到减肥中的饮食和运动量即可，道理就这么简单。不多吃，哪来体重的增加。小棒子整不住它，就换大棒子呗。

对反弹的担忧，说白了，是对心中那个贪吃的“魔”没有镇压的信心，是对自己决心和毅力的担忧，并不是“反弹”这个敌人有多厉害。

↘“阈值”管理

饮食量控制上的“阈值”，是指机体给出停食信息指令时的最低食量。肥胖者的“阈值”大，瘦者的“阈值”小。就个体而言，“阈值”是变化的。当你肥胖时，吃三大碗饭，身体才会给出停食的信号；而减肥一定时间后，会两碗半或两碗就给出停食信号了。“阈值”趋小，这是好的变化。反之，越吃越胖，越胖越能吃，“阈值”趋大，这是糟糕的变化。又如耐饿时间阈值，即吃饱一顿饭后至下一顿的最长时间。肥胖时经常吃一顿饭后没过多少时间就有饿感了，控制饮食后这个时间会慢慢延长。饭量的“阈值”绝对值是变低为好，耐饿时长的“阈值”是大一些好。坚持减肥和体控的时间越长，“阈值”越稳固，维持起来也越容易。

现代研究表明，人类饮食上的控制阈值，尤其对那些肥胖人群而言，并不怎么敏感，信息传输也较迟钝，远不如工程机械和电子元器件上那么敏感给力。这也就是凡吃当七八分饱即可的缘由，是留些体内生物信息的传递时间。这个七八分的判断，对许多人来讲，并不那么容易把握，要我们动用脑子、眼睛等辅助参与“阈值”管理方能安全平稳。主动性地改变阈值，在生理上会需要几个月的适应期，在心理上则需更长的适应期。

需要意志力配合的合理体重阈值，可以称之为“控制阈值”，相对应的体重是“控制体重”。不用理智刻意干预而稳定维持的阈值可以称为“自然阈值”，相对应的是“自然体重”。从来没有肥胖过的人都具有良好的“自然阈值”控制能力。

胖者减肥结束，体控稳定，身体再度回归处于标准的自然体重时，肥胖者也就超级“重生”了。不过，达到标准的“自然体重”难能可贵，一般能做到“控制体重”已是大功告成了。一如多数高血压患者，能借助药物去维持“控制血压”就满足，大都不敢奢望脱药的自然“标准血压”。

↘ 饮食中的“信息论”与“控制论”

减肥或体控中，思考控制论的问题，几乎无处不在。设法搞清人体对许多方面的控制论原理，会有助于科学有效并尽可能轻松地实施减肥和控制体重。

饱腹信息的上传滞后，这已有定论，它要求我们进食时做到七八分饱时即停止。进一步需要搞清楚的是饱腹感的机理。饱腹感是经由食物量的物理刺激产生，还是感知并区分食物质地而分别产生，或味觉系统感知的成分也参与其中？各自又承担多大比例？因为这关系到“吃饱”的把控，营养物的搭配问题。

像有肝炎的人，消化肉类不行时，表现为对肉类尤其是肥肉不感兴趣，但这属于一种为时已晚的终极反应。值得关注的问题是，正常人群在没有走到疾病状态时，胃部会对油腻重的食物自动控制并及时给出信息吗？如果结论是否定的，那我们就得对胃持不信任态度，而需要采取经由科学的健康知识指导下的理性参与控制。

搞清进食中的信息反馈原理，对我们控制饮食具有重要意义。一般就餐时食物充填了胃部，当胃内食物积聚到一定量时，给胃壁以物理刺激，然后转化为某种信息传递给大脑，大脑给出“可以关闭进口”的信息指令。而信息传递犹如交通，需要一定的时间，也就有了感应滞后之事，这种解释我们可以较为容易地理解。问题是我们在喝那些水、饮料等流体食物时，机体又是如何把控适可度的呢？寄希望于流体本身去撑胃壁，虽然有人喝水会喝到肚子鼓起来，但通常我们饮水时并非这样，更多地不是经由物理饱胀感刺激去把控进水。人体应当还有另外的途径和方法来把控。

从生理上看，饮水把控如不经由胃部反馈信息为主实施，则这个辅助的控制阀应该在我们的口腔内。大约不外乎是舌头上的味觉器官、咽喉和食道等。以此为前提推论的话，我们喝流质水类食物时的启闭信号源，还应该与口腔内的径流量、流体温度、刺激强度等密切相关。由此可推论，如不做定量饮用流质时，有利于控饮的行为模式是，喝水或饮料等流体时，采取喝得慢一点，流量小一点，尽可能延长在喉舌部的滞留时间，即抿着喝，不要牛饮，喝温度低一点的，应当会有利于控量。

而基于物理性刺激需求，可供参考的方式是，进食精细食材之前，先吃点能撑肚子而又营养价值低的东西，如玉米饼之类是不错的选择。

再一重要的信息控制原理是关于盐摄入的机理。我们身体对于盐摄入量的信息和把控，是基于体液中电解质平衡的失衡而给出摄盐量的需求信息，还是对摄盐量的满足主要是由口腔味觉系统来把控，如是后者，则控盐措施集中于蒙混口腔味觉系统即可搞定。

一个遗憾的事实是，人类身体里大部分感觉器官常常是不灵敏的。应该说身体感官的控制反应，具有一定的管控度，但其强度通常不足以使我们有效阻止错误。多数疾病的成因，使我们有理由怀疑身体感觉器官的自然信息控制能力，肥胖和高血压等病都是例证。跟着身体那些貌似自然的“你想吃啥了，或你觉得没感觉”的信息，往往把我们过早引向了病魔之门。

↘ 钥由心生——饮食的锁控问题

“最近又连续吃多，体重反弹了。”表面上看，所谓吃多了，不就是塞进嘴里的食物超量了，别往嘴里塞不就得了吗？要是那么简单，社会上也就不会有那么多肥胖者了。

适时关闭进食，对待家养牲畜戴个口罩也就搞定，但对人类自身，就不是用个外锁能锁住血盆大口的。进食是一种欲望加动作完成的，其背后的始作俑者，是来自中枢神经的兴奋与指挥，也就是，启闭进食的是中控锁，一把原理复杂看似无形的综合性功能锁。其启闭指令的发生，可能与生物电原理、物理感知原理以及意志力状态等多因素集成相关。主宰这把中控锁的钥匙，主要看我们自身理念、意志及限制性条件营造得如何。这么说看似有点唯心主义，但事实就这样，个体对体重反弹的警觉性越高，对肥胖越恨之入骨，这把钥匙就越灵。而所有控食的技术性方法，目的也都是让钥匙的运作变得灵敏和有效。

对于曾经肥胖过的人来讲，管控进食锁的钥匙，易开不易闭。开启时往往显得无意，而闭合则常常要时间情绪的酝酿和一些技术的运用协助。尤其在自身体重调控机制未重新有效建立前，要注意随时把“密钥”拿在手上。

↘ 床边一个电子秤

笔者在大妹家休假时，一日见其在电话中向一保持身材较好的朋友请教瘦身高招。那朋友说，她买了个电子秤在床边，每日早起称称，以监控体重，就没让体重继续泛滥成灾。大妹也想模仿，于是我去附近的超市给她买了一个放她床边。随后的一周见其每日称量体重，竟然还重了 1 千克，她自然心情很是着急。我道，体重秤的最大功效就是让人正视自己的体重，让人为过重的身体着急起来，这样坚毅的减肥行为和重树健康生活习惯也就快降临了。

其实，对于许多女性肥胖者而言，敢于上秤量体重已是勇敢的行为，不敢直面自己的体重和审视自己的饮食习惯是很常见的。

生活中许多人仅凭腰间皮带的松紧感调整日常饮食，就可把体重控制得好好的。而对于那些饮食生活自制力较差的胖友来说，一个体重秤，搁在床边，虽不能自动驱邪避胖，但来自体重秤的警示，能时刻监督你。体重秤是非常必要的减肥器具，用上了，革命也就起步了。

现代社会啥都讲究数字化管理，一个体重秤放床边，每天定时称称，能知道自己当天体重是减了还是增了，结合今天吃了些啥，多大运动量，能感知各种食材的能效和运动耗能情况，便于调整饮食和活动量，可谓体重的数字化管理。

肥胖者体重反弹的原动力通常较为顽固，在身体适应低体重运行前，你稍一放松，体重就会大幅反弹。另外，从人类贪图吃喝、喜好安逸的本性讲，往往瘦身的决心随时有可能衰减，尤其是一段日子坚持革命取得较好效果后，很容易放松警惕，或萌生慰劳自己一下的冲动，并进而放弃监控些许天。而日常生活中，不用说放松一两天，就是放松一顿吃喝，也几乎是灾难性的结果。这时，床边的体重秤能随时给予警示，而显示的体重反弹数字，能再次激发继续控制的决心，回归之前建立的合适生活习惯。

有意思的是，人类的食欲和锻炼的决心与体重评估和监控意志密切关联，当我们痛恨自己的肥胖，越感觉自己太胖时，饮食欲望越会衰减，运动锻炼的热情和毅力越会增强。从这个意义上讲，一个体重秤有着激发意志和行动力的功能。

市场上的体重秤，主要为弹簧秤和电子秤两种。弹簧秤因弹簧金属疲劳称重误差较大，计数不够准确。而减肥中的数字化管理需要计量显示更精确的电子秤为好。电子秤的一般显示误差为 100 ～ 200 克，如体重变化较小时，称重前先称一个过低和过重之物，则可消除误差。

细致而长久的减肥需要经常看到自己每日努力的成效，电子秤能担当此任。笔者的经验是，体重要养成天天称的习惯，疯狂时，我每日称四五次，现在每日两次。因为多次以为进食量和运动量已把控住了，放弃几天不称时，得到的不是体重变低的惊喜，而是让人生气的上涨。

↘ 生命的两大“安监指标”

BMI 指数和医院体检单可谓是已知最牢靠的两个安监指标。大致区分一下两大指标的分工，BMI 指数掌管的是我们的体量，体检单掌管的是我们的体质。尽管目前的体检还不能检测一些疾病的先兆，但它是现有的必须信赖的手段。

身体健康与否，单靠自我感觉是不牢靠的。许多疾病以及发病前的临界情况通常并不为我们的感官所感知。这是因为我们那可恨又可爱的“习惯”所致。人类是由个体组成的，许多关于健康的感知具有个体性。个体的种种感觉只有在群体正常感觉量度上才能正确认知。也即，当我们自我感觉可能有问题时，要以健康群体的状态去参照评估。这也是我们需定期体检的缘由。妇女因尿道短，近半女性在爆笑时会有些许漏尿，不知就里的会以为是病。血压很高了，因没啥不良感觉而不当回事，结果到中风发生了才后悔平时不注意检查。谨防许多自以为“没事”的自我感知，把自己带入病入膏肓的境地。医学关于体征的健康标准必须相信和重视，也只有相信和重视一途。

医院的体检单，对出现问题者，都会在体检单后写有健康建议，但对医生的那些建议，引起重视并付诸行动改善的人却并不多，这是当下全民健康中一个很糟糕的现象。

两大安监指标，不能依靠其单一功能保障我们的健康长寿，必须联合运用才能提高健康保障的牢靠性。即使重度肥胖的人，其体检各项指标正常的也大有人在；体形标准的，体检指标有问题的人也有的是。BMI 指数监控的是体量正常与否，不能确保表里都好。体检单监控的是身体内部情况，而较难反映出身体的物理性慢性侵蚀情况。只有在 BMI 指数和体检各项指标值都在正常范围内时，我们才可给自己下大致健康的定论。

至于说，“嘿！未必吧。经常有体重、体检啥问题都没有，突然某次体检发现大问题的情况呀！”这是小概率事件。而且那些所谓啥问题没有而突然发病的人，真要去给其做个案分析，一般都可排除“无征兆”发病之说。虽说现在的医疗检测说不上完美，但要探测疾病隐患征兆还是够用了。就看我们是否真的重视和在意自己的健康。许多到发现心血管问题严重，都支架不过来了的人，实际平常体检相关指标显示已多年高位运行，只是不重视改进。当我们说一些重大疾病暴发前无征兆，那是指非得知道啥时会中风、啥时心脏会停运的明确症状，这是医学较难明示的，因个体存在耐受差异。健康重在日常管理，不要去看疾病的临界爆发点。

医院体检现在都会检查 BMI 指数，但我们在认知上，需要强化两大安监系统的分工协作功能。体重和体检相关指标有问题时，不仅仅是冰冷的异常数字，而应思考背后的成因，以及如何去倒逼改变自己的生活方式。

特别说明：笔者强调重视体检的安保功能，并不是认同所有人都必须年年去医院体检。对于体形正常、饮食科学合理、平常保持适度运动的年轻人乃至中年人，没必要每年体检。缘由很简单，生活合理了，不应有病，何必常检。

↘ 减肥的饮食需以体重标准为导向

肥胖者的饮食自然控制系统已遭到破坏，食物多少的感知已出现大偏差，意味着单凭感觉通常已无法做到适度饮食。长期肥胖之下，其对食物的视觉感受已不准确，够多的食物看起来也大有少得可怜之感。就是普通吃一嘴，肥胖者的一嘴食物比瘦者可能多出一倍去。“我没吃几口呀，怎么就多了呢？”这是胖者控食时常遇的感觉，哪知胖者的几嘴食物，已把瘦者一顿的饭量干掉了。

而以体重导向来把控饮食量时，就没理由去较劲吃得多还是少，过胖的体重没下去，那就是吃得还多，没得商量。至于究竟是啥东西吃多了，自己总结去。

肥胖者基于生理的饮食控制很难做到自我平衡，必须借用理性的参与，通过体重监控程序，才可能完成有效控制。从管理学的角度讲，就是肥胖者必须实施饮食监管权的移交和升级，把凭感觉监管饮食改为理性监管饮食。

↘ “爱心”和“害心”

目前，我国的减肥文化氛围并不浓，劝吃、劝喝的风气十分流行。要是肥胖者战果显赫，把自己整瘦较多时，则“吃太少了”“不要再减肥了”等泄气的“环评语言”会随时遇见。减肥是一个需要冲破文化束缚的行为，也充分彰显了社会影响人、人也可改变小社会的辩证法。体控者除了自己需要坚强的理念支持外，还需动员社会关系的支持，把那些不利的方面转化为有利力量。若个体行为最终带动了家人、亲朋入列，则功德无量。

对于父母而言，见着多日不见的子女回家，最常见的疼爱之举，就是做几个孩子从小爱吃的菜，然后很满足地看着孩子大快朵颐。对于有减肥需求的子女来讲，父母的这种爱心实际是“害举”。让父母保持理性款待子女，非常之难。父母们最常见的心态是，子女们难得来一趟，多吃点才高兴。

若是孙辈们到爷爷奶奶、外公外婆家，比之父母的饮食疼爱更有过之而无不及。其“多吃点”的疼爱行为，令孩子父母“抗议”也无效。尽管老人们理智上也清楚孙子孙女太胖了，应该减肥，但他们冲不破的障碍就是看着孩子们来家时吃得多多才高兴。那句让人无奈的话是：“要减肥，回自己小家去减，别在爷姥家这顿少吃。”——这实在是可爱的错误思想。每周有两顿超吃，这周就完了，这月就完了，这年也就完了。让孩子拥有一个健康的身材，不仅当事双方的父母和孩子要知行到位，还得把爷姥一干老领导们全动员起来成为引导正能量的一部分，参与配合才行。社会也急需重建除吃以外的“宠爱”行为。

周边关系人的理解和支持对成人的减肥和体控也十分重要。试想，你在为减肥和体控而节食锻炼时，亲人和友人们老劝你“多吃点”“别太累了”等，将是多么糟糕的事情。要是在吃饭时，不仅你自己注意别超食，还有家人、友人的多双眼睛盯着你、监督你；你想偷偷懒，今天不想动了，亲朋们会笑话你，那才是十分有利的环境氛围。

话说回来，东西是自己吃下去的，环境毕竟只是个外因而已。真要做到坚决不多吃，就干脆每遇吃场，就申诉、声明、请求一并施之。如此做派，始则会规劝、引诱、反对声俱来，见你屡教不改，渐渐地你的社会关系人也就习惯了，并会理解、配合并赞赏你了。你也有可能由此感染和影响周边人。

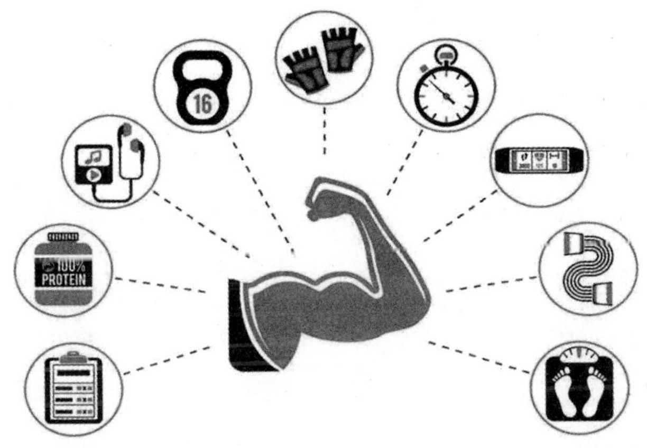

第五篇
饮食、健康、长寿策议

作为生物体的人体，可以看作一架从事来料加工的机器，它的运行以及终端输出情况，基本上由我们对入口的投喂情况所决定。其对投料的结构性和数量要求就是人类的“食性”。只要我们不胡乱往里塞东西，人体通常不会出大毛病。而终端的异常，也往往意味着要思考入口存在的问题。

一、饮食的选择性责任

相同的市场，共有的菜品，不同人进去，出来时菜篮子里面组合着不同的菜，回家又会有不同的吃法。同一个餐厅，不同的人进去，会点不同的菜肴，不同的人就是面对同一桌菜，那筷子伸向不同的碟子，离开时各自肚子里的东西也有差异，最终是各有各的健康状况。大家一定要注意受家族传承食谱影响的那个选择性倾向对健康可能带来的问题。

↘ 选择的决定性

前面说过，被认为是遗传基因的沿袭，更大的可能性源于家族饮食习惯中对食谱的局限性选择。这里要聊的是，地区性的食物偏爱也会影响当地物种的品种格局。

笔者生于浙地，初到北京时对市面上常见的如桃子、李子、杏等一些水果，光有甜味，缺少果酸味，颇多微词。传统北京市民挑水果讲究个儿大，重甜味，排斥酸味。然南方人大都不这样，评水果以酸甜味鲜为上，对水果品相并不十分讲究，认为光喜甜味，不如去吃糖得了。所以很长时间颇为市场上买不到可口的水果抱怨，有时去南方出差，竟带回些酸甜味的水果解馋。分与京籍人士品尝，也见说很好吃，甚感奇怪。既觉好吃，市面上怎么就不见卖呢？自己只道是北方的土地上长出的水果就是味淡。直到遇见一事，才改变了我的看法。

那是 2001 年前后的某一天，笔者从木兰围场一带游玩后的返京途中，过古北口时遇有卖水果的路摊，遂下车猎奇。那是一个以卖李子为主的水果摊，我扫视陈放的水果，都是些常见的甜李子品种，脸露失望之情。摊主看出我的失望之意，就问我想买点啥？我道城里难见一种酸甜的李子，希望在郊区的路摊上碰碰运气。摊主听后大乐，连说“有，有”。于是弯腰从摊子底下拖出一箩筐，说在这儿呢，并说此口味李子少见人买，都没敢放摊子上面卖。我一看也乐了，正是此物。酸甜味李子色泽有透明感，外观与甜李子明显不同，于是高高兴兴地买了一袋子，大感不虚此行。

有了此次经历，此后多年，我也养成了一怪毛病，每遇李子上市，去农贸市场寻猎时，就低头关注摊位底下有没有那酸甜李子。摊主们看见一个不看摊上看摊下的顾客，定是十分奇怪。有意思的是，这一经验还真管用，经常能从摊位下的破脸盆或筐子里找到所喜之物，自然那售价还分外便宜，因为在摊主们眼中，那是没人待见的滞销货，能卖出就高兴了。原来并不是北地不会长酸甜味水果（后来知道纬度更高的东北就一直出产甜酸李子），而是区域社会人群的嗜好选择才起着重要的决定作用。

然而，近些年发现市道已变，这样的便宜事也没了。市场上本地产的酸甜李子渐渐多起来，而且价格还比甜李子卖得要贵。不知是在京的南方人越来越多了，还是北京人的口味也有所改变了。相类似的现象是竹子，之前在北京见不到竹子，一直以为竹子是南方之物，北方长不起来。然而最近几年，北京城里竹子也挺多了。

↘ 评价标准的决定性作用

无论是文化现象，还是社会活动，或者人们对于身体的保养，都受着价值观及由此产生的评价标准影响。大至国家政策，规定什么样的条件可以享受什么样的优惠政策，就会在某方面大做文章；要求什么样的政绩可以升官，就会为政绩卓著不惜弄虚作假；文凭、职称等都类似。这称为标准决定人们的行为，自然一旦标准出现问题，社会和人都会走向歧途。

在胖瘦问题上也很难逃过不当评价标准的影响。在对幼儿和小孩的体态评价上，社会广泛的是“瞧这小孩长得胖嘟嘟的，好玩又可爱”，于是父母们以孩子能吃会长为荣。殊不知，这些传统评价的由来，应是出于历史上缺医少药，生活艰辛，小孩容易夭折背景下产生的，如今再沿袭这种不合理的传统观念，就容易贻误子孙了。我国饮食文化传承中，以能喝善饮为能耐和豪爽的评价风气，则更不知害惨了多少“英雄豪杰”。

女性在择偶上追求个子高的男性，导致个子矮一点的男性常有心理压力。这种建立在野蛮社会靠体力有利生存的身高标准，在文明社会以智商和动手能力为主闯天下时，显然不妥。更何况，从健康长寿的理论角度看，那句“浓缩的是精华”的戏谑没有错，个子小的、体重轻的更容易健康长寿。

至于少数肥胖者甚至“以胖为美”，更是在拿健康开玩笑。从本书的理论逻辑演绎，就是通常所谓的强壮，都要小心对待。

对笔者而言，最感叹的是，在身体肥嘟嘟崇尚饮食人生时，常埋怨食堂的饭菜质量让人乏味。而在严格体控期，那食堂的饭菜老觉得太诱人了，不利于控食。偶尔见食堂饭菜确实差了点，反倒非常释然，因为不用担心今天这顿的“考验”压力了。

↘ 别坐着摸肚子论肥胖

朋友的儿子其实不肥，在笔者减肥的影响下，一天坐在椅子上捏着自己的肚皮说肥肉太多。腹部是最易堆积脂肪的地方，哪怕是瘦子也会在那儿堆些脂肪。所以不能坐在椅子或半靠在沙发上、床上去感觉自己有无肥肉，如果那样去评估是否要进行减肥，则往往会过度减肥。不幸走向厌食症的人，在体重评估方法和评估标准上应该是有问题的。把控体重与饮食的方略，还是得参照 BMI 指数标准决定减肥的程度，不要因为不适当的评估方式而走向另一个极端。

人的生活方式，背后都有一定的理念支持。肥胖者和过度瘦削者，通常都在理念上要么零认识，要么认知不当。这也是本书开篇就强调洗脑的缘由。对于重度厌食症者，最重要的是如何去影响改变其原先错误的健康理念，这才是治疗的首要问题。

↘ 吃桃子引出的议论

有老家送来的好桃子，叫了徒弟一家来作客，徒媳妇一边喂着女儿吃桃，一边说，水果中她就对桃子情有独钟，自小就十分爱吃。我笑道，你可知自己为何偏爱桃子吗？她一时不知我为何有此一问，等我回答。我道：你连着喂女儿吃桃的现象就是答案，可以想象小时候你妈也是这样老喂你桃子吃，久之当然就喜欢吃桃子了呗，现在你又把这种偏好传给下一代了，估计你女儿以后也是个“桃迷”。

说起家族饮食传承，我们会发现一个十分有趣和顽固的现象，即很多家庭，对其常用的菜谱，很少会去主动调整。常常是几年、几十年、一代一代大致不变地往下传。有时拿些市场上的南方菜，送给同事尝尝，同事过后回复说很好吃，从没见过，问在哪儿买的。我说此品种南菜进京已有十来年了。

菜是到处已有卖，但同事说的没见过也应是事实。因为顽固的家族“菜篮子”，使得许多煮妇、煮夫们，去超市、农贸市场买菜时，对那些家族菜谱以外的品类视而不见，只奔着那几样吃惯的菜下手，且此习惯经久不变。

这就是基因背后强大的饮食习惯传承。此种相同且长期结构不变的习惯，家族间的相同疾病倾向，当然是较为自然的事了。

不同地域朋友间，经常互送一些家乡菜尝尝，具有打破各自家族“菜篮子”的功效。不是人际间小恩小惠收买人心，更不是谁买不起某个菜，而是一种菜品和食品的推荐和引领，有利调整各自封闭的饮食结构，最终会有利于各自的健康。健康饮食原理是在总量控制的前提下，人吃得相对杂一点对身体好。

常听一些年轻妈妈说："我家宝宝嘴刁着呢，会挑食。"此类说法隐含的判断不甚合理。小孩喜欢吃什么，主要是由大人决定的。换言之，如小孩有偏食的习惯，父母责无旁贷。小孩子的饮食习惯是由家里大人的选择性食谱决定的。基本可以说，父母想塑造孩子喜欢什么样的食谱，就可以塑造成什么样的饮食习惯。理论上是有认为肉类对味觉的吸引力要大于蔬菜类，但这种所谓的自然吸引力，在人类饮食习惯建立中，作用十分有限。全球不同国家、不同地域、不同民族之间的饮食习惯差异，说明的就是基于环境或文化传承等在饮食习惯上的重要基础性作用。

极端言之，原本杂食的我们，只要足够强的环境约束，改性为草根为主的纯素食或纯肉食都是可能的。只是这种与人类动物学食性不符的结果，就不能讲究体质、健康以及长寿了。

↘ 倒行逆施抗击恶性肿瘤基因

"基因说"流行于解释肥胖，对健康心理的冲击尚不很强，毕竟只要不是超级肥胖，对人类危害的严重性有限。对人类摧残最甚的是关于罹患癌症的"基因说"。现实中，直系亲属或同族中一旦出现癌症患者，会使得整个家族陷入担忧或恐怖的阴影中，极大地侵害着他们的正常生活状态。流行理论认为，关于恶性肿瘤遗传倾向理论，是基于医学案例统计而得出的遗传学概率结果，似乎是不能否认的统计结论。

如何积极地看待所谓基因问题，还得从基因的由来上去剖析。所谓遗传学上的基因，是家族世代遗传的一种较为固定的、具有较大发生概率的生理定式。现代生物学认为 DNA 上有固定的特点，最终将可能导致家族成员易患相同的疾病。一般观点认为基因是很难改变的，至少目前医学界尚未有外力改变基因的有效办法。基因对疾病的决定性理论，目前的影响力很大，尤其是医学界在对待一些无法医治的重大疾病时，都可以往基因上一推了之："那是你的基因有问题，医学目前还无能为力。"

笔者讨厌基因说，赞赏从基因之外，尤其是饮食上去寻找疾病的根源。即使是幼儿先心病、白血病，也同意追究出父母的饮食责任。乳腺癌是最被认为具有母女间较高遗传性的，但国外有肿瘤专家认为，绝大多数女性乳腺癌患者并没有遗传特征，只有 7% 的有特定基因突变情况。该结论就否定了所谓遗传性癌症发生的内源性高概率趋势，表明罹患癌症的诱因是可以也应该从基因以外去追究的。至于存在的母女间统计现象上的乳腺癌"遗传表象"，最大的关联性原因，应在于普遍的母女间特殊亲和性导致的不良饮食方式高度相似性影响所致。我们能掌控的就是那最有可能把自己身体导向不良结果的饮食和生活方式。

对一些非遗传性乳腺癌患者，有专科医生的溯源性解释，认为可能与工作压力大，生活、作息时间被打乱，导致雌性激素分泌过多有关。而笔者认为，劳作强度与作息无常应该是倾向于雌激素分泌的抑制，而不是诱发与雌激素分泌亢奋相关的乳腺癌。生存压力和生活无常最甚者莫过于战乱年代的革命女性，未见她们有乳腺癌高发的记载。根据本书阐述的理论推测，导致现代女性乳腺癌高发的原因必定与超量摄入现代流行的饮品、食物相关。生活压力大，工作强度高，作息规律异常的年轻女性，因自认为付出较大，担心体亏，往往会采取补偿性地吃一些富含雌激素的饮品和一些看似简单而实际是高营养的食物，那看似乱而累的生活，其实消耗并不大，而"以吃补亏"的"补偿性"饮食却过了合适量，这才可能是不幸发病的原因。依仗所谓的工作付出大，而放松饮食警惕，其实"累点未必多么伤人，吃得不察才害人"。这与失眠导致肥胖的机理有类似性。

笔者认为，与其用一个我们无能为力的基因学说去解释疾病，不如去探究一些我们可主动尝试改变命运的方法。笔者反对用基因论去解释肥胖，认为所谓的家族肥胖基因，究其根源还是顽固的家族饮食倾向导致的体质类同性和不健康生活方式作怪。笔者也对疾病基因的顽固性表示质疑，导致某种疾病的所谓家族性基因，归根结底也应该与家族世代相传的生活方式和饮食取向重要关联。世代延续的这些不科学生活方式，最终在生理上被逐渐固化，并对后代的生活方式和生理仍然起着惯性的主导作用，而这些都是可改变的。所谓的疾病基因既然能固化，自然也应能弱化，关键是找对方法，尤其是未雨绸缪。若等灾难发生，则往往难于挽救。基于该理论，这里得出的阻击恶性疾病的理念就是，可以积极行动起来，把命运更多地掌握在自己手里。

当人们面临恶性遗传倾向威胁时，该怎么办？是无奈地等待有可能降临的不幸，还是经常地去医院检查，看看自己有无被缓期执行，究竟有无更积极的能逆转基因倾向的办法，这才是人们关注的焦点。在医学尚未找到彻底治疗癌症和改良基因的情况下，遭受所谓“基因倾向”威胁的人们，能够通过一些积极的革命性行为，去尽可能地化解和逆转所谓的基因风险。

关于这种革命性行为的理论机理就如前所述的肥胖倾向改善原理一样，不同的是，受恶性肿瘤遗传倾向威胁时，我们必须尽快行动，没得病的提前预防，已得病的迅速整改，以期减少对罹患不良遗传倾向的担忧，和改变疾病的不良走势。笔者对遭受不良遗传倾向袭扰的朋友提出的行动提示是：采取“逆向性的饮食生活方式”，或说“反向操作”。

如你的直系或旁系亲属中有谁或有多人不幸患了恶性病，而你打算把这种被认为有一定“遗传倾向”的不幸降临自己身上的风险尽可能消除掉的话，那你就赶快行动起来。具体的行动建议：首先是收集整理家族中已患病者的整个饮食生活方式和生活态度，包括他平时喜欢吃些什么食物，平时有哪些嗜好，爱干些什么事等。然后你就有意识地反向操作。患者平时爱吃的，你就少吃或不吃；患者平时不吃的，你就开吃；患者缺少锻炼的，你就注意锻炼。如此类推，倒行逆施，会取得意外的效果。

当你改变优化了家族沿袭的饮食生活习惯，你也就避免了体质的类同，同时也就减少了罹患所谓家族病的概率。笔者多年关注人群健康问题得出的感悟是：绝大多数疾病都与自身并不察知的不当饮食生活方式有重大关联，当有意识地去梳理时，回归到科学的饮食及生活方式上并不难，而这样做了，就能消除许多原本不该得的疾病。

以上理论和行为取向也适用于改良其他许多具有所谓遗传倾向的普通疾病及超标的体检指标。尽管该理论具有离间亲情的嫌疑，但为了健康，还是要对家族饮食生活方式做颠覆性改良。把那些不当的饮食和生活方式逐个消弭之时，疾病的阴影也就渐行渐远了。

家族不当的遗传基因，可视为是家族生活方式历史沿革中，一直没有得到改正的集体性错误痕迹。成员中有谁能反正出来，也就能冲破魔咒，傲视族人。

认命于基因，既消极又无奈，与其坐等天判，不如积极行动起来，自己掌控自己的健康走势。

↘ 直面错误亟须痛改前非——兼谈饮食调理的时效问题

上节抗击恶性疾病的方法，同样适用于对付没有所谓遗传基因影响而罹患的恶疾，只是这时我们要逆转的是自身之前的生活、饮食习惯。

多数疾病都跟我们的不良饮食习惯相关。如果所患恶症并无遗传性可追溯，则就可归因于自己的创造性错误。一个让人不爽的结论是，大部分非遗传性可追责的重症（小概率的基因突变性疾病除外），必须承认它实际宣告了自身之前生活饮食方式的错误或失败。那种怨天尤人不愿意承认自己对许多疾病负有责任的想法于事无补。要想之后不再复发或有一个相对健康些的生活，首先要做的也是总结梳理自己之前的饮食生活习惯，摒除恶习，痛改前非，不以“人在江湖，身不由己”为借口延续错误。人都要没了，谈什么江湖？把饮食和生活调整到合理的轨道上去。而当新的合理的饮食生活方式建立之际，其终端的输出结果即身体状况自然会有好的回报。

一个附带的问题是，家族饮食生活方式传承导致的所谓基因模式的改变，以及非基因性致病后的体质改变，究竟需要多长时间会见效。我们的努力会否只是对后代的贡献，而在自己的有生之年得不到好的回报，也就是改变饮食生活方式，表现于体质改变上，究竟需要多长的时间。

无可否认，这是个需要在基于大量临床跟踪研究后方可回答的问题，但也不妨碍在信息有限的情况下做出一些分析和推论。从极端案例上看，如癌症分类角度上考察，目前已知当罹患肝癌、肺癌、胰腺癌等癌细胞恶性程度等级高的晚期癌症时，仅仅从饮食调整着手，能对术后存续起一定作用，但很难回到正常途径上去。在应对癌细胞恶性等级较低的癌症如消化系统癌症（早期发现）、相对独立封闭系统癌症等时，及时调整饮食的效果会较好，甚至可以做到与正常寿命相差无几。

消化系统恶症是最与自身之前的不良饮食生活密切相关的。某日发现癌症时也无可否认地宣告了自身既往饮食史的错误。而之后生命长度保证的一个很重要方面，就是颠覆性地变革自己的饮食生活方式，清理抗击自己的饮食“简历”。

把癌症笼统地归结为恶性疾病，视为大难临头的标志，与癌症的实际走势并不相符。癌细胞是分恶性等级的，恶性等级低的癌症，有不少种类所谓的癌（如甲状腺微小癌），比某些糟糕的良性肿瘤对身体的危害还要低。那些癌症术后存续时间超长的，大都是那些癌细胞危害分类等级较低的患者。

对一般疾病的饮食调理，我们有足够的理由相信能得到“现时报”。不过经典的应对疾病话语还是“防重于治”，要想活得好、活得长，必须在预防疾病上下功夫。决不让身体产生大毛病，那才是活着的追求和境界。当罹患恶性疾病时，表明之前生活管理中有叠加的错误持续存在，最终招致体内细胞生态产生质变，通常在错误的道路上已走得太远了。对恶性疾病采取逆转式饮食生活方式改变，虽不如普通病见效，但也肯定有利于延长生命。如同人在社会上生活一样，有些错误犯了能改，有些错误犯了就再也无法恢复如初。

↘ 一个愿打，一个愿挨——契合的谎言

与肥胖流行相伴的是，围绕减肥的减肥营、减肥诊所、减肥药品等的生意很是红火。从本书揭示的肥胖形成原因看，减肥者决心减肥是无须向外救助的，也不是外源救助能解决的。从事减肥行业的经营者初入行时会有市场担忧，但发现这明显带有忽悠人的生意却挺红火，经营者自己也感到不解，不过“管他呢，有钱赚就行”。对那些见着减肥“新理念”就往里冲的“恨肥者”问，你已试过好多种减肥手段了，都没见瘦点下去，怎么还痴心不改？回答是：“嘿嘿，试试呗！”——都疯了？

减肥必须减吃，而那句“少吃点”说说容易，似乎是谁都可以做到，实际上，控食是多数有减肥需求的人所最不希望的，甚至深为排斥。与随意进食告别实在是件让人酸楚而又痛苦的事，非大毅力者不能为。尤其是中国这样刚刚富起来不久且又崇尚饮食文化的国度。肥胖者不愿意承认吃得过多才是致肥的真实原因，而愿意相信药物或外力的功效。其潜藏于心底的普遍心态总是希冀着有某种不必节食而又能减肥的方法。即使各种减肥药试遍，就是明知有上当可能，也追求“奇迹”永不放弃。

问题的另一头是，那些围绕减肥而谋求营生的诊所、药品产销者等，更不愿意触及控食的话题，总是变着法子渲染药物的神奇效用，或针灸、锻炼、心理治疗等。因为，承认控食的重要性，意味着减肥的主导权就掌握在肥胖者自身的手中了，围绕减肥的营利性活动就无法展开。肥胖者回

家自己捣鼓去了，咱上哪儿挣钱去。于是，“医方”把收效甚微的外力减肥，使劲宣传推广，因为那样才能从肥胖者口袋中掏钱。而这种社会性地虚假宣传，却又恰恰迎合了肥胖者们普遍不愿控食、谋求奇迹的心态。

“医患”双方都不愿意把“皇帝的新衣”说破，骗人者和被骗者达成契合。骗人者不用担心有人来揭短，被骗者是自己愿意被骗。原来是现代版的“周瑜打黄盖”。

自然，再契合的谎言，导致的是彼此乐哈哈地瞎折腾，终归是没有实际成效的。世界也就有了不断流行蔓延的“肥胖风”——是“疯了”，都疯了！上帝要亡你，必让你先疯了。

↘“逃亡”美国

约束性环境如何，对我们的心理和行为具有重要的作用。所谓择邻而居、近朱者赤、近墨者黑，说的都是类似的意思。选择生活环境和选择朋友一样，对人们的生活走向都具有一定的方向性助推作用。对肥胖的负评敏感而且会通过互动表达出来的生活环境，则有利于降低肥胖发生率。有华裔女性移居美国生活多年，回国探亲时，亲朋都说她太胖了应该减肥，此女甚是郁闷，假期未满就速速逃回美国。该女道，其在美国生活，美国友人赞她身材苗条，都叫她健康宝贝，是当地肥胖女性羡慕的对象，没想到回到国内，竟都说她太胖。

其实，她应该在国内待得长一些，多接受些比自己瘦的人的饮食生活理念熏陶才是。去肥胖盛行、胖级高、肥胖容忍度宽的国度寻求宁静，实是鸵鸟之举。

控食中凡遇吃事，要拿出“六亲不认”的精神，尤其要力避与好吃者为伍，多与“猫食”级者同餐。

↘ 女性的槛——姑娘瘦嫂子肥

人们普遍评说东欧或我国西北某些民族的女性，少女时身材苗条，人也漂亮，而一旦结婚生子则体形肥硕，不忍卒看。这种评价言下之意，往往认为“姑娘瘦嫂子肥”是人种学特点使然。笔者认为，这与人种学没什么关系，主要还是由个体的相关内外约束力如何，最终经由饮食掌控力所决定。

结婚生子后容易肥胖，这是女性普遍面临的一道坎儿，而非哪个民族女性更易发生。在未婚时期，为了吸引男性，外表的打扮和身材的保持有着较强的社会价值约束，这时的女性大多能做到饮食适量控制。而走向婚姻后，择偶的任务完成，身材紧束的外部压力减弱，人生已有归属，吸引异性的驱动力变淡，那根绷紧的弦放松，加上家庭生活的方便，饮食上的贪性容易复出，肥胖的概率开始增加。紧接着的是第二步，即怀孕生育，女性担当着怀孕和哺育的功能，而适度丰满或肥胖不仅有利于怀孕，而且对于哺乳期奶水的保障也至关重要，于是从怀孕到孩子断奶，这中间至少有长达一年半的时间，女性无法坚持饮食从紧的政策。孕育期的女性，对体控而言是双重性的灾难，变为少妇后外貌上的少人重视，减少社会监督力的同时，在孕育期还要增加营养和饮食量。

胖子不是一天能吃成的，长达一年半的超量饮食足够制造一个肥硕的身材，也足够形成一个顽固的过量饮食习惯。许多女性婚后变身介入肥胖之列，追根溯源都起始于孕育期的灾难。

能冲破险阻的，自然能回归到美丽的身材。好在我国坚持多年的只生一个的计划生育政策，使大部分女性免遭“生育灾难”的多次饮食“跳频”侵袭。而对于部分少数民族地区和国外女性，生育上的不受限，一个接一个生育的话，其基于生育的“高饮食”肥胖周期就面临多次重复，甚至长达十数年，婚后的肥胖也就容易发生。

即使只生一个的女性，孕育期养成的“高饮食”习惯，如不能在哺乳期结束后发狠回归到婚前生活饮食习惯的话，其惯性和印记将使身材永别苗条状态。已婚女性保持一种强烈的自我爱美之心，对其自身和环境都是有价值的，无论是家人还是社会都应给予正面的鼓励。肥胖女性自我容忍，不自我救赎，这不仅是外观形象的问题，而且是免遭疾病侵扰的需要。

江浙一带长大而后身处京城的人，常会自觉不自觉地比较南北文化的一些差异。笔者感悟的文化差异之一是，南方社区基于聚合居住情况下的人际互动社会约束性强，反映在对女性穿着、身材上，谁家的女孩、媳妇如穿着离谱，往往会受到周边人群的当面差评，女性也会感觉到这种不赞许的眼光和议论，而调整自己的行为。而北方社区以独门居住为主要方式的传统，相应就缺少些这种人际间的行为调校，典型的是无论你穿的衣服多么不合体，周边人也不给予差评，抑或是闭着眼睛说好。在流行穿牛仔裤时，北方女性就曾经无论胖的、瘦的、高的、矮的都一窝蜂地跟穿。有人评说北京女性的穿着打扮要比上海女性落后二十年，这种差距不在衣服的好坏，而在是否穿着得体，其实深层的原因应与社会评价监督系统是否发挥作用相关。在减肥方面，社会是否崇尚某个标准，并给以互动影响，也十分重要。错把肥胖当富态，最终会导致社会肥胖人群的比例上升。

女性健康 BMI 指数在现实中有一定错位。从男性眼光和传宗接代的要求看，往往希望女性丰满一点，大约在 BMI 指数 23 附近。而单纯从女性自身健康长寿利益考虑，BMI 指数应不超过 22 为好。所以，活好自己，避免掉入“美丽陷阱”是女性比之男性多一层的考虑。

↘ 日本人长寿原因管窥

在本书梳理完关于体控、健康以及长寿认知后，一直很想了解位居全球平均寿命之最的日本社会主流饮食状况，看能否印证自己的那些相关认知。这日见新浪网上挂了篇介绍日本日常生活习惯的网文，于是在众多项中摘选出与健康、长寿相关的习惯，并略予点评。

※ 香烟吸一半就扔掉。有的人烟瘾大，吸两个半支烟，而不是吸一个整支。

评：实在让我这一日吸两包烟的人感到惭愧。

※ 如果感冒了，一定要戴口罩，即使不是流行性感冒也怕别人忌讳。日本的医院对消炎药的使用严格控制，但相对而言，对激素的使用比较放松。

评：日本对国民健康的医疗服务很周到完备，但全球第一长寿之国的头衔，很难依赖医疗水平获得。体质健康才是最要紧的。日本有一种化为整体行动的社会认知，即人类身体的免疫力是在与疾病作斗争中才强大的，一味与病毒细菌隔绝不利于人的健康，只能是温室里的花。如多有人认为，“小孩去学校就是去接受得病锻炼的”，这与我国民间流传的“不干不净，吃了没病”，有异曲同工之效。但日本社会对激素使用的限制不严，笔者持批评态度。日本目前青少年平均身高超越中国，未必是值得骄傲的现象。如激素滥用与身高变高相关联，而身高与寿命成反比，则再过半个多世纪后，日本能否保持全球平均寿命第一的位置值得担忧。

※ 不使用非常浓的香水，无香料的化妆品很受欢迎。

评：这倒符合我国中医关于芳香有损健康的理论，真难为日本人竟然还有此好习惯。不过，艳香抹身的法国女人平均寿命也蛮高，看来芳香损健康损得很有限。

※ 女士吃面包点心时，用手掰下一块放到嘴里，不会直接咬。日本人的胃口很小，初到日本的大部分中国留学生（男生），在学校食堂一份定食吃不饱。

评：不是日本人胃口小，不是日本人不能吃，而是他们认识到不能多吃，并全民性地遵守着。其实，当我们说日本人吃得少时，是在我们饮食文化背景下对他人的评述。人家那个饭量是合适的饭量，何谈一个“少”字？在日本人眼里，咱们吃的才叫“多”呢！而且是真正的“多”。

笔者单位食堂里常见几个日籍中年人员就餐，其每顿午餐所吃饭菜量明显较少，大约只相当于咱们体形瘦小女性的食量，且他们每顿的饭量非常恒定，不受自助餐菜肴好坏的影响。其吃相安静，一副挺享受的样子。

※ 日本的绿茶泡一分钟就可以喝。

评：我国宋代流传至日本的冲泡粉茶与碎茶饮法，日本人一直沿袭至今千年不变。而我们自明代起就改用整叶茶泡喝。以茶味而论，整叶冲泡的色、香、味都要强于碎茶。把茶叶碾碎了冲泡，茶味浓、析出快而彻底。日本保留碎茶冲饮至今也许有其重视传统或节省资源等方面的考虑，但从结果论上看，浓烈一些的茶味其降脂减肥的功能要更强一些，此点对日本人的长寿或许也有贡献。

※ 日本的饮食，吃的品种很丰富，但是都只有一点点。配餐中，绿叶蔬菜是不可少的。

评：营养要丰富，但吃的不能多，这是现代健康营养学的结论。日本的这种吃俗了不得。据说，位居全球女性平均寿命第二位的法国也是如此，也讲究要长寿当吃七成饱。日本人每顿适量绿叶菜的理念，不仅国民普遍遵守，而且见着同桌的中国友人剩下蔬菜不吃，会很执着地劝你必须吃掉。健康的饮食结构，我国多有宣传，但居民的认知度和坚守度却差得远。这种软文化上的差距追赶起来也不容易。

※ 日本公司业务关系新年拜年，带的礼品基本就是两条毛巾；公司来客，不管是什么工作关系，到吃饭时间基本都不提供午饭。

评：我国商务、公务会见或会议，一直崇尚把吃好、喝好放在首位。“吃好、喝好，会议也就开好”，这是很有市场的潜规则。无论是公务、朋友交往、退休干部年节礼等都以食物为主。什么时候，我们的公私务中不再重吃喝了，我们的平均寿命也就可能再上一层楼了。

※ 企业的年假，日本人一般不休，很少利用年假去旅游。

评：节假日，对控食族来讲，可谓是“危情假日”。无论是待在家中，还是朋友聚会，都考验着那根“吃”的神经。一个节假日体重增加好几斤，那是常有的事。能在常态饮食、体重无大起落中度过假期，几乎是评价“修炼”是否到家的标志。日本人干脆扑在工作上，也就少了一道“吃”的考验。

可不要以为，旅游很消耗体力，不去旅游是少了锻炼体控的机会。对于好吃族而言，旅途中体力的耗能远抵不上犒劳心态下多吃、多喝摄入的能量，出去玩了一圈，体重不减反增，那是很普遍的事。

※ 小菜一般都生吃，或者腌成咸菜（味道很淡，腌的时间也很短），实在是要熟吃的小菜也一般是用开水烫一下，再蘸点酱油吃。

评：这种吃法是低盐吃法，就是笔者隆重推荐的降盐方法。“高盐”民族，平均寿命排位不会靠前，饮食低盐是健康长寿的必要条件之一。

随着物质的丰富，轻腌咸菜我国早已流行多年。相对于吃传统重盐腌菜，这是个很好的势头。但从降盐的要求看，惜命者还应少吃或不吃“隐盐”多的腌制菜，总是新鲜蔬菜对身体好。

有观点认为，日本人的长寿，与其多吃鱼类有关。这种观点不吻合国际上其他长寿地区以家畜肉为主的现象。笔者认为，如果要在日本人吃鱼上与长寿做些联系评说，则大致可说：从肉类致肥的角度看，人们吃同等重量的鱼肉，比吃同等数量的牛、羊、猪肉的致肥程度要小些；日本人喜吃生鱼片，这与我们把鱼弄熟了吃相比较，实际会吃得少些。吃 100 克生鱼片，就是 100 克生鱼肉，而吃 100 克熟羊肉的话，要相当于吃了 150 多克生羊肉；日本人吃生鱼片是蘸着调料吃，而这种吃法比熟吃鱼也要减少摄盐量。

中国菜做鱼，除清蒸、糖醋烧法等放盐较少外，其他做鱼普遍讲究偏咸，认为做鱼要咸一些才好吃。笔者老家一直流传“咸鱼淡鳖”之说。近年流行全国深受欢迎的“水煮鱼”（实际应叫沸腾鱼）就是重口味的典型。中华民族对重盐的疏于防范，实在有着传统文化的根源！

吃什么不见得与健康长寿重要关联，怎么吃倒是有奥妙。在满足适度营养情况下，那种有助于不多吃的，有助于少吃盐的才是我们要讲究的。

日本的养生专家研究长寿，认真而不妄言。对总结出的有利健康长寿的饮食要义，老百姓也会遵守。中国养生文化多而杂，大家各取所需，走正路和走偏路的都有，长寿的多，拖后腿的也多，反映到社会平均寿命上咱们比人家差了一大截。

二、跨越饥饿

“饥饿”是人类抗击肥胖无法避开的一道坎，同时它又是减肥的最主要法宝。“饥饿”是人体消耗多余脂肪的前置程序。只有历经一定时间的“饥饿”后，我们的身体才会开启“深层消脂”。小饿小消，大饿大消，不饿不消。它是我们通向健康身材的必经之路，也是走向健康的胜利之途。若一有饿感即行进食，则犹如革命的火焰刚露出点苗头，就被你掐灭。

↘ 认清心因性饥饿

心因性饥饿，也可叫心理性饥饿，实际有一定的生理性原因，它是心理和生理交互作用的结果。大多数肥胖者，在逐渐肥胖的进程中，身体各方面机能已逐渐适应在高体重下的饮食方式，这就是高频率的进食，肚子稍稍空一点，就会给出进食的生理信号，加上心理上对饮食的不设防，甚至放纵，那嘴巴也就经常为吃食而忙碌。称之为心因性的东西通常被认为属于病征，是可以改正和应该改正的。因为，心因性病征的所谓生理问题，没有器质性病变，不能算是真正的疾病。但心因性病征确实又极为普遍，且许多比真病还难搞定。

经常关注戒毒报道的人会听说，吸毒者在生理上的消除毒品依赖只需两三个月，而在心理上彻底摒弃毒品，则非常艰难。成功戒毒的比率，与吸食毒品的毒性相关。对于毒害等级低一些的毒品，则从生理和心理上实现双戒除并不是件太难的事。减肥和体控中的心因性饥饿就是与低毒性心瘾比，那也是小巫见大巫，没有理由败下阵来。

减肥回到低体重状态时，彻底消解心理性饥饿，究竟需要多长时间调适，目前未见详尽的研究报告。比较明确的是，对于胃部的研究报告表示，一般节食三个月，胃部就会回复缩小。该结果表明，饮食缩减三个来月后，受饥饿袭扰时，胃就可以宣布它对此没有责任。问题是身体的其他系统呢？如内分泌功能、主要器官功能、神经传导系统等，它们的“逆收性”如何，恢复时间怎样？未见报告。以笔者的切身感受，体内各大系统逆向调适所需的时间应比胃部调适所需的时间要长得多，这应该是减肥与体控者面临较长时间抵御所谓心理性饥饿感背后的生理原因。

许多肥胖者在多吃零食时，是明知不该吃，而抑制不住地去吃，这与心因性饥饿相关。这时的吃，并不是有多饿，而是一种习惯，“眼饿”，生理惯性，不吃不爽。心因性饥饿，既然与心理一行为控制力相关，要解决它，也自然要从解决心理问题着手，最主要的武器还是我们的意志力，最有效的办法就是去干点与吃无关的事。

↘ 偶发的特种“饥饿”

从超饱和饮食方式转入平衡饮食方式，在胃部容积逐渐变小以前，初期就餐前的饥饿感会比较强，需要有强意志和一些辅助手段去克服它。当身体逐渐适应平衡饮食后，这种饥饿感会越来越衰减，趋于一种平常意志就能控制的状态。

减肥和体重控制中常规的饥饿感，只能依赖人类作为高等动物的意志力和建立良好生活习惯去克服它，别无良策。这里要说的是有时会遇到的特种饥饿。在日常生活中，减肥者会经常遇到这样的情况，即在某几天，你会突然感觉胃口超常地好，明明是吃得好又饱，过不了半小时或一小时，又饿感强烈，拿起碗来，哗哗一大碗瞬间又被消灭掉了。这时你会感到十分不解，因为你明确无误地知道，前面分明是吃够了，怎么可以那么会儿又吃呢？于是你得出结论，今日胃口“不正常”。减肥者在遇这种情况时，无疑是灾难性的，会使你苦心经营多日的体重成果灰飞烟灭，自信心受到重创，甚至有可能在短时间内就放弃继续坚持下去的决心。

中医认为这种食欲亢奋的状态，是阴阳失调胃火太盛所致。遇此类情况时，自我检视，能见自己的舌苔发黄、口腔异味较重等。用寒凉降胃火功效的药物解之。从西医的角度看，此类食欲亢奋状态大致是消化道内益生菌数量激增和代谢机能亢进造成，吃点消炎类药，也会有疗效。

其实，这种食欲亢奋状态，不仅减肥者会碰见，普通人群中也是常见的现象。要解决这种问题，如用饮食调理，则吃些苦瓜那样有清凉泻火之效的蔬菜即可，喝点泡得稍浓一些的绿茶也能缓解。若想更简单快捷地搞定，跑去药店买块把钱的三黄片之类的中成药服用几次，情况就会立刻缓解或平复。

别小看这种偶发性的特种饥饿，若不及时平叛，如果老发生的话，有可能使临时性的食量提升变为以后长期的习惯，结果当然不言而喻。

↘“饿过劲了”说明什么

日常生活中都有这样的经验，到饭点时，有饿感了，但因忙于某事，一时没顾得上吃，之后反倒没有明显饿感了。有人把它称为“饿过劲了”或“饿过点了”就不想吃了。其实，这与我们的机体节律相关。我们身体平常在对饿的感知上，存在节律和节点，在这个点上（一般是餐点），身体会习惯性地给出饿感。当然，不同个体的节律和节点会有差异，肥胖者的节律节点密度和强度有可能都会高于标准身材者。饿过劲了反倒没饿感，说明这讨厌的“饿感”，你要不搭理它，它会跑开，至少会暂时跑开。

从发现规律和利用规律的角度讲，明白我们身体的这种规律性现象，一是在控制进食中有不希望的饿感来袭时，就不必太当一回事，因为这种饥饿的刺激强度和时长是有限的；二是采取节点规避，如故意在节点上出去散步或锻炼等，做点分散注意力的事情，挨过这个节点，饿感也就平息了。这也可叫避免正面作战。坚持时间长了，饿魔的要求老得不到满足，慢慢地也就只得偃旗息鼓，饿点会减少、减短。

↘ 享受“饥饿”，利用“饥饿”——少吃点没那么难受

当劝诫肥胖者减肥，并告之最主要的是控制饮食时，胖子们最排斥的就是那听着让人恐惧的“少吃点”。

胖者通常会说：“就是想吃，胃口好。减肥了要少吃，那多没意思。”

你问胖者：“你以前像现在这么胖吗？”

胖者道：“不是，以前身材可好了！”

你问：“身材好时，肯定没现在吃那么多、那么好吧？”

胖者道：“那肯定。”

你问：“你那时感觉生活没意思吗？”

胖者道：“嘿，那会儿要是碰上吃顿饺子，可美啦！现在老吃反倒没那好感觉了。”

你说：“这不得了，何以少吃点日子就没意思了呢？自己以往的生活就可为证。”

胖者：“……”

你再问之：“社会上胖的多还是不胖的多？”

胖者道："那还是不胖的多。"

你问："是啊，要是回到标准身材行列去，不多吃生活就没意思了，那岂不是说，芸芸众生中大多数日子过得都没意思了？"

胖者想了想，又道："也许我有些特殊吧！"

你说："哈哈，也许吧。某天同龄人活蹦乱跳的，而你却躺在病床上哀怨，那时更特殊。"

其实，我们说"少吃点"这个词并不对，因为这明显具有装可怜的意味。该吃而没吃到位那才叫少吃，超过适量后再吃那叫多吃。吃得适量，那不能叫"少吃"。肥胖者应时刻提醒自己的用语不是"少吃点"，而应是"不能多吃"。这可不是玩文字游戏，实在是事关饮食量把握的基点，也与"减肥人生"时的价值观和意志力维持密切相关。

饥饿是人类的天敌，忍饥挨饿也被视为生活凄惨的标志。但对于减肥者而言，还必须正视"饥饿"，学会"挨饿"功夫，适应适度饥饿，并利用饥饿。饥不择食，把自己搞饿一点，对食物的好坏也就不那么讲究了，淡的、粗的、差的食物都能对付着吃，这时通常不再去追求色香味的食物，有吃的最要紧，于是，控盐、控高营养食材等都可在饥饿的进食中完成。

体控者未到餐点就有饥饿感了，说明前一餐吃得不太多，是值得肯定和坚持的现象。如到餐点时一点不饿，则说明前一餐吃太多了。

要给自己的身体以机会，尽量试着去忍忍饥、挨挨饿。我们会发现身体对饥饿的耐受力颇为可观，几个月时间，饿感就会慢慢降低。饥饿是一项可以训练出来的"功夫"，这叫主动性饥饿能力培养。特种部队有一训练科目叫抗饥饿训练，值得肥胖者参考学习。

饥饿既然无法逾越，不如干脆转而学会享受饥饿吧！肥胖必须由自己负责。如何把自己吃胖的，就可以把自己慢慢饿瘦回去。归途中风光无限，那个健康的你笑眯眯地在前方等着。

三、把住进口关对生命至关重要

对强调饮食与健康长寿间重要关系的人，通常被称为“饮食派”。一说起“派”就大有是众多门派之一的意思。其实，人类与外界交互的最主要行为就是由嘴部的进食，把不住嘴这关，吃得不科学，何论健康长寿。

↘ 吃得少并不是吃不好

一些朋友在发现自己得中度以上脂肪肝而决心治疗时，配合的饮食改善，很容易想到以后吃东西要清淡些。这种理念听着挺对，但不注意把握，很容易为治疗脂肪肝而走向营养不良的极端。普通所谓吃清淡些，“清”更多指向多吃蔬菜，“淡”是指摄盐要少，即崇尚多吃素食的意思。真要这么吃，对于改善脂肪肝倒是比较有效，但也要谨防营养不良。其实对于平常饮食能量摄入过多导致的脂肪肝，主要是指能量摄入过多，即吃太多、太好了。少吃并不是要改为素食主义，少吃与吃不好也不是一回事。肉可以照吃，鱼也可以照吃，高营养的东西都可以吃，就是不要多吃，加上注意增加锻炼和喝水，搞定脂肪肝基本是小菜一碟。

肝脏的正常运转，需要一定的营养，适量高脂肪的鱼肉类有利于养肝护肝。超量营养摄入会导致脂肪肝，同样，营养摄入不足也会危及肝的运转质量。关键还是营养摄入度的把握，过和不足都不可取，切忌从一个极端走向另一个极端。减肥时的饮食也同理。

↘ 不以贵贱论饮食

“物以稀为贵”，这是句一网打尽历代天下学者的谚语。其对物品社会价值观的透彻概括发人深省，在行为科学与社会心理学上都有着“醒世恒言”的作用。与饮食对应理解这则谚语时，可给我们太多的提示和告诫。

既是以稀少为贵，在饮食领域即意味着，贵的东西就未必是好吃的，也未必是富于营养的。这在一些海味中，表现尤其突出。酒店中所谓高档鲍翅宴里的鲍鱼、海参、鱼翅，在鲍参人工海水养殖成功之前，售价十分昂贵。但其食材本身基本可说啥味也没有，全靠高汤兑味，营养成分也是以胶原蛋白为主。如果只是为了摄入胶原蛋白，吃点猪皮之类就可完全替代。吃稀因贵，贵了意味着待遇和身份，实际上，这是社会赋予了食材以外的文化意义。有钱了，偶尔吃吃鲍鱼、海参，倒也没什么，但如因此而减少了蔬菜、五谷杂粮的摄入，就可能适得其反，不如一餐家常饭更符合身体所需。

“稀为贵”的反面是“多则贱”。凡贱之物皆因多，但并非不好吃，也非营养差。实际上，作物类的粮食、蔬果，历经几千年而立于餐桌不败，它才是我们最重要的基础性食材和生命之源。五谷杂粮不仅养人，而且食用安全。笔者在痛改前非后，吃米饭、面食时常做一种假设，想象稻子和麦子为奇绝峰顶上生长的稀罕食材，当适度取之矣。其实，上溯一万年，它们就是野生珍稀之物。

日常饮食不以贵贱论“英雄”。强调这点，是因为现实中能守住它并不是件简单的事。尤其是那些富裕家庭或人士，有以吃得好为荣的观念，所谓不求最好，但求最贵，如果吃上面花不进钱去，甚至会有生活过得冤的感觉。穿着上的虚荣，不过招来一点儿他人的负评，而饮食上的虚荣，极易危害健康。当发现简约而健康的饮食，家庭某餐购买面食的花费超不过人均一元时，千万不要有郁闷之感，而要有“制度自信”，要赞许自己的“健康坚守”，并以此为荣。

若一定要在餐桌上多花些钱才能对己、对客好交代，那就选些价高的

“功夫菜”为是。因功夫菜的用料大多普通，只是菜品里多凝结些技术、人工成本，会有利于膳食平衡些。

↘ 想吃的未必是合适的

饮食重大误区之一是，许多人认为只要是自己想吃的，就是身体需要的，也是对身体有利的。持这样理念的人，认为想吃某一食物，是因为体内缺少它，并给出了需要的信号。当然，该理念不涵盖诸如吸毒、酗酒、吸烟等公认的不良习惯，主要是对进食普通食物的态度，而这仍然可能是错的。

现代营养学结论，已使我们对过多依赖盐和糖的危害有了较为明确的认知，但这远远不够，还应扩张认知领域，并须持医学哲学层面上的认知。人类感觉器官在把握食物“进口”的健康结果上是一个职能非常有限的“海关”。更遗憾的是，持续强化的偏食习惯，造成身体的疾病，不但不给警示，还形成更加的偏食依赖。从饮食逆向探源人的疾病时，考察人的不良饮食结构可大致感知人们的易发疾病。有研究指出，即使是作为最普通的大米，如每餐死磕米饭，也不利于消化系统的健康。少吃蔬菜和不吃肉类的体质特点，稍有观察经验的人就可一看便知。过度嗜好烟酒者的脸相人所共识，最终危及心脏时脸会虚肿。

↘ 贱命一条，有运无命

能不能多吃点、吃好点，还得掂量掂量自身的家族史，所知的上三代以及家族渊源中从未有发迹可延续几代的家族史，世代过的都是粗茶淡饭日子，这意味着身体的传承基因里，并没有对付较多高脂肪、高蛋白的经验，而到了你这一代突然事业有成、生活富裕了，必须得悠着点吃。家可富，人不可富态，不能给身体添加它无法承担的饮食之重。以天天吃香喝辣鸡鸭鱼肉度日来展示和享受生活，就易落入有运无命的境地。这时，我们以“贱命一条享不得福”来自嘲和把控，不失为是个好的平衡心态的方法。

↘ 饮食的基准线问题

当我们说，适量是宝，过量是毒，或者强调适度饮食时，实际背后隐藏着一个饮食基准水平问题。这个基准水平是指普遍应遵守的一定饮食总量和饮食结构，低于或超过基准水平都对健康不利。而现实中人们对这个基准水平的研究和阐析远远不够，甚至可以说缺少广泛社会性和政府层面的重视。人们对于饮食基准水平的掌握处于一种无序的概率撞运状态。那些有意和无意间遵守标准水平的人们享有健康，而那些达不到标准水平或放纵饮食水平的则身处险境。

人们对饮食水平的认知和认可，随着社会发展的变化而不同。饥荒时期吃糠咽菜是“苦日子”，能有白馍吃那是富人的水平，而现在谁要是白馍就着黄瓜吃，会被认为生活水平太差。一碗泡面、一份便当就餐被认为是“对付”。遇餐是一荤一素就可以，还是得几菜一汤才算吃得可以，似乎成为悬案，这在公务接待标准的掌握上体现最为典型。人们并不十分清楚那个被自己认可的吃法究竟离健康饮食有多远。如果那个符合人类健康的饮食基准水平原本是菜品很一般的，且有较严的总量和结构要求的话，那现在许多人的饮食生活就可能已越过基准线太多太多了！

早期收入低时，吃鱼吃肉要精打细算，老长时间才能吃一次。而眼下的生活水平和物质供给，大多数家庭可随意买来吃。人们很容易产生的一个情感取向是，“早年不能多吃鱼肉是因为没钱，现在不差钱了，就敞开吃呗。”很少会思及那难得鱼肉的日子是否更接近我们的健康生活。这是社会变迁中非常有趣的现象，容易让现代人“着了道”。

国外有学者认为，人们最适合健康长寿的社会物质环境，是中国20世纪物质短缺时的七八十年代。天哪，那可是城市居民每人每月凭票供应肉不到一斤，食用油和糖极度紧缺，水果半月难得一吃……年过半百的过来人有谁愿意认可和回到那个年代的饮食水平？细究国外学者关于七八十年代物质水平最适合健康的结论，会引起大争论。但该理论是对健康饮食基准水平的思考，是将社会发展下的饮食状态按时间排序而做出的描述。其言虽绝，却值得我们深思。

当笔者整合本书所述，回答什么样的物质环境最有利于健康长寿时，竟也是指向于饮食的适度短缺供应时期。更有意思的是，笔者自身减肥后的体重，也恰恰是回归在20世纪80年代初期的体重记录上。一如文中所述，回到那个时期的体重就应尊重那时的饮食状况。然而实在做不到那时的“清苦”饮食，也就只有每日的疯狂运动去抵消贪嘴而多摄入的营养了。所谓20世纪七八十年代物质条件最适合健康长寿，也许是感叹短缺经济特有的环境约束。

我们可以希望社会再发展一些，可以用智能手机，可以开豪车，可以去星际旅游等，但支撑我们身体健康长寿的物质所需却没有与时俱进，现实的物质供应状况应早已远离“充要条件”。体重与健康长寿之间的关系，充满着哲学的辩证法。其核心要旨之适度原则，究竟如何适度，当是科学长期的任务。

↘ 必须守住的第三条防线

一是环境的限制性防线：这是外源性防线。在饥荒年代或物质短缺时期，食物供给受限制，人们普遍不存在肥胖的防务问题。这也可称为天防。

二是身体的自平衡防线（生物防线）：我们身体对体形有一定的自平衡能力。对饮食平衡控制力强的人来说，这条防线会平稳地维持体形。不过从各发达国家肥胖盛行的现实看，我们机体的平衡力度比较有限，一旦遭受过度饮食冲击，可谓不堪一击。有意思的是，标准身材者往往并不觉得自己有意识地运用了平衡能力。而肥胖者也往往不承认自己在平衡能力上有何失职。

三是基于理性认识的行为控制防线：当食物限制性条件消失，自平衡能力已失灵时，人们的饮食态度在体形和健康上起着决定性的作用。这是现代社会需要重视和动用的防线，是依靠理智的防线。

对现代社会的肥胖一族来讲，第一条防线已然不存在，第二条防线已被突破，就看第三条防线了，这条防线如再守不住，步步退缩，危险也就渐渐逼近。

↘ 成熟的饮食理念标志

我国幅员辽阔，民族众多，地方性特产丰富，由此演化出了不同的饮食文化。然而，透过林林总总的饮食特色，背后的食材类别构成大都差不离。支撑生命的主要物质，动物脂肪和蛋白、粮食谷物、蔬菜瓜果等主项各地都具备。所不同的是沿海、内陆平原、山区盆地各自居民在饮食侧重上有所差异。可以说，到目前为止，世界医学还没有关于环境性食材限制而影响健康和长寿的研究报告。也就是说，无论哪儿的居民，都可以通过科学合理的饮食方法，获得健康和长寿，尤其在物资交流便利的现在更是如此。

影响健康长寿的饮食，重要的是能秉持正确的饮食取向，而其中首要的是摒弃不合理的饮食理念。用眼下时髦的术语就是饮食生活中应有“负面清单”。我国社会中富家治家的负面清单常见内容是不得涉毒和涉赌，对于健康管理而言这当然不够。不合理饮食理念中，最要不得的是“偏食”，老跟某一食材过亲，即通常所谓的“我最爱吃什么，从不吃什么”。这种选择性饮食风格，如是发生在“类”内选择倒是没啥，如肉类中不吃牛肉，但会吃猪肉，抑或不吃地上跑的动物肉，但会吃水里游的鱼，这种类内的偏选应该不会对健康构成多大不利。但不能发生把整类基础性食材排除在餐桌之外，如不吃肉类或摄取量太少。现实人群中犯错较多的，是对蔬菜类食材的排斥，如长达数日不吃蔬菜。一定要记住的是，人类原本是杂食动物，支撑生命健康运转需要众多营养成分，包括多种微量元素。当然，所谓杂食动物的杂食，是相对于肉食动物和食草动物而言的，主要是指食谱较广，吃食许多东西都能维持生命。

饮食把握中，一定要注意肉类不是人类食谱里的主项。医界普遍讲究的所谓红白肉的安全等级之别，其实未必，关键在于肉类不能多吃。

健康的饮食理念，应该摒弃“我想吃什么就吃什么”的习惯，决不固执坚持“我喜欢吃那东西，我就是好那一口”等。只吃我喜欢吃的，这通常是比较糟糕的饮食理念。尤其是肥胖者们，其饮食人生一个成熟的标志是建立**“我该吃什么、怎么吃、吃多少”的理念。**

↘ 长寿的奥秘究竟是什么

追求健康长寿是人类永恒的一个命题。越是富贵，越是生活好起来，人们对长寿的追求越是强烈。人们究竟要怎么做，才能超越平均寿命，使生命之旅更久远？至今我们还在探寻着其间的奥秘。笔者因减肥而自然关注健康长寿的问题，由此对既往社会研究的结论进行一些梳理，结果颇值得玩味。

既往的长寿奥秘探寻主要锁定于饮食上，这没错，但在接下去的探源上就可能犯了方向性的错误。从古至今，人们对长寿的归因，自觉不自觉地热衷于琢磨吃点啥玩意儿能使我们长寿。令帝王热衷的丹丸，延年益寿的秘方，或者某一单种的药材，都是如此。**实际上，长寿的秘诀并不在于**

我们多吃了什么，而在于不能多吃。长寿之道原本不是通过饮食上的“加法”产生，而是更应注意饮食上的“减法”。

进一步思考这种从“加法”中寻求长生之道的做法，内里还潜藏着“医者”的利益驱动问题。历来宣扬名医、神医，不外乎渲染神奇用药之术。如若长寿之道主旨不在药，而在于不少不多的合理饮食的话，这意味着长寿主要是一个自主问题，如此将妨碍“医者”的捞钱。把长寿加法练到极致的典型代表是古代道家的炼丹术，不知害了多少人因重金属中毒而提前结束生命。

更糟的是这种加法式求寿之道还与芸芸众生的普遍心理相吻合，即祈寿者也是希望有一种神奇之物能延年益寿，尤其富贵者更是希望有一种贵得普通人吃不起的只有他们才吃得起的奇异之物，才心满意足。切实而言，这种不当趋利和不当理念结合的现象，长期流行且蒙蔽了长寿的真相。想要长寿，唯有众生自己擦亮眼睛，避免被人误和自误。

梳理长寿者的生活，倒是有一些容易被忽视的共性值得我们注意：

长寿聚集现象，以乡土社会为多。

长寿者基本都是瘦身材，很少见到肥胖长寿者。

长寿者在高龄时仍还从事着适度的劳作或活动。

长寿者的饮食较为清淡，五谷杂粮为主，吃得不多，并不忌荤腥，从不暴饮暴食。

长寿者生活境况并不贫困（终日衣食无靠的不可能长寿），即使有经济条件可以的，其生活仍是简朴地过。

未见长寿者中有酗酒等不良生活习惯。

长寿者生活起居大都较为规律。

长寿者性格脾气大都较为平和。

……

长寿之道在哪儿，应该就在这些平淡简朴的饮食和生活方式之中。而这些其实也只是看似平淡，因为对大多数人来说，未必就容易终身去那么做和坚持。长寿是一种生活方式长期坚守的自然结果。人生的不良诱因很多，平淡的生活潜藏着健康的福气，富贵发达了反倒容易走向健康的反面。一旦发迹了，人们很难再秉持清贫些的日子，以吃香的喝辣的为荣，以终日酒肉为耀，如此，活不到平均寿命也是自然的事了。

长寿村的成因探源

目前已知的对长寿者聚集区的研究，并没有发现特殊食材上的归因。虽然研究者试图往特殊饮食和环境上归因，但最终都因结论经不住推敲而作罢。当试图去证明此地长寿者多，可能与某个食物相关时，发现别地长寿者不吃这东西；当试图论证某地长寿者多，可能与山清水秀环境条件好相关时，发现背景数据并不表明环境条件好的平均寿命一定会高些；当沿着不吃高脂肪、高胆固醇的肉类有利健康思路探寻时，发现许多长寿者不仅吃肉，还吃城里人很忌讳的动物“下水”。科研人员关于长寿的考察，经常是满怀希望去探访，一头雾水返回来。

问题出在哪儿？笔者感觉是把问题搞复杂了，真相可能既简单又平淡。解析个体的长寿之道归属于养生学范畴，而解析长寿村现象，当用社会学的方法视之。

长寿者的聚集，如某个村落或某个区域高龄者特别多，从其在地域上的发散分布，可以排除长寿者聚集背后的物产和环境因素。其实，**高龄老人占比是否高，也就是能否称得上长寿村或长寿县，应该取决于社区内人们对长寿者生活方式的学习或模仿程度。那种引向长寿的生活方式，其乡俗模仿度越是广泛和持续传承，则该社区的长寿者相应比率就高，且世代延续。奥秘就这么简单。**

至于长寿聚集最常见的形式——长寿村，这应与我国南方乡土社会传统村落的形态结构有关。以徽式建筑为主的群居方式，比之单门独户和城市单元房的居住方式，更有利于居民的互动交流与好的生活方式的影响和传播。学习榜样的人多了，长寿者的比例也就高了。长寿村展现的是见贤思齐的厚度，应把它视为人文方面的先进典型才是。长寿村作为生态旅游点，有偏导世人的嫌疑。

长寿者的聚集，最初的由来未必是人们的主动性行为所致，可能是生活的环境性约束导致的无意间结果。不甚富足的生活，自然过着相对简约的日子，无意间却走向了高寿。人们发现那些富足生活的人通常不是活得最长的，长寿者往往是那些日子过得简约的人，于是就产生了逆向的生活学习，并作为一种文化进行传承。科学发现本身就是既有偶然又有必然，人们的选择才是重要的。这对我们的启示是，衣食无忧了，或用经济学术语描述，当恩格尔系数越来越小时，如何重建简约生活环境，坚守适度均衡生活的重要性，这个“坚守”的普及率和持续性，将最终体现在国民的平均寿命上。

↘ 健康长寿饮食标配参考

一定要给出一个最大概率走向健康长寿的饮食指南，说起来可能让人大跌眼镜，因为这将是一个极为简单的有约束性限制的量化集群数。

① 每日摄盐量不超 4 克。

② 摄糖量做到我国人均每日摄入量 20 克（含果糖）即可。

③ 粗细粮食物应占每日食物的过半量（每日必吃）。

④ 肉类食物每日 50 ～ 100 克（计量可不限生熟，红白肉可兼吃），视身高、体重酌定。可每日吃，也可数日间累计吃一次。此摄取量既是安全量，也是必需之量，不可多吃，也不可不吃。也不要那种只吃瘦肉不吃肉皮，或只吃肉皮不吃瘦肉的操守。皮中富含胶原蛋白，瘦肉中含多种氨基

酸，人体都需要。有钱人在这个量内，置换成吃鲍鱼、海参什么的都没关系，就是不要长期跟一样食材过不去，经常换着点花样为好。国际国内专家都见有对肉类摄取量的设限，数量相差不多。世卫专家最近给出的安全量是每日 75 克，不过笔者认为对肉类摄取量以绝对数表示，本身就不妥。本书对肉类每日摄入量的界定，主要是基于控制健康体重而得出的。能量平衡的饮食结构内，肉类的过少和过多摄入，会带来结构上的连锁反应，会累及体质和体重。

⑤ 蔬菜每日 150 ～ 250 克（每日必吃）。

⑥ 水果每日不多于 250 克（视其他摄糖量决定是否每日吃）。

⑦ 蛋、奶、豆制品、菇菌类等适量摄入，不必天天吃全。

以上参考食谱当受 BMI 指数限制。增品种不能增总量，减量需均衡酌减。该推荐食谱涉及数量标示的，主要考虑到有些流行推荐量过高。适度变动除盐、糖和肉食外的食物量也无不可（总量内变动）。

在现代食物供给背景下，看该食谱可谓平淡无奇，但对于“问题饮食者”来说，能基本遵守并不是容易的事。而我们退回至物质短缺年代来审视该参考食谱，实在是一个奢侈的标准。

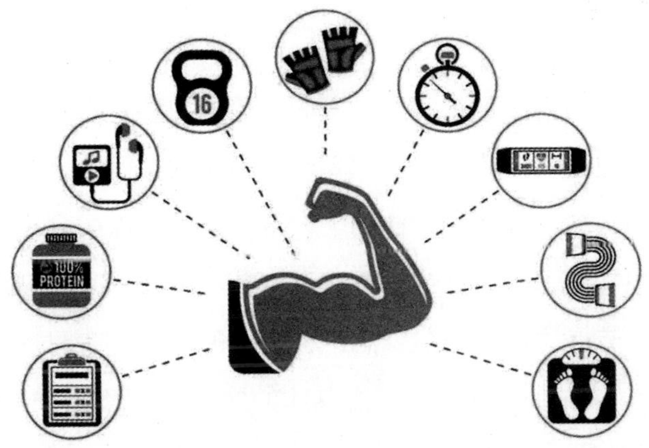

第六篇
夜话集

表面上看肥胖就是多吃导致的结果，而思考其成因时，却发现牵涉面非常之广泛。清理修复那些与肥胖关联的负面因素，一如电脑的系统修复，哪个支项都不能有问题。而人类实际远比电脑更复杂难缠。

一、谚语新解

作为文明古国的我国，有着大量言简意赅的谚语。许多谚语，详细阐述背后的深意，往往可以写本书。国际政治争斗中，西方一些国家玩尽花招，以为自己多么智慧善变，但在中国人这里，从语库中拿出一两个成语就可非常到位地描述之。而且这种洞察和概括能力，不用专家出言，连普通老百姓都会。值得注意的是，我们这种精要的语境，有时反不如大白话更起作用。语言精练到极致时，一些具体的内涵反而不去细究或被忽视，该还原时也得不怕烦，说细点也许更有效。

↘ 人贵有自知之明

古人在“自知之明”前加了“贵有”两字，反向细究，实际指的是人具有“自知之明”是难能可贵的，应该加以褒奖。对应于我们的饮食，肥胖者对于自己是否吃多了，往往没有合适的认知。你告诉他，人不吃多是绝不会肥胖的，他则一脸无辜。这是个很有趣的现象。一些肥胖者并没感觉吃多，应该是真实的表述。问题出在哪儿呢？笔者遭遇的一个场面很有启示意义。某日一对同学夫妻来访，饭后聊起自己感叹如何节食锻炼瘦身，树立起视过量饮食如同服毒的理念，等等，说话间我往自己嘴里塞了三四个小南丰橘。这时只听同学老婆一声惊呼道：“你还说节食，就你刚才吃到嘴里的几个橘子，已超过了我平常一日的水果摄入量了。”听之尴尬啊，自己认知的所谓节食，在标准身材者眼里竟是一个让人惊呼的量，怪不得自己每天像疯狗般走路锻炼，控体那么艰苦，还是吃多了！

许多肥胖者不感觉自己吃得过多，是压根儿没把吃水果、喝饮料当作能量摄取计量，只认为主食量摄入不多就是吃得不多了。

感觉自己的食量等级如何，应把自己的饮食状况放在人群中去比较定位。不要相信肥胖者自己的感觉，要去跟那些标准身材的朋友做饮食生活习惯的量化对比。一定要从个人“自怜”情感中跳出来，思考一下为什么别人没胖，自己却吃得那么胖。当有心去寻求差别时，则会发现瘦者们吃的远比咱少。咱吃的那些乱七八糟的玩意儿，瘦人根本就不碰。

也别看某日午餐上，瘦身材者与你吃得差不多，甚至比你多一点，不妨再追问一卜他们晚餐及餐后的进食情况，你会发现他们的晚餐几乎算不上是“餐”，而且“餐”后的“进口”活动基本灭绝。而肥胖者正餐食量往往不过是奏个序曲，餐后的水果、饮料、小零食源源不断地顺嘴塞进才是主旋律。其吃时根本不去想，也不愿意想，这些都是超量的致肥之物——没有自知之明呀。

↘ 饭后百步走，活到九十九

坊间流传很久的俗语“饭后百步走，活到九十九”，大致应是人们关于运动和健康长寿之间关系的至理名言，有着深刻的内涵。“流水不腐，户枢不蠹”表述的也是相关的意思。古人所讲的饭后走一走，应该也就是活动活动筋骨的保健讲究，并非指现代饮食环境下除了活动一下之外，更要“赶紧”锻炼消耗能量所需。细究起来，饭后百步是好，活到九十九则未必，但比之不活动的肯定要健康长寿些应是无疑的。至于是否饭后走个一百米步就能达到较好的锻炼效果，那可不能机械地理解。前人饭后百步之说，是基于历史社会生活环境的总结，早年乃至既往的整个社会生活，除了少数贵族阶层会过着衣食无忧及至朱门酒肉臭的生活外，广大的平民百姓基本能粗茶淡饭青黄相接就算是太平盛世了。也就是说，饭后百步走就能达到较好的健身效果，是指那种日常饮食以碳水化合物为主，能量摄入大致只够基本生存维持量状态下的身体运动要求。

20世纪70年代初期笔者读高中时，同室有一来自有习武村俗的同学，在与其言谈中了解到，其父辈们也只有在逢年过节吃得较好时才会主动督促后生们去练武，因为大量运动需要足够能量摄入为前提；一些足球教练在招收孩子学员时，会调侃提醒，家中每日供不起二两熟牛肉的请不要报名。而在那个缺衣少食的年代，少吃多动以求瘦身是极为罕见的事。对于现今社会，物质饮食条件极大丰富，尤其对于城市居民来说，商场、市场上各种琳琅满目的菜品食物刺激着眼球，也诱惑着原本贪吃的人们，许多人存在超量营养摄入，富贵病随之也就附身。在富足饮食环境下的健身运动，也就再也不能死守老祖宗的饭后百步走就行了，而是要几千步及至上万步才行，否则起不了明显的健身效果。

细究古人“饭后百步走”之说，并未给出走得越多越健康长寿的意思，即不强调大运动量，只讲究适度活动。眼下社会的“暴走”一族，说白了是给多余营养找出处。若饮食摄入能遵从适度，则并无必要加入“暴走”族。当然，城市生活的封闭“独”性，以参加集体暴走或集体舞等形式来谋求社交身心愉悦的，则是另一回事。

关联性的命题是，古人留给我们的关于养生的动养和静养之分，大抵应是，能做到平衡饮食的，可持“静养”；饮食有超量的则需讲究“动养”。至于两种养生之态，哪种更健康长寿些，还不见有研究报道。本书的观点当然是不投“动养”票的。

↘“病从口入”考辨

“病从口入”的谚语不知从啥时开始流行。这是自古相传的警示语言。但此话的深刻含义常常被人们理解窄了，一般只理解为吃了不干净的东西，闹病了，或者无节制地偏吃某些东西，自取其咎，如吃小龙虾患上哈夫病，腌制菜吃得不对致亚硝酸盐中毒等。这则谚语原本揭示的意义中，是否包含了人们吃得太多、太好而致病这一层含义，现在已不易考证。从传统社会普遍的物质短缺角度看，古人应没有太多理由在“病从口入”里警示我们，不仅要避免吃不洁和不健康的食物，而且还不能吃太好、吃太多。因为在过去那个历史环境中，社会的关注重点是能否吃饱，很少发生吃得太好的问题。但该谚语倒是表述了健康与饮食的重要关系，而“口”这个门户，其“进口”关税政策如何，实在关乎着健康的大计。从饮食与健康的关系讲，许多疾病都几乎与不良的饮食习惯相关，当你去查询一些患者的饮食习惯时，大都可以从中找到致病的根源。肥胖也不例外，所有肥胖实际都是没管住嘴而过度饮食造成的。只是这里从口入的病，不是显性疾病，而是隐性的，长期伤害身体的肥胖症。

酒肉臭的“朱门”和宫廷里的生活，因营养过度而危害身体健康的现象应该是有的。从学者研究发现，古代宫廷里的最大消耗药材并不是人参类的补品，而是作为泻药的大黄，由此应能看出些端倪。相信宫廷御医们在营养过剩而致病方面应有好的医论，可惜那些经验之谈，因缺乏社会需求的基础，并没有广为流向社会并传播至今。

↘“过晚八点不食”价值如何

营养学家会煞有介事地告诉你，由于人体代谢能力晚上比白天弱，晚八点后进食不易消化，不应在此时之后进食。

对于体形体质大致正常，尚不用太讲究饮食控制的人来说，遵循过晚八点不食，也许是个健康的选项。但对于减肥或体控中的人，特别是那些饱受睡前饥饿折磨，经常要吃点东西的人来说，笔者觉得倒不必把“晚八点”看得太重。晚八点后可以吃，但应该是在总量内吃。即只要是总量内的挪移分配食物，不必计较晚八点后的弱代谢问题。如习惯晚睡者，把晚餐安排在晚八点后进食，往往会消弭睡前饿感。另一策是，减少晚餐的食量，留少部分用于夜间补食。

只要一天的食物摄入总量控制住了，啥时候吃，并不重要。代谢弱时吃反而更容易抗饿才对。人们一般的代谢能力昼夜差异原本是长期作息习惯造成的。晚间以休息为主，身体代谢自然也工作得慢些。但那些“夜猫子”们，作息习惯已非常态，代谢规律也会有所更改，饮食时间上自然可与时俱进些。

原则是，就那么些食物总量，啥时吃可根据各自的作息和生理特点自行安排。但若不是考虑人体代谢问题，而是把“过晚八点不食”当作一种自己控食的铁律遵守，那是另外一回事。

↘ 楚王好细腰，宫中多饿殍

该典故原指楚灵王喜欢细腰人，害得国中人少吃致体质羸弱，有后人延伸描述楚宫女性，应是合逻辑的。残酷畸形的宫廷男女生态，使不幸进入帝王家的女性，为了吸引皇帝的眷顾，竟为伊消得人憔悴，致生生饿死，乃有千古名言，让后人唏嘘感叹。

然而从减肥的角度去解读这“楚宫怨像”，却另有说头。其一，宫廷生活在物质上自然富足，但愣是有些女性，为了细腰而活生生挨饿，这是减肥成功的历史铁证（撇开道德评判），只是走向了体控的极端，导致了现代医学描述的重度厌食症而致死。其二，那时的宫女们显然很清楚，保持身材苗条的最有效方法就是严控饮食，并身体力行；而现代社会，能量摄入小于能量支出是减肥要旨，这样简单的道理，胖友们的认可和践行度却并不高。其三，来自异性的关注，适时地给减肥者认可、鼓励，对强化体控者的意志和行为，也是很重要的因素。无人关注和无人喝彩，极易使那些在减肥上徘徊的人产生“破罐子破摔”的念头。

为自身的健康，为他人的“悦己”，都是建立持久体控恒心所需的动力。如果待见你的人实在不多，哪怕是提高自我欣赏度，其结果也是有利于健康长寿和环境美化的。

↘ 是药三分毒，不是药也有毒

“是药三分毒”只是提醒我们不要乱吃药，能不吃药以不吃药自愈为最妥。其实，就是普通食物吃得太偏食了也对身体大不利，何况药物乎。就是再合理的膳食结构，我们的牙齿上也会长结石，这是食物酸碱性难以平衡的表现，而代谢结果上的偏酸和偏碱都可理解为“毒”。多吃利于减肥的苦瓜或韭菜也会对身体带来不良反应，因为前者太寒后者太热。

西医西药中则有些药其毒副作用还不止“三分毒”。降压类药就是较为典型的“毒群”。几乎每一种降压药的说明书上标示的副作用都可达十来种之多，很是吓人。笔者治疗高血压期间，见某药的副作用上写着，有可能导致男性乳房女性化。这还了得，最终逼迫自己走向了寻求不吃药的办法。从几大类降压药的功能原理上看，利尿类药物，通过利尿减少血管内血量，达到降压的目的，但因此增加了肾脏的负担；有的降压药是通过增加心脏跳动次数去降低血压，这显然会影响心脏的使用寿命，岂不是找死；有的降压药是通过抑制血管紧张素谋求降压，这看似科学点，但实际是外源性干预体内激素调整系统，把人体的自控系统搞乱了，更有不可预知的后果。不过，绝大多数药物只要按正常量服药，是谈不上有“三分毒”的。

通常认为中医中药有明显毒副作用的较少，其实不是没毒，而是毒含量低而已。一定意义上讲，西药之毒可理解为食物毒的浓缩版，其作用和副作用自然都倍增。如减肥治疗上，中医所推荐的有些食物或中草药，其实都是有利尿功能的东西，与西医的使用利尿剂是一个道理，只是有效含量少，结果上没有西医的利尿剂效果快。

“是药三分毒”，中草药也不是绝对安全。但无论西药还是中药，适当取用一般都不用担心对身体造成多大实质性的损害。实际上绝大多数药也只是起辅助作用，真正恢复健康还得依靠身体自身。

↘ 要想瘦就装修

“要想瘦，就装修。”这是坊间流传的谚语，表述很是有趣。笔者也正是因家里房子装修，体重急剧下降，才开始反思和总结，并有了之后将“革命”进行到底的坚持。不过，回头想想这装修和体重下降之间的因果关系，实在是含有多方面的道理。

住房装修可谓是城市家庭中的“曼哈顿”工程。短短一两个月时间里，腾房、破拆、刷漆，水、电、气线路管道从设计到材料购买施工等密集上演，油漆工、瓦工、木工、电工轮番上阵，是众多技术、工种、材料的总成。头绪多，牵涉领域广泛，房主为了有效监督，得突击学习、取经，既要考虑材料、工钱的价廉物美，又要提防工头设局蒙钱做冤大头，以及后期烦琐耗力的“开荒”清场等，实在是既劳心又劳力。劳心加上劳力在身体能耗上是双重支出，而更重要的是，连续操不完的心，带来的结果是无心思吃饭了，也无暇去琢磨怎么弄好吃的，装修期间每日的食物摄入量明显少于平时，而这才是装修和瘦身之间最重要的缘由。

一个有趣的结论是，许多被认为有减肥功效的活动，最终都需经由减少饮食实现。在现代营养物质条件下，再费心、再费力的活动，其消耗的能量都变得很有限，唯有这些活动会作用于减少进食，才是有效的根源。

遇家装这样的烦心事时，减肥可谓十分轻松。但家庭装修，多年才能遇上一回。装修事毕回到正常日子后怎么保住装修期间体重下降的成果，那才叫最大的“政治”。其间的感悟是：苟有劳心费力事，当是体控大幸事！没事当找点事干，不怕瞎忙乎，赚个好身体就值。

↘ 从恶三天崩，从善三年难

人性善恶问题，自有文明史以来一直在争论。人性中恶的方面在与食物相关联时，表现更为突出些。许多已被人类驯化豢养的动物，一旦处于进食状态，则狰狞的本性就显露出来，连主人也不认。物质相对丰富的社会，人们虽不用相互间争食，但个体在贪食方面却展露了我们动物本性的一面。

从谅解的角度看人类饮食上“从恶”更易现象，那是因为“贪吃”“胡吃”行为更符合我们身上的“兽性”。大快朵颐地吃到所谓自然饱，那历来是日子过得滋润的象征，一旦提倡饮食上的节制，则非大智慧不能接受。饮食上的“从善”是要我们超越本性，学习和维持的难度自然就大了。

“从恶易，从善难”是古人对后人的警示，表明与不良习惯抗争的难度。避免陷入该魔咒的最有效途径，也需谨遵古人给出的训示，“勿以恶小而为之”，谨防积小恶为大恶。

眼下钢铁与造船业等的产能过剩问题，在事情恶化的萌芽时期没有抓好，等这些恶果做大了，就积重难返无法善了。健康问题也一样，平时不防，等出现恶症了，再想逆转，神仙也犯难。最典型的是吸毒现象，别等吸上毒品了，再去琢磨怎么戒毒。有些错误犯了还能改，有些错误则根本不能犯。应该说，对毒品问题，我国政府和社会的预防认知是十分清晰和态度正确的，即远离毒品，那玩意儿连试一次都不行。但在国民健康问题上，许多关系重大的生活方式，还没上升到形成社会性和民族性的目标上去指导、宣传和推广。

三年何足惧，保命之举，一辈子都得坚守。

二、减肥中的那些冤假错案考评

命案的冤错，使真凶逍遥法外，或继续危害一方，为此舆情汹汹，正义蒙羞，司法失信。然刑案之冤错与医案之冤错相比，实乃小巫见大巫。因为医案冤错漏网的真凶危害的不是几个人或一方，而是成百上千万人甚至几亿人的健康，且一直延续危害至真相大白时才可能终止。

↘ 谜案之心理治疗真能减肥吗

曾有报道说某胖妞去心理治疗减肥师处就治，历时一个月，体重减了七八斤。见者都称奇，这年头啥忽悠都有，去心理医生处咨询聊天也能减肥。从理论上看，心理疗法本身不可能减肥，不与节食和运动关联，要想把体重减下来都是瞎扯淡。但如果心理治疗只是作为幌子，实际添加了控食洗脑影响的话，那就自当别论。另外，细看该报道描述的胖妞平时生态，不仅莞尔。原来此妞超级肥胖，平时不出门，无业，在家几乎不停地往嘴里塞东西吃。如此就好理解所谓心理治疗一个月的减肥效果了。

其就诊的一个月里，每日前往诊所，来回路上以两小时计，路途中处于公共场合加上心中有事，一般不会边走边吃；在心理医生处语言互动，又是为减肥而去，也不至于在诊所里吃啥食物，这时间段个把小时也应有；回到家中，总有点减肥余劲，半小时内忌口不吃也应有。如此对于整日不停吃东西的胖妞来说，她在接受心理治疗间，每日比平时多出 3 ～ 4 小时的停食。加上每日去诊所，无论开车、打车、坐公交车或步行，实际是开展了一定量的运动，这样坚持一个月有 5 千克左右的体重下降也是应该的。

如果存在所谓的心理治疗减肥法，实际也是通过影响患者以建立健康进食理念和治疗期间的少吃些食物来实现的。当然，开诊所的断不能把其间的奥妙说破了，否则影响收入。其实社会上流行的许多吹得挺玄乎的治病疗效宣传，背后或许都存在些有价值的机理，但那个机理是不能说的，而会用一些迷惑人的华丽辞藻去包装，去忽悠人。

一位在温泉小镇上以治疗风湿病为业的民间医生，知道附近的温泉含有些微量矿物质，但医学知识告诉他，这无以成为众多前来泡温泉就治，并有相当比例患者病情见好，高高兴兴回去的真实原因。通过一番观察研究，他最终明白，实际是同病者的相聚相怜，平等的交流、互动，供应的均衡饮食，放松的心态等，对患者的痊愈起了很大的作用。社会上有些养生会馆，其推荐的保健品未必有多大效果，是用于收钱的，而实际起作用的是其不断施加的某种生活“理念”。一些减肥营，借用的也是团体间的互动，特定氛围中，让胖人们有事可干，不再沉迷于吃，而最终影响到体重。

对于肥胖者，想在体重下降上小有成就，原本不是什么难事。给自己找点事干干，免得老想着吃，坚持一阵子就会有不错的回报；周边有人老唠叨你太胖了、吃太多了，即使你似乎根本听不进，但实际还是会有所收敛，会注意一点控制饮食。抽烟者一般都有这方面经历，同事或家人中有人竭力反对你吸烟，即使你不在乎，顽固坚持自己的嗜好，但实际不知不觉间也会少吸几支烟。所以，笔者见着那些抱怨抗议老公吸烟不起作用的女士，会鼓励她们，只要你不厌其烦地诉说、抗议，老公多少会少抽几支烟。烟民们都清楚，有人在抗议你吸烟，哪怕是厌恶的表情，甚至是周边人的疑似腹诽，那支烟抽得味道就不好，实际也会少抽点了。说起来，这些也都可记在心理疗效名下。

↘ 疑案之失眠容易导致肥胖

经常可以在各种媒体上看见，说是研究证明睡眠缺少者更易肥胖。此说以科学研究结论示人，劝诫睡眠缺少者一定要睡够时间。其实单就睡眠与肥胖的关系而言，睡眠少应该有利于减肥，根本不可能因此而肥胖，其间的道理简单到不用反驳。那么老有研究报道说睡眠少容易肥胖究竟是怎么回事呢？这些研究报道不应是空穴来风，应该是有案例研究为证的。

那么问题究竟出在哪里呢？其实面对那些长得胖的失眠者，简单地认为是失眠导致了肥胖，属于归因不当。认为失眠造成内分泌紊乱而导致肥胖也是牵强的解释。即使失眠与肥胖间确实存在一定的表象关联，这种关联也是由失眠者容易产生的另一行为造成的，而非“失眠”状态本身。即那些所谓的少睡者，担心自己的睡眠不足而影响白天的精力，往往会采取加强营养和多进食来弥补休息不够，“我没有睡够，精力有些不济，应该多吃点或吃点进补的东西”。这样于无意间造成了长期的摄入过多。当我们吃多了希望通过少睡点去消解过量饮食，它的另一逻辑反向行为就是，少睡了靠多吃点去弥补。其实，少睡使身体丢掉的只是芝麻而已，而补食灌进嘴里的往往是西瓜，不胖才怪呢！

不知那些自认为少睡的朋友每天的睡眠时间究竟是几小时。医学对于人类成年个体每天睡多长时间为合适的界定，下限是不少于四小时。对于不同个体睡眠是否够了，一般以第二天是否出现明显精力和体力不支为参考，而不是以几小时计。对自身睡眠需求的不当认知，有可能害你发胖于不知不觉间。

说白了，就是最为广泛认可的，关于吃了激素类药物易发肥胖现象，也是经由刺激代谢，胃口变好，没控制住食欲而致，并不是激素本身，因为激素本身并无营养，但许多激素会刺激代谢，在服用激素时，胃口超好。而服用者往往把胃口变好能吃当乐事，如此吃激素致肥也就不奇怪了。解决服用激素类药物易导致发胖问题，其实可同时配用些清热解毒的中成药，这样既让激素发挥作用，又抑制了代谢过旺而刺激食欲。

错案之吃素食能减肥

吃素食和减肥是不能画等号的。对于平时很少吃蔬菜、也极少吃水果，因长期肉类高脂肪食物摄入过多，造成脂肪肝、高血脂、肥胖等种种毛病的人来说，少吃些肉，加大蔬菜、水果、豆制品的比例，有助于改善身体体质。而且在减肥控食中也是合理荤素搭配的饮食有利于体重控制，或说不容易长肉。但这并不是说，吃素食就不会肥胖。

有的所谓素食者不过是不吃猪、牛、羊之类的红肉，鱼则是吃的，而鱼肉也是动物蛋白，只是不如一般红肉类那样易于脂肪堆积而已。这类人是假素食。真正的素食者分两类，一类是动物类肉食都不吃，但鸡蛋还是吃，牛奶还是喝，而鸡蛋、牛奶算是介于荤素之间的东西，其营养价值也高。另一类是连鸡蛋、牛奶都不吃不喝的完全素食者，所谓会飞的、会跑的、水里游的及其衍生物都不吃。素食的单位能量确实要比荤腥类肉食低，但要是以为吃素食能有助身体苗条、健康，则不是那回事。食草动物如猪、牛、马、羊、大象等，它们都是素食者，可肥猪、肥羊、肥牛比比皆是。如觉得这些动物近邻与我等代谢特点不一样，不能拿它们说事。那可去寺庙看看那些真正的素食僧人，看能找见几个瘦的。其实即使在终年没肉食吃的物质短缺时期，农村社会辛苦劳作的人群中，也多有长得胖胖的农民老大哥。农村误以为那是虚胖，在我老家称为“番薯胖”，其实那是真胖，素食胖，由吃得过多和地瓜里的糖分所致。

粗茶淡饭照养人。只要你摄入过多，不论吃的是啥，殊途同归——照胖。而且因素食的营养含量低，为了满足身体所需，往往要吃得更多，也就把肠胃撑得较大，而变大的肠胃会功能性地带动体形增大。对于那些稀粥菜饭把胃撑得较大的肥胖者，还真可考虑通过尝试适度肉食去减肥。而且，基本可以说，荤素搭配的合理饮食，更符合人类的动物学特性，体质也比纯素食者要好。

吃素食减肥的理念不可取，光就是否肥胖而言，由吃得多少决定，与吃什么原本没啥关联。这里说的吃纯素食反易长胖，是指我们在能量摄入平衡的自然进食情形下而言的，且变胖的量度也有限。如吃得素且吃得少，则肯定指向瘦。

若不幸把自己吃胖了，“素食胖”和“酒肉胖”虽然同样都是肥胖，但健康的风险等级却不同。素食者易营养不良，体质偏弱，但“素食胖”者罹患恶性疾病的风险要远低于“酒肉胖”者。

↘ 错案之戒烟会导致肥胖

坊间颇为流传，都道抽烟能减肥，此类说法一般为直觉之议，并非有科学根据的结论。此结论的由来估计是人们普遍认为戒烟往往会带来适度肥胖的理论反推。既然戒烟后容易肥胖，那么有人就认为，吸烟是有减肥功效的。吸烟被定论为不良嗜好，怎么戒烟了会有致肥的结果呢？如此岂不有碍劝诫从良，自然辩证法也不应有此悖论现象吧！其实又是如同“缺觉”容易肥胖认知雷同的归因误判。戒烟本身不可能带来发胖，导致肥胖的不是戒烟行为，而是许多烟民戒烟时，嘴里没有叼支烟，手足无措，嘴里发淡，为了压制烟瘾袭来那种复吸的冲动，往往采取吃零食的替代行为所致。烟确实不是好东西，但烟也确实没有营养价值，如用吃糖块什么的去替代吸烟的话，就有以错纠错之嫌，因为随意的几块含糖零食，其能量都会超过一小碗米饭。

为了避免理论上陷入戒烟会导致发胖的好因恶果现象，也就有一个安慰人的附带阐述，说是戒烟导致的肥胖，不会光肚子上长肥，而是全身均匀地增肥。其实，搞清了戒烟与肥胖的真实关系后，我们也就清楚，吃零食导致的肥胖自然是全身性肥胖。所以，戒烟与肥胖无关，别给其添个吓人的“后缀”，免得影响有志戒烟者的积极性。

笔者减控体重以来，对每日饮食摄入总量严加监管，但唯独对吸烟习惯一直未戒，面对朋友戒烟的劝诫，挂嘴边的话是，如今只剩吸烟不用担心发胖了，其他啥东西，只要能往嘴里塞的都或多或少对体重减控不利。烟应戒，但切不可随之养成吃零食的毛病。

↘ 错案之少吃主食多吃菜

在北京生活期间，每遇吃饭时，经常可以听到有人这样的建议，“多吃菜，少吃主食”，认为这样对身体好。笔者一直没有认同此做法，原因是小时候在南方农村生活的经历，吃饭时若菜吃多，是要被父辈批评的，“怎么老吃菜不吃饭”。根源是，20 世纪六七十年代，菜比粮食更稀缺，由不得多吃。

单纯从饮食习俗的出发点上看，要求多吃菜，少吃主食，是为健康计，而以食物稀缺度决定哪可多吃，哪可少吃，在立意上似乎就差了一等。但实际上强调多吃菜是个糟糕的主张。物换星移，社会发展，比主食更致肥的肉类以及含高糖的食物等流行后，必须吃一定量的主食应该是人类饮食的结构性要求。从几千年的人类饮食史看，粮食是占主角位置的东西，改变粮食在餐盘里的“多数席位”，是一种要冒健康风险的行为。从已知的角度分析，多吃菜往往容易导致多摄入盐；从抑制体内厌氧菌的甲硝唑是从米糠里提取看，少吃主食会使我们体内减少了“天然卫士”；从中医治理白发的含有黑色素的药（食）材主要为粮食类果实看，少吃主食的人，容易早生白发。从糖代谢的角度看，主食少了，经由淀粉转化的糖供应就少，容易转而从水果和糖类上去获取糖量。而经由淀粉转化的糖，对身体是一个缓慢而持续的分解供应，若经水果和甜食摄入糖，在单位时间内对糖代谢功能的刺激会加大。同样是糖摄入，前者犹如和风细雨，对堤坝构不成危险；后者犹如急风暴雨，容易毁坏堤坝。一旦体内糖代谢功能不堪重负出现问题时，就是糖尿病。

更何况，流行甚广的少吃主食多吃菜之说，其间既有“多吃”两字，又对“菜”字缺乏内涵界定，容易给人留下随意发挥的空间，把人带入歧途。

作为多民族的国家，自然有着众多的地方性饮食文化，其中许多长久流传的习俗，由于历史的局限性，对口味，却未必对身体好。凡鼓励多吃、重盐的吃法，都需要反思，去粗存精，去伪存真。

↘ 错案之血压又高了吧

央视某频道经常会出现这样的广告镜头：一老者，显得头痛难受的样子，边上的“托”赶紧来一句，血压又高了吧？然后推荐血压仪或降压药什么的。不假思索看这些广告，也许觉得没什么不对劲。血压高了，引起头疼，得赶紧检测、用药。其实这样的广告大有误导人的嫌疑，害人不浅。因为它给出的信息是血压高了会头疼，画面隐藏的另一层意思是，如不头疼，则可以不重视。如若此流毒影响开来，则九成以上的高血压患者都得在中风后才知原来自己早已是高血压。

残酷的是，上帝没那么仁慈，它不会告诉你血压高了。即绝大多数的高血压是在不知不觉中得的，不借助现代仪器检测，人们一般发现不了高血压。人类可爱也可恨的一个特点，就是极度的习惯性。心理会习惯，身体也会习惯。血压不是一天就升高的，它是一个缓慢的发展过程，在血压逐步走高的过程中，人体会跟随着不断去适应、习惯。哪怕是超过临界高血压甚至脑溢血前一刻，都不会有明显的警示。换一句俗语表示是，认为高血压会有明显的体征表示，你想得美！

有人会对上述观点不认可，“我头疼时，一查血压就是高呀”。问题是持此观点的人，往往只在头疼了才想起去测量血压。如平时就经常量血压，你就会发现头疼时的血压通常并不比平时高多少。即你血压早就高了，而不是头疼时才高。头部不舒服，是一种症状，它会与高血压相关，也可能是其他原因所致，但千万不要以为头疼时血压才高。头痛与高血压确实存在因果关联，这种关联是长期高血压作用导致的，而不是即时表证之间的因果关系。统计学上的关联性，有时并不表明事实上的因果关联性，不求甚解地简单展示统计关联，容易误导人们的保健行为。

不想因高血压与世拜拜，就请老老实实用仪器检测，且必须是标准检测法。这年头无论街边还是医院，利用血压“下危机”的现象颇多，测前静息时间不足，带子绑得过松，手放得不与心脏等高都可能把正常血压测成问题血压。最牢靠的测法是按标准要求测血压，自测加互测，电子仪和水银机两相印证。人类的许多病症，靠感觉是不能得到警示的，必须依赖和相信仪器检测，拿体检单数字说话。感觉具有个体性，自我感觉良好，却有可能隐患重大疾病。有近视患者，在体检前以为天下人都像他一样视物模糊的呢！

↘ 重案之廉颇尚能饭否——强壮≠健康

不经意间，我们通常把体格强壮视为好身体的标志，会以某人力气大、饭量惊人、冬天不怕冷等给予认可和赞许。而当我们从科学养生的角度审评“强壮”时，却发现这是个不能与健康、长寿画等号的事。

廉颇老了，饭量还好吗？晚年还能否为国出力？说的是赵王不知年老的廉颇身体如何，是否能带兵打仗，在当时派人考察其身体状况，用了个很重要的指标就是吃饭如何。有意思的是，这则典故，其隐含的逻辑经得住推敲。它是合理地把人的饭量大与力量强联系起来考察，基于饮食量大的高大雄壮身躯自然是力量的象征，但典故里并没有论及饭量与长寿的关联。能吃就体强，体强未必真健康，吃得少未必不能活，这是不同的事理。至于后人将能吃与健康长寿画等号，那属于误解。

泛泛地说健壮富于体力未必可与健康长寿画等号，也许让人一下子难以认可，但从运动员服用兴奋剂上去理解，就比较容易接受些。许多兴奋剂具有强壮肌肉和增强体力和耐力的功效，但这种换得一时奇效的结果是伤及身体、危害运动员的健康。吃什么与我们的体力如何密切相关，多吃肉类能增强人的爆发力和耐力，尤其如牛肉，被认为是最长体力的食材。保持强盛的体力需要摄入足量的高营养物质，使人们变得孔武有力，然而通过饮食而来的过分健壮不过是相对安全和效果慢些，长期刺激代谢的结果也会有损健康和长寿。不论出于什么目的，超越人类健康需求而多摄入营养，都有走向负面的嫌疑。

值得注意的是，通常确实可以承认，壮实的身体，机体的免疫功能要强于瘦者。但一直处于超重状态的壮实，也可视为身体机能的亢奋。高血压患者的性功能一般要强于正常血压的同龄者，不知就里的男性还引以为豪，哪知这是隐含透支的亢奋结果，最终大都会影响生命的寿限。属于哪个年龄段的，回到那个年龄段的正常状态，才是最合适的。

强壮与健康不能混同的理论，强调为了体控的活动锻炼与为提升力量的运动锻炼是不同的，即为了力量的运动一个重要的方面是刺激机体增强体能，而体控的运动很重要的方面在于消耗体能求得代谢的平衡。无可否认，该理论自然地推论结果不支持普通人单纯为了增强体能而进行那些“魔鬼性”的锻炼，认为这种锻炼有可能会有碍健康和长寿。

↘ 超级重案既错又假之高血压需终生服药

医生们对于那些找不出器质性病变原因的高血压症笼统地称之为原发性高血压。当你发现血压过高去看医生，一旦吃上降压药时，基于医界流行的共识，医生会很肯定地嘱告：你就此将与降压药相伴一生。

笔者发现血压高至逼近中风临界线附近（120 ～ 180 毫米汞柱）求医

问药时，自然也听到了需终生服药的结论。这实在是让人不爽的魔咒，依靠某种药物维系生命，这也太糟糕了。“必须得把血压打压回去，并最终脱药生存”，之所以敢给自己下赌约，自然不是出于盲目的自信，而是有着里外成功事例的支撑。一是笔者生于所谓有近视遗传的家族，亲属中连没怎么读书的，年纪轻轻就架上了近视眼镜，而我则少年时就坚守这样一个信念：如若要我戴眼镜，即使白送我一博士学位也不要。凭着死活不戴眼镜的防范，就是在为改变人生命运的高考复习时也遵守连续用眼达一小时，就让眼睛远眺十来分钟的习惯。所幸年近花甲，仍能免戴眼镜，内心也就自有不信邪的理念。二是有着家族医案的支持。家父脑溢血中风后两年余，回老家探亲发现母亲竟已不再给父亲服用降压药，问她怎么停药了。母亲道：“血压好了，就停了”。已监测父亲血压数月，未发现异常。有直系亲属的高血压脱药实例，对自己的走向脱药自然有了目标和信心。

于是我展开流行病学调查，问清父亲的用药和饮食生活情况，拟如法炮制之。搞清父亲当时用的药是复方卡托普利，于是放弃医生开的药而改吃此药。卡托普利是在浙江民间广为流传使用的降压药，药价极其便宜，每个月治疗所需费用竟然不到 5 元钱。这点钱就自费买药吃算了，又省钱又省心，还免去了上医院排队看病、交钱、取药，回单位报销等一应麻烦事。何况，自我感觉大不一样，当自己的某种病症区区几元钱就可以搞定时，心理上的压力也很小。

大约吃了二年的药，见血压稳定了，就从维持量，进一步拉长吃药间隔天数，直至停药，至今已过八年未见反弹——战争以胜利告终。

不过，当进行战役总结，反思赢在哪里时，发现最终可以脱药的真实原因，与吃的药并无关联，而是另有成因。自己实施减肥的时间段与吃降压药期间是重叠的，种种迹象表明，血压的回归正常，是那为了减肥和标准体重维持所需的饮食生活方式整改所致。吃药只是及时遏止了走向中风的势头，为饮食生活方式调理改变争取了时间，再之后原就是可无药的了。

所谓的“原发性高血压”，即无生理病变而致的高血压，一般认为与家族遗传相关。而这种所谓的家族遗传，实际应是家族高盐饮食生活习惯相传所致。笔者自小吃惯的就是重盐口味，一直的高盐饮食，因肥胖等级提升相随的食量增加进一步提升了摄盐量，及至血压逼近临界点。而笔者在减肥时所做的饮食改变，正好把导致高血压的最主要原因给消掉了。如每日的步行锻炼；饮食上注重蔬菜和水果的适度摄入；改高盐摄入为低盐，现在平日做菜已只用适量鸡精粉，几乎不用盐；体重由国际标准指数 30 打压至 23 附近，而这些集合行为导致的体内盐分降低才是血压回归正常的最主要原因。

回想使用疗效显著的卡托普利药时，那个讨厌的易咳嗽副作用，实际就是该药会经小舌头排盐的功能所致，也由此说明减盐对血压的直接作用①。有些降压药含有利尿剂，也是经过利尿排掉体内盐分，只是长期服药者进口的摄盐量不减少，体内盐浓度下不来，老得去用药维持平衡而已。家父在世时后来的不用吃降压药，也正是中风偏瘫后交出那之前从未旁落的掌勺权，无奈被动接受初学做菜的母亲的“淡菜”之故。

既然是生活病的高血压，理当不存在终身用药之事。只要你曾经是血压正常的，那么回归到那时的生活饮食习惯，平稳血压自然也就再现。年轻人所谓患原发性高血压时，则改变每日摄盐量至 4 克附近，高血压也应消失（极少数因器质性病变导致高血压的除外）。当然，不改变饮食生活方式，又想血压不高，那就得靠药物去控制。根由不存在了，血压想高也高不起来。人会做错事，身体不会无故发疯。医生们通常放言需终身服药，也许是看清了人们懒惰的劣根性，知道很少会有人摒弃那些明知有害的不健康生活方式。而这不知吓住了多少仁人志士，使他们因缺少鼓励和光明前景的告知，而没有走向更健康的结果。

① 笔者曾去定点医院高血压科拟开卡托普利药，医生以此药为急救用药而婉拒，这其实说明了降低体内盐度不仅具有长期效用，而且具有即时效用。

血压保卫战中一件值得一提的事是，笔者自少年时眼角处就长有眼翳[1]，且随着年龄的增长，逐渐往眼部中心扩张，人到中年后眼睑处又长出一麦粒肿（考虑过是否去动手术搞掉），这些小毛病自己一直没太当回事，因为观察自己的家族，祖父及父辈们都有此种现象，就以为是无奈的家族遗传特征。直到 2008 年，着手把血压打压至正常区间后，竟发现眼翳及麦粒肿都消失了，才恍然大悟，原来都是血压偏高惹的祸。于是不禁感慨，要是早知道这些体征是血压偏高所致，哪至于等到那么迟才动手降压呀！人们都知高血压最后会中风，可那毕竟通常是年岁大了的事，要是知道高血压会造成脸部体表的明显异征，年轻时出于美容的考虑，降压的认知和动力会强于防老时中风的动因。

曾见过电视节目里有高血压脱药成功者的经验是“七片药搞定一年的血压”。实际此人离真理就差一小步，既能做到脱药，也就用不着那七片药。其强调要用七片药的原因应是对血压“年线”的不了解，把每年当中因环境和生物周期原因，有半个来月的血压高峰期当作血压异常，认为需用药打压。其实血压走势原本是个动态变化的曲线，年线峰值几天的血压自然是一年里最高的，但一般也高不到哪里去，可以不用药，泰然处之，过阵子血压自己就下来了。

多年后再回顾自己的血压保卫战，更是突然醒悟，其实只要发现血压有问题时还没到随时可能中风的临界状态，就可以连药也不用，采取整改饮食生活方式应对，历时约不超过一年[2]，也就大致能回归正常了。说具体一点是，只要血压没超过临界高血压的上限 160/95 毫米汞柱，就可以采用降摄盐量至每日 4 克的调理方法。如果超过临界高血压了，可适当辅以降压药数日。按日本的血压标准，每日在便点、餐点附近收缩压不超过 150 毫米汞柱，舒张压不超过 100 毫米汞柱是视为正常的。通常发生脑溢血时的

① 眼翳又称翳状赘肉，大都长在眼白靠鼻侧的位置，并且缓慢地往黑眼珠前的透明角膜延伸，少部分长在眼白靠近颞侧的位置，也是往角膜方向长。

② 之所以给出约需一年的时间，是考虑降盐通常也要经历一定的时长才能使身体习惯。

收缩压要在 200 毫米汞柱以上。

综览医界关于高盐与高血压的研究报告，大有“罗生门”之势，但身受高血压袭扰的个体，不妨严格控盐几个月，用行动去验证一下便知真假。与血压相关的体内理化状态是可逆的，即使六七十岁年龄，开始整治高血压，也有可能使血压回归正常[①]。

↘ 并案之肥胖与高血压联动

长期以来，医界一直认为肥胖与高血压具有因果关联。实际上，许多肥胖者血压并不高，而许多瘦者却高血压，所以简单地把肥胖与高血压扭在一起，逻辑上就讲不通，应该有另外解释得通的致病原因。精确的科学理论不应该依靠或然性去维护。当然，在医学研究只知道现象关联，而不知背后的致病机理时，也只能给出模糊性的建议。类似没有探明发病机理的还有如肥胖与糖尿病之间的关联。医界只知道肥胖易诱发糖尿病，但尚不能解释为什么有些肥胖者得了糖尿病，有些肥胖者却终身没事。因为目前医学还不知道糖尿病的真凶。**肥胖与高血压的关联，只是一种统计的相关现象，背后导致高血压的真凶，应是高盐饮食。虽肥胖，但饮食低盐，血压就可以正常。即使瘦，只要饮食高盐，也会患高血压。**

医界对高盐与高血压的关系早有定论，但对高盐作案的事故责任划分过轻，并由此得出需终身服药什么的。笔者认为，肥胖在高血压上只起从犯的作用，数字化表述，肥胖对高血压的贡献率估计也就 10%，由此造成的血压偏离值，一般尚不足以非治不可。而高盐摄入对高血压的贡献率要超过 70%，甚至可以说起着决定性的作用。肥胖虽有种种不是，但把其视为高血压的重要帮凶，也冤枉了它。

① 如有条件做项目的专业研究人员对此结论有异议，建议选取养老院开展实证研究。在养老院做低盐饮食研究，控制性条件好，结论的可信度和有效度会高。饮食因素的私密性太强，拿城调方式做出的结论说事不可信。

一些研究报告指出，减肥 1 千克，可下降血压 1 毫米汞柱，该结论应该没错，但真正使血压下降的并不是下降的体重，而是减肥行为伴随的饮食减量，以及运动锻炼出汗带来的排汗等导致体内钠减少的原因。我们在控盐时，往往关注菜肴的咸度，注意吃得淡一些，却很容易忽视所吃菜量问题，即每顿或每天的摄盐量是由菜肴的咸淡和吃进的菜量二者决定的。即使减肥时所吃口味没变，只要食物与菜肴少吃了，实际也就少摄入了盐，从而使血压下降。也有人表示，在其肥胖过程中，确实发现血压升高了一些啊。同理，致肥过程中增加了食量，即使口味没变，也造成了摄盐量的增加，才使血压升高。通常讲，“酒肉胖”易导致摄盐过量，影响到血压①，而单纯“水果胖”则影响血压不大。

肥胖基本只是高血压的重要诱因，它对血压的作用是经由摄盐量的过多而完成。当我们批评厨房卫生间的地漏水封设计欠妥，老因水干发生返臭气时，掀开地漏盖，发现原来是地漏边壁上粘着的头发丝产生的导流作怪。即并不是地漏设计缺陷，而是平时养护不到位。肥胖与糖尿病之间的那根“头发丝”目前医界尚未发现。

还需要进一步解析的是，肥胖者因较大的体量，按理对盐的分散负担力也可能大一些，就如对动物进行麻醉时，体形大的动物需要注射的麻醉药量要多一些。问题是盐在我们体内的生化场主要是在血管内。肥胖时的血量确实多于瘦时，但与肥胖对应的进食却远大于血量增加比。比如，90 千克体重的肥胖者其血量是 65 千克时的 1.4 倍，而对应的食量（摄盐量）通常要超过 2 倍，至少还有 0.6 倍的加量。就算是确实存在肥胖者的盐耐受力高一点，当走向肥胖时，如要预防高血压，饮食必须递减咸度，而生活中能注意做到此点的实在少之又少。

对病理的不当或非科学性解释会影响肥胖者的风险评估。医界普遍认

① 从高血压可以追责高盐饮食，但不能反过来说高盐饮食就一定会得高血压，因为还得考虑身体的排钠能力。

可的不良现象在自己身上没有发生，因惑而生疑不信，容易产生自身特殊些的感觉。抨击肥胖必须从肥胖原有的危害着手，随意使用不实之词会适得其反。一如对邪教组织的铲除，或对不当法律的修改，如定性不准或理由描述错位，则整治中会带来很大的麻烦，这在我国实践中已有多例教训。

↘ 冤案之被冠以元凶之一的“汉堡包”

欧美食品界近年屡把“汉堡包”作为不健康的垃圾食品，认为其内夹的炸鸡或炸肉块，在制作中为了口感好而使用了氢化油，而氢化油所含的反式脂肪酸被指是造成肥胖、危害健康的元凶。

笔者总觉得此论很牵强，若对人类既往食品都采用现代分析检测手段去罗织副作用，足可使我们否定多数传统食物。检测说明反式脂肪酸是不利健康的，这自然可以相信，但把西方的人群肥胖率升高归咎于吃这些汉堡包为代表的含有反式脂肪酸的食物所致，则未必是那么回事。

偏食与过量食用某食物都会呈现危害的一面，医界还有老吃大米易患胃病之说。许多情况下，问题往往并不在于里面成分的危害性，只要适量饮食，一般不至于闹出大问题。**但一种高能量的快捷方便食品，如果容易导致我们过量饮食，则其危害照样很大。**人类的进食是一个多感官参与的过程，那些浓缩的、精致而又好吃的高能量食品，容易迷惑我们的感官，由于这些食品往往看着数量不多，在进食时容易误判，觉得自己没吃多少而失去警惕。不就吃几个汉堡包吗，抓手里也不显多，一会儿就吃完了，却忽视了实际按能量计算一顿吃一个或一个半就足够能量补充了，如此岂不坏哉。精致高能量的方便食物，易多吃，此乃吃汉堡容易肥胖的真正原因。

笔者自进入体控阶段后，对吃桌餐一般都远而避之，有时甚至非理性地坚拒。这样做一方面是因为规避饭店菜品中的盐分、食用碱等，另一方面是因为桌餐的氛围极易造成饮食过量。多样的美食，不经意地东一筷子、西一筷子，还以为吃得不多，实际很难避免吃多的结局。既然迫于环境，控制不住贪婪的食欲，难以做到洁身自好，也就只好做选择性环境排斥，以免对身体做出“不仁不义”之举。

致肥的不适当归因，把人群肥胖率的上升归因于某种食品中的某项“坏成分”，如含糖量太高什么的，颇有“屁股歪怪马桶”之嫌。类似的还有一些研究者指责商家在食品上标注“有机食品”，认为此举使人们放肆地吃这些食品而提高了人群肥胖率。笔者认为，不当的归因，容易忽视提醒人们对不良饮食习惯的改进，也容易给原本不思改进的胖友们推卸责任的由头：“你看，不是我贪吃、乱吃变成胖子，而是被那里面的不良物质害的。”

我们可以批评某食品容易导致多吃，但把这些食品塞进嘴里都得由自己完成的。有机食品是相对于含激素、农药残留等而言，并没有可以吃多的意思，吃成胖子责任还是理所当然地由自己负责。

汉堡包应该是安全的，可以吃，但要掐算着能量吃，不要天天、顿顿吃。好吃的、方便吃的食物，需谨防“红颜祸水”效应。

↘ 假案之中年发福之说

人到中年，身体变胖了，周边就会有人跟你说：到了一定年岁人会发胖，没关系的，这是自然规律。关于中年发福之说流传有多久，难以考证，但似乎是地球人都知道的规律。可发福之人见到许多同龄人的身板照样好好的，为什么自己就发福了呢？闹不明白。医界对于中年发福也持认可态度，一般解释是上岁数了身体的代谢功能下降，就易发胖。可这话经不起思辨，身体代谢功能下降，譬如消化吸收变差了的话，人应该趋瘦才合理呀，怎么趋胖呢？笔者觉得这是笔未被算清的糊涂账，尤其是眼下大量年轻人和孩子发胖，使得有必要认真审判中年发福之说。

中年发福作为一个现象，倒也应承认其在人群中有较高的发生率，但要说是人生的必然现象则肯定不对。看待中年发福现象其实与有人肥胖、有人不胖现象大致相同，都是吃给闹的，只是扯下发福的面纱，这棍子的打击面可就大了。中年发福的个中缘由，既有生理的原因，也有心理和社会等多方面的原因，甚至与生命现象有关，发福者的自我责任也显得可谅解一些。

从生理上看，上岁数后，机体的器官功能既有衰退的一面，也有日趋成熟的一面，中年人的消化吸收功能可能如汽车过了磨合期那样，更省油更好使，食物吃下去一点也不糟践，有效利用率比年轻时强，这时还像年轻时那样吃得多，收支就不平衡了。

中年后，人的肌肉组织变得松弛，不利于控制体形，应该对造成肥胖有一定影响。笔者的比较研究结论是，肾功能的变弱，排涝能力降低有可能是造成发福的重要因素。

从社会方面看，一般地讲，人到中年大都经济收入会趋好趋稳，职务升高了，人缘变广了，吃多、吃好的条件和机会增加，加上饮食文化盛行的风气，心理上以吃多吃好为荣，放松警惕，也就容易摄入过多，导致肥胖。

另一重要的生理原因，笔者猜测应与人类远古相传的基因相关，即人到中年时，体内会启动脂肪储存功能。从衣食生活角度看人类此前的文明史，物质短缺现象毕竟是主旋律，上了岁数者更易被族群忽视和遗弃，需要储存脂肪去应对缺衣少食的恶劣环境，以尽可能地延缓生命。因为在同等环境条件下，脂肪储存多的人，其抗冻挨饿维持生命的能力要强于脂肪少的人。现代所谓人到中年，其实放在人类史上考察，40 来岁的年龄，那已是历史上人们的社会平均寿命。也即现代人类基因深处，中年也许已当老年来运作，启动了某种脂肪积累的冲动。与婴幼儿时期具有某些成人已没有的功能相类似，人到中年时的发福，极可能是多积聚些脂肪以应对老年来临时可能的生活无靠风险，这也许是人类基因深处潜藏的功能性需求。

但不管如何，中年发福之说，不过是那些不思整改的中年肥胖者的自嘲，是一种对肥瘦现象的“选择性解释”，基本属于假冒伪劣问题。无论对中年发福给出何种理由，残酷的结论是，“发福”必须经由营养摄入获得，只要你不多吃，身体拿啥去“发福”。解释发胖的理由可以有无数种，不胖的方法一种就足够——平衡控制饮食。

↘ 正案之吃甜酒酿能减肥

笔者大妹当体重上升至“着急线”时，会用自做甜酒酿吃几天减肥，并跟我吹嘘此招屡试不爽。我初听此论时，甚为不屑，认为这是啥歪经，那么甜的醪糟，高含糖量之物，吃了竟然能减肥，这不是要给已让我“判入狱”的“高糖”开罪吗，若此论成立，将彻底颠覆国际肥胖理论。

大妹之言自然有经验的支持，但高糖致肥理论也不应有漏洞。笔者向不喜以个体差异论事。经淀粉转化的糖也不应与果糖、蔗糖等有多大功效差异，那么原委究竟在哪里呢？

于是，进一步追问大妹的甜酒酿吃法。大妹说是就以甜酒酿为正餐主食，食量与平时主食量差不多，其他菜肴照常量吃。大妹平时就以做家务为锻炼，也可以排除餐量减少的原因。

这问题困扰了我很长时间，终于在某天恍然大悟，解开谜底。大妹的吃甜酒酿减肥，不仅没与高糖致肥理论冲突，而且是本书关于糖理论的演绎版，不过这定案“判词”可不好写。

直接吃进糯米饭，是经我们体内酶作用转化为糖供营养吸收，甜酒酿是人们利用生化反应，把糯米饭里的淀粉大部分转化成糖了，沿用“隐盐”

理论，糯米可看作含有“隐糖”，甜酒酿则把“隐糖”变“显糖”了，吃进等量糯米饭与吃进等量糯米饭做的甜酒酿，能量摄入是一样的，糖摄入量上也是基本相同。而我们吃甜酒酿给人的感觉就完全不一样了，发酵充分的甜酒酿可达甜得有点腻的程度，吃食时甜味的满足感强烈，而这个“甜”实际并不是另外多吃的糖，那些一同吃进的醪糟则已只是一个精华被挪出的壳。有了甜酒酿之甜，体内对甜的需求得到高度的满足，感觉器官被迷惑骗过，并由此不再吃其他甜品、水果等，则临了全天一结账，实际摄糖量大幅下降，体重也就往下走了。

哈哈哈，原来如此。不过，还得唠叨提醒，若用吃甜酒酿减肥，必须得是“总量替代”吃法。

定案之后的翻案“逆袭”

戒烟后容易发胖的理论，多多少少影响了一些人的戒烟决心。本人对于戒烟本身不会导致肥胖的心得，自然会在烟友中高论发布。某日遇一老烟友，郑重对我宣告，其已实施彻底戒烟，但同时揶揄地告知我，其在戒烟后食物摄入量不变、运动量不变的情况下监控发现，初期的半个月内体重增加了一斤半，平均每日增加一两。言下之意，我那戒烟不致肥胖理论是不对的。

这位原烟友是单位体重均衡控制的达人，其严苛的饮食量和从不间断的恒定大运动量让人敬佩。这样有意志和控制力的人，既说了戒烟后适度肥胖的结论，几乎容不得人不信。笔者听后甚为惊诧，难道戒烟后真有尚未发现的机理会使人发胖？这不仅是笔者的结论对错问题，而是事关人体代谢的科学原理啊。

于是展开紧急突审，问他：“戒烟后嘴巴淡时，吃啥零食了吗？”

他答：“没有。”

问他："戒烟后比之前多喝水或饮料了吗？"

他答："绝对没有。"

我不死心，祭出狠招再追问："比戒烟前多出来的塞进嘴里的任何啥东西也没有？"

"没……有"，想了一会儿他接着道，"倒是每日增加了嚼二粒木糖醇的口香糖，不过那是无糖的，应与体重增加无关吧！"

哈哈哈哈！我告之："这就是凶手。每日多吃二粒，以你体质半个月体重增加一斤半，应该差不多。"

不经由食物（广义的食物概念，指一切有营养的东西），人不会增肥，这理论无可否认。木糖醇只是一种特殊结构的糖，照样有营养和能量，过多摄入还容易导致甘油三酯升高呢。宣传上的木糖醇适合减肥者吃，那只是与普通蔗糖比，等量摄入木糖醇时情况稍好些，至于适合糖尿病人吃，那是因为木糖醇代谢初期不用胰岛素参与，有利于胰岛素稳定而已。木糖醇只是能越过人体的某个监控程序而直接被细胞吸收。把木糖醇当作无糖无能量之物，那是被人害了都不知找谁算账呢。

↘ 福尔摩斯手法

食堂里吃中午饭时，一身材小巧的前女同事正好同坐一桌。我瞟了一眼她的餐盘，对她言道："你晚餐基本不吃吧！"

她奇怪地回道："不吃主食，会稍吃点水果之类的。你怎么知道我不吃晚餐？"

我笑道："是你的自助餐盘告诉我的呀！"

她看了看自己的餐盘道："这怎么讲？"

我接着道："看你一副魔鬼身材，体重指数（BMI）也就 19 的样子。而你每日午餐盘内饭菜不少，若一日三顿都按此量吃，则体重至少还应再重六斤以上。你是上班族，早餐要吃，也就只能晚餐不吃了！”

她笑道：“怎么跟案情分析似的。”

沉吟了一会儿，她接着又道：“如果我是注意锻炼的，那吃多一点也应该吧！”

我又道：“哈哈，看你走路并无‘风火’性，不像个经常锻炼的人。再则，如此饭量，晚餐若再照啖之，每日走十千米也消耗不掉呀！”

同理，差不多体形者，平时暴走锻炼与不走的比，前者饭量一定比后者大。大多少呢，就是相当于维持其多走那些路所需要的营养摄入。

柯南·道尔笔下的福尔摩斯被人称为“神探”。其探案分析的手法，最吸引人的就是“倒推法”，从结果去追溯和还原之前的原因，并大胆把它说出来。其实，这种推论是很普通的逻辑推断，只是在日常生活中人们不经常有意识地使用而已。

吃得多，肯定要胖。她中午每顿吃得挺多而没有胖，又没病，那么肯定存在外人看不见的“不吃玄机”。同理，大楼内还有些熟悉的胖妞，中午餐盘里饭量并不多，每见其端盘就座时，一副颇具自控力的模样，似乎向人宣告：“本小姐之胖，实非我贪吃，你看我盘内就那么些，可还是胖呢，没办法！”不幸撞我同桌就餐时，则即兴揶揄之：“别装可怜，若每日三餐只吃盘内那么多，断然不是你现在那肥胖之躯。你回家晚餐后不知要吃多少水果甜食呢！”

肥妞闻之，瞪眼、怒视、无语。

世界上迄今为止还未发现违背物理学基本定律的事。当我们听说某地很奇怪，下坡开车要给油，上坡开车要踩刹车。即可大胆作出结论：所谓要给油的下坡实际一定是上坡，所谓要踩刹车的上坡实际一定是下坡。让人误判的原因，应是视错觉的问题。不用担心这样的推论会错，如果错了，可以把国际顶尖的物理学家抓起来拷问。

三、围猎杂议

减肥不仅有主战场，还有许许多多外围问题。一些看似不怎么重要的问题，如果出现认知问题，小小蚁穴也会毁堤。主目标拿下后，外围据点也需打扫干净，这样才能拿得下、守得住。

↘“吃肉减肥”考评

减肥流行语中，有吃肉减肥的说法。之前听闻吃肉减肥之说，总怀疑是一些胖友的欺人之说，是为自己能继续吃肉寻找借口。我们知道，大凡胖子都喜吃肉，且要吃带肥带皮的肉才过瘾。从相当的意义上说，会吃肉才胖，胖者定善于吃肉，这是相辅相成的。越胖越爱吃肉，越吃肉越胖，一旦不能遏制这种不良循环刺激的势头，体形将会日趋糟糕。其内在的机理是，高能量的食物有利于支撑肥胖躯体的运转需求。

笔者通过长期的体控实践发现，吃肉减肥之说并非是好吃者的欺人之说，它是有一定道理的。但这又不是一个简单的话题，需要在饮食结构中拿捏好分寸，才可以说保持适当肉食比例，会有利于控制体重。肉类的卡路里含量远高于谷物蔬菜类食物，从摄入固定能量以提供身体日常所需的角度讲，增加了肉类的摄入量，可以减少些主食和果蔬的摄入量。撇开营养平衡只从食物体积的方面讲，用高能量的肉类给身体提供能量，吃进的食物体积总量会比其他食物少得多，能抗饿些，也不会把胃撑大。而仅靠如碳水化合物提供营养的话，由于卡路里含量低，每日摄入食物的体积会较大，胃也撑得比较大。我们熟知的熊猫是以箭竹为食物的，可箭竹的营养成分含量极低，这样为了满足能量需求，熊猫几乎在醒着的大部分时间都处在不停进食的状态，其体态也就胖胖的。牛羊类食草动物大致雷同，需要长时间进食，食草量巨大，体形上大腹便便。

也就是说，肉食是高能量的东西，菜谱上加了肉食就应当相应减少其他食物的摄入量，保持总摄入量平衡。而现实中的许多喜肉者，有肉还得有酒，外加水果甜食等，更有甚者，每顿无肉不食，这真是“要命”的习惯。

实践中真要通过加大吃肉比例去减肥和体重控制的话，会碰见另外的难处。一是肉类吃进后的配水量会比其他食物高，能否控制好摄水量是个考验意志的问题；二是消化系统对食物的需求并不见得是用简单的卡路里总数就可以对付的，肠胃中对其他固体食物、纤维素等的需求，不仅需要能量的质，也需要一定的量去撑它，否则肠胃会抗议闹事。相应的例证是，暂时无法进食的病人，可以用挂滴营养液维持生命，但不能长久如此，否则会因肠胃功能的衰退而危及生命。但不管如何，减肥和体控的人们，适当地用吃肉减肥法是可取的。

↘ 瞎折腾一天意味着什么

无论是在减肥中，还是体重维持期间，经常碰见的现象是，这天原本希望要让体重往下走一点，哪怕是跌个 100 克也行，可到了夜间固定上秤时，却发现体重岿然不动，与昨日一模一样。于是感叹油然而至，下点分量真难呐，甚或有时会怀疑自己是否已把体重打压到极限，可以就此“收兵”了。

其实这种大运动量一天，劳而无功的现象，对坚持每日称重的体控者来说是一种常态。如大运动量能坚持不气馁，累就累点，体重总能保持住，问题是，既谓之大运动量，总觉得是超常的活动量，是发狠心所为，不是平常能坚持的运动量。于是难免会有一种隐忧产生，担心压不住体重。这时需要强化的理念是，排除特殊生理因素作怪的话，原因只可能“还是吃多了”。

有意思的是，瞎折腾这天的“吃账”特别好算。这天发生的货物“进出口逆差”正好是能维持全天运动量所需的能量。换句话也就是你该日运动所消耗的能量，也正好是你多摄入的食物能量。再换一种说法，如果你今天想不运动而保持体重不变，就需要少摄入相当于你运动消耗那么多能量相对应的食物。

广而论之，如某几日或某阵子，因生病、事务缠身等原因不能坚持一定运动量时，想保持体重不变，就必须酌减相当于运动量的食物摄入。

从审视我们一生的旅程看，进入老年队列无法维持年轻时的活动量时，就必须递减与运动量减少对应的食物摄入。靠大运动量压住的体重，对于整个一生而言，是谋一时而非谋一生的做法，当大运动量不再时，回归到饮食控制上的策略才是最牢靠的。

↘ 人为天助各领功

随着减肥和饮食的调整，笔者的血压回归到了正常区间内。至今已不用再服药，且长达多年跟踪显示，血压平稳无异常。用医院体检护士的话说是，血压值没有比这更理想的了。笔者目前的血压不仅正常，而且比有记录的 20 岁时血压值更理想。

表面上看，这种血压的革命性逆转，似乎违背了医学界关于人年纪大了，由于血管老化，血压会有增高趋势。其实，医学界的这种定论是一般而言，对从物质短缺年代走过来的人就未必是那么回事。年轻时因身处物质匮乏年代，蔬菜、水果、肉鱼等严重缺乏，血管得不到好的营养，其时又全社会性地多吃酱菜、腌菜、咸鱼等重盐食物，使得血压值偏高。而如今营养环境大变，加上饮食生活习惯科学化，血压也会发生颠覆性的逆转。

进一步分析评价关于年龄与血压的所谓正相关关系，笔者认为，这种说法没有普遍意义。现实中高龄者血压正常的比比皆是。血管的老化度只是众多影响血压的一个负面因素，实际随着年龄的增长也有许多有利于血压下降的方面，如机能或代谢减缓带来的对由血液供应的营养成分需求的减少，如激素水平衰减对血压平稳的正面作用，如年龄大了性格趋于平和对血压稳定的作用等，**大可不必相信血压与年龄的关系说，如果想使自己长寿些，生活质量更好些，积极的行动会使不可能变为可能。**

笔者血压可以革命性逆转的现象，有自身采取合理饮食的功劳，更与社会进步、物质极大丰富相关。

↘ 成也理念，败也理念

通常治疗药物的开发必须有临床较好疗效才能流行，而减肥“药”却没有遵循此原则。它似乎只需寻找一种新的理念、方式、方法就可吹嘘着上市去挣钱，它忽悠着那些不妨试试此药的人。肥胖人群中，只要有几十分之一的人怀着一试的心态去购买，不良商家或医者就可赚得盆满钵满。这是许多商场冲浪者的蒙人之道。就生意而言，原本做的就不是什么疗效，而是冲着肥胖者的那份侥幸心和虚妄的祈求。一如大腕们拍的所谓大片，影片的真实水平、质量如何并不重要，通过媒体起劲的宣传，能有百分之一的人上当观看，就可创造骄人的票房。

客观上，如减肥、观赏影片之类的活动，毕竟尝试的成本有限，即使减肥无效，影片不好看，也不至于对人有多大的不利，实在是造假、瞎吹的好阵地。只是乱了事理，乱了社会。

西方社会看重理念的创新，也会对创新理念的提出者给予重奖。而我国社会对新理念是有人听有人学，却不愿为好的理念埋单。典型的如提高诊疗费很难，你医生光嘴巴说说就收那么多钱，患者不接受，非要开给你一堆高价药才满意，这导致了那些原本更新理念改变行为就能搞定的病症，却改去跟药做亲家，不仅与身体无益，还容易闹出滥用药物的结果。再如笔者家庭装修时，对工头挂在嘴边的两句话感慨颇深，一是“我总要卖你点什么，才好收钱”，二是“家装一定不要留遗憾”。为后一句建议的理念价值，装修事毕后我特意好酒好烟请了工头一顿。

朋友加盟开了家养生院，生意不错，说主营项目里有一公司自己研制的所谓调理排毒的饮汁让顾客喝。其实不喝那玩意儿效果一样，但就不利于收钱了。我听了他的主项目流程介绍后笑道，你们实际卖的是一种生活类的保健理念，对顾客产生好效果的就是那理念之效，朋友听之大笑。其店内技师一上钟，就开始一路念叨生活中应怎么吃，少喝些酒，注意些什么，等等。这样的店倒也蛮有意思。

好的健康理念能保障一生健康无大病，远比好药珍贵。但理念又是易被用于蒙事的法器。

↘ 骷髅头效应

“骷髅头效应”是指人类与一些有毒有害物品间的正反馈反应，其反馈结果不是减控对毒害物品的需求，而是促进和加强对有毒有害物品的进一步互动，最终导向系统功能崩溃及至加速走向死亡。

生活中如酒精与肝脏的关系。酒精影响了肝功能，而身体不仅不给出止损信号，反而显示出对酒精的进一步需求，或产生依赖症，不断恶化肝脏。不良习惯里如吸毒、吸烟、赌博等都属于“骷髅头效应”范畴。在饮食与肥胖上，过量饮食导致了肥胖，此时身体不是给出有效的减量防护信息，而是进一步提高了食欲，导致越吃越胖，越胖越想吃的恶性循环。

在一些机体功能上，某个脏器的先天性缺陷，它不因为是“问题脏器”了就悠着点工作，反而表现为一种病态的亢奋性工况。不明就里的以为自己精力旺盛，可以连续工作数天而不疲劳，甚至自诩“拼命三郎”，实际这是身体缺乏“过载保护”功能的表现，容易跳闸。这也是“骷髅头效应”

的展现方式。“天赋异禀”通常是病态的一种，并不利于健康长寿，更需注意健康保养。

生活实践表明，在能产生“骷髅头效应”的物质面前，人类不能对自身的意志力过于相信。表现最典型的是人类与毒品间的正反馈，几乎以不可逆的方式展现，触碰毒品也就成了不能犯的错误。在饮食与肥胖上，“骷髅头效应”的烈度要低些，避免陷入或及早终止和逆转这种效应都是可能的。

肥胖者应知道这个讨厌的“骷髅头”的存在，并时刻悬置于头顶警示自己。搞企业的，当从“骷髅头效应”中领悟些用工之道。

↘ 归因逃避症

从社会心理学角度看待肥胖现象，解释为什么有那么多人任由自己肥胖而不思整改，是件有趣的事。能够正视现实，以积极进取的心态对待自身，这显然不是每个人都具备的品质。“讳疾忌医”这一成语颇为耐人寻味，可惜古人只有现象描述，未见对此成语的成因做进一步的心理学和行为学解析。

从“讳疾忌医”成语的使用语境看，其所讳之疾病应不是通常意义上那种羞于启齿的如性病和传染性疾病等，因为此类疾病可讳但未必忌医，私下看医生即可。也不太可能是重症或危症，因为重症、危症通常会冲破心障，求生的本能容不得矫情忌医。故大致可断，成语所指应是些缓症类疾病。那么，究竟是什么微妙的原因导致了一些人面对疾病时，采取的竟是讳疾、忌医态度呢。

笔者近年接触的几例病患，所患之病当然是那种无暂时生命威胁、医院常规治疗又几无显效的毛病，于是建议其另辟蹊径反以简单的方法试治之。可任你怎么说清治疗理念、机理及如何低成本无风险，或仅仅是尝试改变一下生活饮食方式等，患者就是抵触不愿试治。这些患者通常对“已症”有自认为正确的认知，说起病因还一套一套的，属医生最怕的那种“手捧医书的患者”。结合肥胖者“减肥障碍”现象，笔者归纳总结认为，此类人疾病事小，但其对待疾病的心态却有大问题，犯的是“归因逃避症”。

典型的表现是：对自己的饮食及生活方式感觉良好，但为什么生病呢，那是以往某些事情的缘由才导致现在的疾病。如个别成年女性经常埋怨是分娩坐月子时没养护好，落下的病根；有的则有过一次义务献血，之后身体出现啥情况都往那上面归责；有的则念念不忘早先参与某项活动时受过伤或被辐射过；有的认为因过去受环境条件限制得过什么病，现在身体出现的问题都与既往病史相关；肥胖者则多有认为是自己特殊的体质、家族基因而胖，不承认是由自己不良生活方式造成的等，不一而足。总之，“归因逃避症者”自觉不自觉地把现在的疾病归因于客观原因，尤其是已无法改变的过去式缘由。拒绝从现在的饮食生活方式中去寻找病源，即使难脱与自身的干系，那也是过去那个有太多可原谅理由的“我”负责，现在的“我”对此没有责任。于是，经由调整饮食生活方式去改变身体状况、改良疾病的路径被自我封死。因为患者如接受眼下的变革，就意味着承认了现在的“我”对自己病症的责任，这会导致其产生发自内心的抵触。当然，如采取一些豪华的治疗方式，有的会接受，如用超级昂贵的珍稀药材，价格极高的稀缺进口药什么的，因为使用这些常人通常享用不起的治疗手段，恰恰能证明其病的非同一般，以及自己的多么无辜！

凡病总有致病原因，在疾病归因上逃避责任的取向属于消极性归因，于治疗无益。与之相反的是，总是探寻通过行动能改变病情，始终立足于为整治疾病应该做点什么的取向，则属于积极性的归因，它无论对恶性疾病还是普通病的改善和治疗，以及维护健康的体质都是有益的。

对待疾病的不服输态度，以及积极性的归因和治疗，显然应该给予肯定。然而也应该擦亮眼睛谨防“黑白各道骗子”的忽悠，因为这种积极的应对疾病取向，也正是那些人的着眼点。

↘ 焦头上宾症

“曲突徙薪无恩泽，焦头烂额座上宾。”这是我国谚语中最具广泛文化价值的社会症候群描述。其揭示的社会文化现象意义可以超越近现代国际流行的任一社会科学经典理论。谚语记载描述，有客人到主人家拜访，见主人家炉灶的烟囱是直的，旁边又堆有柴薪，便对主人说：你家的烟囱应改为弯曲的，并将柴薪搬到远处去，不然的话，容易发生火灾。主人默然，不予理会。不久，主人家失火，邻居们共同抢救，将火扑灭。于是，主人家杀牛摆酒，对邻居表示感谢（在我老家称为“谢火酒”），在救火中被烧得焦头烂额的被请到上座，其余则各按出力大小依次就座，但没有请那位建议他改弯烟囱移走柴草的人。古人寓意：当初要是听了那位客人的劝告，就不用杀牛摆酒，也未必有火灾。如今论功酬谢，建议改弯烟囱、移走柴薪的人却没有功劳。

生命健康管理上，现今同样流行“焦头上宾”现象。防病的措施和建议不受人重视，等大病、恶症缠身时，则千恩万谢所谓的“救命恩人”。导致有的明白人懒得给人提合理建议，反正说了听者未必接受，也不知好，也没利益回报。更讨厌的是，健康方面的预防性建议，还可能被视为咒人不幸。于是，给出科学性预防措施者，反有不明智之嫌，远不如当个“神医”来得划算。

不重视预防性建议和预防措施的价值，等到出大事了，损失惨重了，才愿意出大钱、花大力气摆平事态，这其实是我国社会各领域非常普遍的现象。一个合理化建议，使企业节省或避免成百上千万元损失，能想起奖励提议者一两千元的已算是开明。而铸成大损失时，则不惜重金悬赏处理。于是，造化了律师们的生意。也使有先见之明者，坐等事态恶化，再去做那“焦头烂额”的上宾，利益反倒更大。

“焦头上宾症”的衍生毛病是，遇重大灾难时，大肆做宣传救灾救险英勇事迹的文章，追责上则往往不了了之。个体以及社会性的“焦头上宾症”是社会性不重视预防减灾的文化短视劣性表现，是亟待改变的社会性易患症。若能做到免疫此症的，也就大抵是具有远见卓识的企业管理者、社会管理者和人生管理者了。

↘“酒鬼”心态——那些顽固的吃喝理由

大凡养成习惯的东西，改起来都难，不好的习惯尤其难。达到“酒鬼级”的饮者，怎么都有喝酒的理由。高兴了，喝酒助兴；遇烦心事了，喝酒解忧；冷天喝酒热身；热天喝冰啤解暑；无酒不成席，有席理当有酒；吃他人的酒，回请他人再喝；喝醉了再喝点，说有解酒作用；实在没理由，打发无聊也是喝酒的理由。好吃者对吃的态度也一样，不让多吃红肉，就吃白肉；说吃鱼不太致肥，就老跟鱼类过不去；可以多吃些水果，就不节制地吃水果；多吃这个水果易发什么病，就改多吃其他水果；说他米饭吃多了，他就面食、粗粮、汤羹、各种菜品等全来，就是不顾总量。这颇类似种植者为逃避农药残留监管，多品少量使用农药，造成单种农药残留检测都不超标，总药残却更吓人。行此不良者为害人，而瞎吃者为自害矣。饿了要吃，平时要吃零食，高兴了胃口大开，烦恼时拿吃解气。你说他刚吃完正餐，怎么又往嘴里塞吃的，他道压压味，不就一个水果吗，全然不顾正餐就已超量摄取，哪能再造次。

现代食物中，热门推荐的当属绿色有机食品。吃无农药残留、无激素的食物比之全靠化肥催长出来的自然要安全。不过还是得想想，化肥、农药尚未出世之际，人们吃的全是今日所谓绿色食物，也不见得那时的人就健康长寿。20 世纪 70 年代中期笔者参与的农村死亡原因调查，按当时的死前症状对照，农村已死者中因恶性肿瘤致死的高达 70% ～ 80%。而当时所查区域是近年老家县里最被推崇的绿色农产品产区。再好的食物，没得吃与吃过头的结果是一样的。仗着天然有机食物就放肆不加节制地吃，会事与愿违。笔者的观点是，天然有机的果然好，但适量摄取才是权重最高的健康长寿胜负处。

↘ “枪王”之道

俄罗斯米哈伊尔·季莫费耶维奇·卡拉什尼科夫是 **AK47** 突击步枪的设计者，2013 年 12 月去世，活了 94 岁。与卡拉什尼科夫同享盛名的美国枪王斯通纳，1996 年去世，活了 74 岁。据说卡拉什尼科夫在参加斯通纳葬礼时，附在斯通纳遗体的耳旁说了些悄悄话，那大意是，“人生的旅程，要想走得更远，就不能负重太多”（卡拉什尼科夫比斯通纳年长，自然当时有资格说这话，要是比去世者年轻的话，就不能说这样的话，因为理论上存在言者还未必能活到逝者年龄的可能）。

人们回顾这一幕和有意义的警世哲言的认知背景是，**AK47** 突击步枪虽然是目前世界上生产数量最多的枪械，但由于卡拉什尼科夫一直没有申请专利，生产再多也没有给他带来什么财富，所以物质生活上，卡拉什尼科夫始终过得较为简朴。而美国枪王斯通纳则申请了专利，每生产一支他设计的枪，就可提成 1 美元，生活很富足。卡拉什尼科夫对斯通纳的感言，通常理解是人生想活得更健康、更长寿，外在过多的财富未必是好事。当然，卡氏所言含义也许更深。

人生旅途中除了身上背的，还有身体的自重问题。对照卡拉什尼科夫和斯通纳相片，前者清瘦矍铄，后者较为富态，估计 **BMI** 指数得差三个单位以上。财富累人是一方面，富贵发达了，自身内部冲动愈盛，外部诱惑愈多，没工夫锻炼，强迫性过量饮食等发生概率都增大，既不利保持健康饮食，也难有健康的体形，极易影响人生旅途的长远。

古人所谓富贵而不淫者，毕竟少矣。社会上发达后的夫妻，怀念发迹前俭朴生活的可不少啊！

↘“吝啬鬼”重评——失之东隅收之桑榆

我国古代有一则关于吝啬鬼的笑话，说的是一吝啬鬼在年老体衰时日不多时，悔悟自己一生过得太过节俭，准备豁出去吃顿好点的，于是把这决定告诉儿孙们。儿孙们听了自然很高兴，这回可以打打牙祭了，问老头买点啥高档的吃呀？老头沉吟后毅然地说，去买块豆腐吧。儿孙们听了很失望。老头接着还特别交代，买豆腐不要去上半街，要去下半街买，那里的豆腐便宜点。这是古代笑话中非常经典的段子，其意境也曾被现在的小品表演所套用。

从饮食、健康、长寿的角度审视这个笑话，可挖出些让人深思的东西。吝啬鬼应该都比较富有，旁人指望其施舍点而始终不遂愿，乃称其为“吝啬鬼”。穷者原本啥也没有，无可指望，也就谈不上吝啬不吝啬。真正的“吝啬鬼”不仅对他人吝啬，对自己和家人也照样吝啬，这种吝啬表现于生活的各方面并贯穿一生。吝啬鬼往往比较长寿，无论国内的吝啬鬼，还是国外文学作品里的吝啬鬼，几乎都是老者的形象（早期社会平均寿命较低，那时能活到六七十岁的，要强于现在人们活到八九十岁）。原因就是，吝啬鬼们虽然富有，衣食无忧，但是自己的饮食也非常节俭，而这种饮食上的节制，恪守一生至死不渝，结果却往往使他们高寿，可谓是“富家穷过”的典型一族。本书对长寿者的要件认定是：长寿者家境不能衣食堪忧，也不能饮食奢侈。此二要件，凡吝啬者都具备。

古意之吝啬鬼，其为人被世人诟，丢了社会声誉，却收获了高寿。现代社会不批评那些对自己吝啬的人。有的现代富豪，自己一生节俭，却对他人和社会很是慷慨，这应该是健康而又辉煌的人生。富有了能兼济天下，又能善其自身和家人，甚是！

“酒肉朋友”新解

俗语所谓“酒肉朋友”，是指经常在一起喝酒吃肉的朋友，多为嗜酒一族。其主语为“朋友”，“酒肉”表述朋友的类别。然笔者给予新解，把“酒”和“肉”作为主语，即可理解为它俩是朋友矣！酒和肉结伴而行，有肉之酒，酒量陡增；有酒无肉，酒喝得没劲。肉类，尤其是肥肉的油脂能暂时包裹住酒，阻碍其迅速发挥作用，麻痹了饮者的感觉，也就更容易喝高。

无酒不成席，无肉自然更不算好席。于是“酒害”与“肉害”往往叠加发威。早期贩夫走卒，因经济拮据，酒和肉不能兼得，于行进途间遇路边小店来二两黄酒，无任何下酒菜即咕咚咕咚下肚，一抹嘴巴再行上路，颇有现在中途给汽车加油的味道。类似的喝法我老家称为喝“柜台酒”。而物质生活提高的今天，就是民工于街边喝酒也少见不来包熟肉的了。嗜酒一族也就整体性地从“单害”走向了“双害”。

酒肉“双害”间的联袂作案，酒的烈度越高，发案情节越重。酒喝得越多，也往往伴随着肉类高营养物摄入过多。流行喝高度白酒的我国，自然全社会肝癌的发病率也很高，因酒猝死者甚多。明白酒肉之间的这一特性，则摁住其中之一，就可少往深渊里进一步。

出生标签——有意思的产品使用说明书

多年前买的挂钟挂在墙上，嘀嗒作响，甚是讨厌，尤其夜深人静时，影响睡觉。为此把挂钟取下置于玻璃柜里，以阻断声音外传。如是碰见小座钟，则在睡前得找个隔音之处放起来。某日去钟市逛了逛，发现时下的电子钟已没有原先的这些痼疾了，静音、走时准，而且还很便宜。国内几大品牌挂钟，普通的几十块钱即可买得。带日历、温度计的也不到百元。于是一高兴，买了好几个，厅和房间都挂一个。改革开放之前，钟表、电视机之类都属生活大件，得积攒多个月甚至多年才能置办一个，那时也对国外一个月工资能买几个电视机感到不可思议，如今咱们也如此了，于是花点钱过过购物瘾。

感叹的是，在翻看使用说明书时，见上面竟然写着这样的条文："本品不宜使用高效能电池，如南孚、金霸王电池禁止使用。"问商家这是何故，回说此类钟消受不了好电池，太强效能电池装上，钟就走不准了。

钟的电池用好的，反倒坏事。看来单位会议室的挂钟后来走得不准，应该与换上的好电池有关系了。有意思，太有意思了！眼下工艺条件的钟尚只能用普通的电池，而我们人类这个高等生物体呢，在尚未进化出应对过多高脂肪、高糖食物本领时，是否也该有个产品使用须知呢？故隆重建议：医院的产科，在孩子出院时，可考虑在小屁股上贴个使用须知，上面写上动物学属性，合理体重载荷指数，饮食禁忌及胡吃乱吃可能引发的副作用什么的。

↘ 减肥与全球气候问题

全球气候变暖与灾难性事故增加的关系为社会所共识，但让普通老百姓建立起感性直观的理解却有较大的难度。对于日常生活而言，全年平均气温升高一两摄氏度，地球上大部分住地的居民日常感知中也确实难以建立一两摄氏度的升温带来的灾难性危机感。然而对于长期注意控制自身体重的人来讲，感性理解温度与水蒸发的关联度要容易得多。因为你会甚至盼望自身的适当发烧，发现当体温超过正常值一摄氏度时，不刻意大量补水，你今天根本不用去死命锻炼，而体重会下降两斤左右。这两斤体重消失，其实就是体温升高导致的体内水分蒸发。从这一角度去理解和换算全球升温造成的结果，就极易理解。人的个体因温度升高一摄氏度，水分蒸发尚且如此，地球自然是不得了的结果了。这是作者体控时的感悟趣谈。

↘ 不解之惑

减肥过程中，经常会碰见某一天或几天，饮食和运动量严格按规定要求进行，称重却显示体重毫无向下的表示，甚至会稍稍往上升一点。这让人困惑，也极易打击保持进度的积极性。但只要不气馁，随后的某一天体重终归会继续向下，而且下降的幅度会稍大一点，似乎是连本带利一并给予的意思。从生化物理的角度看，有可能是一些体内脂肪更顽固些，需要假以时日才能撼动和消耗它。另外笔者也怀疑这是否可能与未被总结的个体生物钟相关。关于男性每月也存在类似女性月经期的说法由来已久，但一直没有经科学实验验证的结论，减肥中遇到的特殊几天，让人联想起关于生物周期的说法。叙述这些，在于提示那些立志减肥的朋友，不要一遇某些天的不见成效而放弃减肥大业。

另一个让人困惑的是食物能量的转换问题。对于终日超量饮食而又较少活动的人来说，那些吃下去的多余营养究竟去哪儿了？因为肥胖对于绝大多数人来讲并不是可与过量摄入的营养之间建立对应关系的，再怎么多吃，其体重也会相对稳定，即不会像吹气球那样一路胖下去，直至爆裂。这就让人不解，那些过量的营养出处在哪儿？大家知道，正常状态下，人的大小便是带不走蛋白类营养物的，如医检发现有蛋白就表明身体有问题了。这是一个奇怪的问题，不由想起被我们当作废物的大便，其实是狗类的美餐，这是否表明，消化道的排出物，有可能含有一些照样具有相当能量的合成物，而且富营养者的废弃之物应该更具未知的残能？可惜在这方面医界好像没人研究过，只能引人猜想了。

妈妈的菜

据说有的国际厨艺大赛宣布竞赛名次时，常常会先调侃地宣称本次比赛第一名是“妈妈的菜”，然后才公布实际的名次。观众听到“妈妈的菜”时大抵是会心一笑。是啊，儿时吃惯的妈妈菜，对之后一生的口感取向影响甚大，即使成年后漂泊到异国他乡，就是吃惯了山珍海味，那心底深处的妈妈菜仍是一种美好的向往和呼唤。

然而当我们从饮食习惯的顽固性角度审视“妈妈的菜”现象时，正好说明了，家族饮食传承与基因的密切关联。无可否认的是，妈妈在掌握健康饮食上，具有科学合理性的概率未必会高。绝大多数妈妈的那个菜可能是一种生活环境条件下的被动性选择，其渊源也大都来自妈妈的妈妈的影响，并不一定具有营养和健康的合理性。需要重视的是，这种孩提时期可能不甚合理的食谱，却对我们一生的饮食习惯起到了很重要的基础性作用。自然的，“妈妈的菜”里那种不合理的因素和可能指向某种疾病的东西，也被家族世代传承了下去，并谓之曰“家族基因”。

作为哺乳动物灵长目人科的我们，其饮食习惯受后天影响很大，稍有不慎就可能偏离正确方向，不像两栖及爬行类动物离开母体时就具有独立生活能力，吃什么、怎么吃有着与生俱有的模式。

“妈妈的菜”揭示了人们饮食习惯的顽固性，表明从改变膳食结构去调理身体是件需要一定反省力和毅力的事，并不那么容易。“妈妈的菜”现象也告诉我们，建立科学合理的膳食结构应该从孩童时期就开始重视，以避免成年后幡然悔悟时改弦易辙的艰难。

↘ 莫莫莫，错错错

我国传统饮食文化中，用于劝诫人们少吃点，能起一个闸门作用的文化遗训可谓少之又少。相反地盛行以能吃、长得胖为福气。数千年处于物质短缺状况的社会，自然缺乏对物质丰盛时的防范文化一类遗产，这需要现代人自己解决。

去新疆走走时，见一些地方把棉花就堆放在露天场地，内地人甚感奇怪，就不怕下雨淋湿吗？当地人说，咱这地方就冬天会下点小雪，其余时间常年无雨，自然也就不用防雨。笔者听了犯疑，乃从大巴车上向马路上探视，随车当地人见状笑道，不用找，马路上没有下水装置。常年无雨，自然不用防雨；经年缺吃少穿，社会自然也无须防多吃的文化呀！

笔者至今记忆犹新的一件事是，在减肥之前与隔壁大楼的另一胖子比谁更胖、更重。当时我是88千克（身高1.7米），他是86千克，互报体重后，对方一副如斗败公鸡的丧气状。其实那哥们儿要比我矮约10厘米，论BMI指数他远比我厉害，可当时两人根本不考虑身高因素，只在那儿比斗谁重，重的自然是赢家。

笔者肥胖鼎盛时期，吃糖量也颇为可观，不计水果及其他摄糖，光白糖每月就得三四斤。在飞机上喝一小杯已带甜味的咖啡时，还会向空姐加要四五小包糖放入才喝得可口，那要糖时的语气也是一副能吃糖的牛气。

而今思此事，实是不知死活的荒唐事，大有错错错、莫莫莫的感觉。在此曝一下曾经的糗事，是估计当下胖人中，尚处于当时笔者认知的人定然还不少。

↘ 媒体报道不应乱推论

一日浏览网上新闻，见有报道，某地一女孩因减肥过度，免疫力下降导致脑膜炎去世。不知那些准备减肥和正拟减肥的胖友，见此报道是否会悚然一惊，影响减肥的积极性。由于减肥是件十分艰辛的苦事，即使意志较为坚强者，也经常会有是否放弃的念头袭上心头，需要大毅力去克服和维持。那些减肥决心不大，意志差一点的，见媒体有此言之凿凿的报道，极易借此停止减肥行动。

检视该媒体记者的报道，把女孩得脑膜炎归因于减肥导致的免疫力下降，应该是经不起推敲的伪推论。相信公众都会认可适度而稳步的减肥不会影响我们的免疫力。过度或较狠一些的减肥，也许会暂时性地影响免疫力，但会否导致人体免疫力崩溃，以及免疫力较大幅度下降时罹患脑膜炎的概率是否高，笔者认为结论应是否定的。

对于这些医学界尚没有明确结论的命题，我们可以采取命题置换的方法来审视探究。过度减肥的极端结果是导致厌食症，最后因严重营养缺乏致器官衰竭而死亡。这种现象我国每年大约发生 30 例，相对于我国庞大人口，区区几十例有多大统计学价值暂不论，但并未见厌食症死亡还有脑膜炎并发症的报道。次一级减肥过度者，就是外人看来已皮包骨头了，当事人还矢志不改。对于这群过度瘦身者，也未见有啥机构做过调查，得出他们感染脑膜炎概率比普通人群高很多的结论。极限思维考察历史上大饥荒时期，营养极度缺乏，哪怕饿殍遍地时，也未见爆发过什么流行性脑膜炎的记载。横向考察现今经济落后粮食严重短缺的非洲一些地区，也未见有研究说那些地方脑膜炎爆发如何超常。

人体是个非常奇妙的生物体，有超强的平衡调整能力。如果说人体这个生物体在应对营养摄入过度时，容易乱套滋事的话，它在应对营养摄入不足时，却异常地顽强。即我们容易“吃死”，而少吃些，危及生命的可能性却相对小得多。

媒体报道说，死亡女孩同时也在吃某种减肥药。从笔者的知识推论，即使是有不良副作用的减肥药，若把死因归结于该药也照样理由不充分。

减肥的假药可以吃坏身体，吃死就很难。网络媒体发达的今天，没有较强的综合分析考量能力，很容易把一些小概率事件胡乱归因。许多事件的发生，原本有人群发生概率，把那些十万分之一或二十万分之一发生率中的那个“一”，拿出来演绎是不科学的。

↘ 控食，恐食，厌食

控食的前传自然是好食或贪食，当醒悟走向控食，领悟到控食的长期性和艰难性时，会出现一定程度的恐食，这是对食物能量效能的深刻感知，是对食物应有的敬畏态度，自然也有一粥一饭来之不易及对生命的支持意义。食物短缺时期，我们感叹吃饱一顿饭不易，而在食物丰盛时期却感受到了食物的厉害，稍不注意就摄入过度。不当家不知柴米油盐贵，不减肥不知食物效能的厉害呀！食物对于我们，既不可缺，也不可多取，这才是人类与食物原本的关系。

若由恐食进而演变成厌食，那就过了，反而走向了食本性的反面。对肥胖者来讲，从适度恐食发展至厌食，那简直是不可思议的事，哪有这等美事。但全国每年确有几十例死于厌食症的病例。作为一本强调控食的书，其读者目标群是肥胖者，但也必须声明控食的 BMI 指数底线要求，即体重到达 BMI 指数下限时，应及时刹车进行维稳。尤其是男性 BMI 指数低于 21，女性 BMI 指数低于 19 时，应注意增点肥。太少脂肪，血管外保护层过薄，遇日晒、寒冷等，能量流失快，血象异常可能性增大，不利于保护肉身的“土壤墒情”。没有适度脂肪的储存，平常容易疲劳，对免疫系统也不利。

“厌食症”说明控食心因性机制的形成，是过度的极端。但它的内在原理却说明心理意志最终对生理的影响机制。恰当地运用此原理有利于建立塑身雄心——有人能把自己瘦死，肥胖者把自己搞瘦点岂能做不到？

未见对厌食症患者的群体性研究报告，即不知由高等级肥胖走向厌食症的发生率。能见的厌食症医案多为已骨瘦如柴还过分控食，不知其是否曾经胖过。从理论上看，厌食症患者原本应是瘦者行列中人，只是把瘦削的特质，引向了不当的极端。感觉货真价实的胖子们走向厌食症的可能性应该很小。

↘ 少睡会儿对减肥有多大作用

体重减控中的人，恪守既定的生活和饮食习惯，日常对于偶尔朋友的来访，需要作陪是件让自己揪心的事。曾经的肥胖者往往都是好吃之徒，要不然也不会走向肥胖。朋友相聚，找个餐厅吃一顿自然很难推辞，此时面对满桌的美食，有如戒毒者面临毒品就放眼前看你定力如何的考验。即使你一再提醒自己千万别贪嘴，悠着点吃，撤宴时以为自己应没多吃，但回家一上秤，大多数情况下发现，还是超越平时在家的进食量了。自责之心爬上心头，把不幸的结果信告聚餐友人，朋友道，今晚就迟一会儿再睡呗，多消耗一点过度摄入的营养——这确实是消解能量的法子，依据是人醒着时的代谢要强于睡眠时，故多醒一会儿有利减控。但多醒一会儿额外消耗的能量十分有限，按前文所述，多熬个两小时，最多换算成体重不过多搞掉五十来克，也就是说，如聚餐多吃了五十克左右食物，多醒个两小时可以解决问题，而实际上，聚餐的体重意外增加，动辄会在五百克以上，此时用少睡眠来消解，就是通宵不睡也搞不掉多余的摄入。何况，真正厉害的是由于餐厅食物的高盐度导致之后的补水，才真如洪水猛兽。

↘ 烟酒——戒乎限乎

医生在健康建议里经常用的词语是“戒烟限酒”，意思是说，酒不必全戒，少喝点可以，烟则应该彻底戒除。笔者觉得此种建议太过笼统，其隐含的对烟酒的功能评议不甚科学。其实从减肥和体重控制的角度看，对烟酒的态度倒可与常见的医嘱相反，应“戒酒限烟”才合理。

总的来说，烟和酒对健康来说弊大于利，都不是什么好东西，一样都不沾为最好。但单就烟和酒对减肥和体控的影响而言，酒应该全戒，烟少抽点即可（这是对已染上烟酒不良嗜好者而言）。为什么这么说？还要从烟酒对减肥和体控的影响度上讲。有吸烟嗜好的体控者常说的一句调侃话是，“吃啥都得悠着点，如今只剩吸烟不用担心长肉了！”因为吸烟是与入嘴相关的行为中，唯一不用担心增加营养负担的习惯。难改的恶习，两害相权取其轻。至于吸烟对呼吸系统可能的危害那是另一回事。

众所周知，酒类品种繁多，白酒、黄酒、米酒、果酒、啤酒等，各种酒对身体的影响度和影响方面是不一样的。远非一个“限酒”能泛论。各种酒的共同特点是，都含有一定的酒精。喝进的酒换算成酒精越多，对身体的危害越大。所谓葡萄酒中含有能有助于减肥的多酚，适量的葡萄酒有软化血管作用，适量喝点黄酒有通经活血祛风湿的功效等，都是在商言商。酒类在促进血液循环上有作用，但综合其对身体的影响，谈不上什么好处。结合人体对酒精的耐受研究结论，男性每日酒精摄入相对安全量度，以低度白酒为例，不要超过 50 毫升（女性还应少一些）。不同个体对酒精的分解能力和耐受性是不一样的，但不能因为我多喝点没反应，就有理由多喝。因为对酒精的耐受力，一是可以训练提高，二是耐受力强只是酒后的定力强一些，并不表明酒精对身体的负面刺激作用小一些。其实，现在交警在酒驾检测中的临界处理指标，是一个非常值得饮者借鉴的量度，超过那个 20（每百毫升血液含 20 毫克酒精）的界度，酒精对人体就会产生思维和动作反应的影响。即日常生活中所饮之酒，折合酒精摄入量超过酒驾判定的界度，那么就应该给身体健康记“负分”。

还应记得酒的另一糟糕“功效”，就是其对身体的助湿作用。“酒能助湿”，这是我国中医几千年流传下来对酒的负面功能认定。这里的酒，泛指所有的酒，即所有的酒都有助湿的功能。而人体内的湿度一重，脏器官功能就受影响，是减肥和体控的大忌。现代中医减肥理论把一些肥胖者认定为痰湿型体征，通过健脾祛湿来治疗，由此也可见喝酒助湿对身体的危害，减肥和体控者能戒酒则应力戒为上。

理解酒对体控的不利，笔者倒是另有直观认知。酒类，尤其是白酒，其实可视作防腐剂。人们制作香肠时，放入一定量的白酒，就是利用酒精的防腐功能。一些豆制品干货喷上白酒能延长一倍的储存期。而日常饮食中摄入的几乎所有有防腐功效的成分，都会对体内代谢造成一定的负面影响。其机理是具有防腐功能的物质，都有阻滞机体代谢的作用，吃进体内后妨碍吐纳，最直观的结果，就是体重下行受阻。

我国是个酒文化肆意横行的国度，社会对酒爱恨交加，明知酒的危害多多，却不能做到摒弃。医生们的限酒说，也很难搞清，究竟是酒确实有些正面的功能，还是迫于强大的酒文化压力，在知道彻底戒除是几乎不可能的前提下，只能希望人们限制一下，少喝点为好，也许属于无奈的宽容。

关于喝酒给人造成的相关毒副作用问题，未见详尽的医学研究报告。比较明确的仅仅是酒对肝脏的损伤，但这种损伤，也没有感性直观的量度描述。如饮酒和不饮酒情况下，人群间的患病率、体质差异、寿命问题等，都没有长期的跟踪比较研究。更进一步，又如饮酒人群中，按每日饮酒量和饮酒种类不一样，人群之间有何健康特征，也未见有研究报告。我国在许多领域研究上好大喜功，爱研究大问题，少有人去探究一些具体的细节性问题，这看上去很牛，但使得许多学科缺少坚实的基础。西方学者擅长研究小问题，与之接触，很容易被我们不屑一顾，但整体效果却似慢实快，清清楚楚的事情也比我们多。

↘“宝宝”跑哪儿去了

有些肥胖者不时会面临一个让人很不爽的问题，就是连续多天不用拉大便，而且连便意也没有，这既让人担心也让人困惑，自己怎么变成光吃不拉的了，难不成消化吸收功能强大到连残渣余孽也收为身体所用了？未免太恐怖了。医学上对人们的排便重在是否有规律，只要是有规律的，两天拉一次也正常。问题者当然是超越了这一限度。

重视排便情况应是个好习惯，因为排便情况与身体健康与否息息相关，对重视体控的人，排便情况更与体重变化相关联。一般情况下，只要进食量和营养物摄取结构无大改变，这时的排便异常，通常表示消化系统的运行有了问题。只要消化系统没有器质性病变，消化后的糟粕不会人间蒸发，也不用太过担忧。那么这些原本早该排出体外的宝宝跑哪儿去了呢？为什么连便意也没有呢？结论其实很简单，糟粕仍然在体内，也不会被身体吸收，只是它没有运行到位，待在了原本不该待的地方——横肠，把过道当暂居地了。直肠里没东西，自然依据直肠物理张力给出的排便信号也就没有了，便意当然也盼不来。对肥胖者的医学检测显示，个别重度肥胖者在横肠的淤积物多达十几斤。

闹清了原委，解决办法有两条路：一是对症应付，如加强运动锻炼逼迫脏器动起来，吃点增强肠蠕动功能的食材或三黄片之类有清热助便功效的中成药即可见效；二是治本，就是减肥，让体重回归到标准范围内，排便就会趋于正常。有理由相信，过量饮食使肠道被撑大，功能变差，而减量饮食自然给肠道减了负，也就较少消极怠工了。

↘支撑誓把体控坚持到底的副理由

实施体控之后的生活，与之前的生活自然大不一样，拿个大肘子吃得满嘴流油的“快意人生”看不见了，在烤羊肉摊边美滋滋吃串也一去不复返了。公务出差被当作难过的劫难了。林林总总饮食上的小心经常会想起之前信奉的人生观，“吃进肚里的才是自己的”，如今却落个遇吃谨慎的境地，甚至放弃饮食节制回到从前的念头偶尔也会隐隐袭来——但只是想想而已，不会真走回头路的。其实，一直坚守食控－体控，还有很简单的原因，就是每当有放弃的念头时，回想不控食时每天到了饭点，常不知胃口在哪儿，满大街寻找能刺激食欲之物的状态，实在也不值得回归。

旧岁做胖子时，非常挑食，号称美食家，非得找色香味俱全之食不可。现今是啥都觉得好吃，每日下班归途中，东家的小笼包，西家的牛肉面，路边的烧烤摊等，诱人之至，可是已经不会轻易下手。食性也大为改变，以前极少触碰的馒头、玉米饼都被纳入食谱，连清水煮萝卜都会吃。身怀饿感进入饭点，彰显的是饥不择食的境界呀，考虑的已不是好吃不好吃，而是赶快“加油”。

有趣的是，控食也提升了餐点的愉悦感。不是说现代社会人们已难得有饥饿感吗？控食后吃嘛嘛香的感觉也蛮不错。所谓的适度短缺经济，反而有提升生活幸福感之意吧。

↘ 街头辩证法

人是社会性动物，尤其是男性，在日常生活中并不希望自己的行为多么特立独行。当为控制体重每日行走于街头，能看见几个同类分子时，虽不招呼，但内心里应是互为鼓励和赞许的。一个曾经困扰许久的问题是，原本以为应该多看见些胖子们满头大汗地行走于街头，实际并非如此。平常很少看见胖子们在街头步行锻炼，那些会在街头行走锻炼的身材都不是太胖。这是个很有意思的现象。笔者从未进过健身房锻炼减肥，不知那里面的状况如何，单就街头锻炼者中胖者身影的稀少感到有些奇怪。

也许有毅力会出来跑步或行走锻炼的人，原本就是不能容忍肥胖的人。他即使或曾有过肥胖也早已被解决掉了。

有毅力坚持锻炼的人，通常也会有毅力控制食物摄入量，不会让自己的体态失控。

对于坚持锻炼的人，肥胖只是疏忽而致的短暂现象，遇警即醒，马上会采取对策防止事态的恶化。也就是最多能在他锻炼起始的短时间偶遇其胖时的身影，其余更长时间内由于其早已告别短暂的不幸，故难觅胖影。

胖子之所以成为胖子，就是因为吃得多，动得少。越胖越会吃，越会吃越胖，越胖又越不想动。试图从处于锻炼的人群中去寻找胖子，原本有头脑不清之嫌。

也许用不着那么复杂的分析，很简单，胖子们街头锻炼了两天就嫌累不干，回家继续他的“胖”生活去了。

↘“路吃”调查

行走于城市街头，经常会碰见边走边往嘴里塞东西吃的人。猜猜，在非正常就餐时间碰见的“路吃”者，胖的多，还是瘦的多？

这还用问吗，当然是偏胖的多了。是，“路吃”者中偏胖者大约要占七八成。那二三成不胖的，自然也不是吃不胖的，应该是误餐的，或偶尔吃零食的吧！

“路吃”并非一定是吃零食呀，可能只是行走中的进餐而已吧。干吗非要与过量进食联系起来，去推断出他们的饮食习惯有啥问题呢？笔者另有所思，若把“路吃”看作正餐的“外溢”行为，就好理解了。街头行走也吃零食，那基本是平时吃零食习惯的升级版。把“路吃”与肥胖联系起来说，不是想得出路吃易胖的结论，只是想起哲学中偶然背后寻找必然的理论。

一日路过小吃摊，正逢摊主进食，见伸进台面的碗内食物上有厚厚一层白糖，心道，此等吃法岂有不胖之理！视线移至摊主身上，货真价实一胖子无疑。

↘ 树下的老者

胖子是吃出来的命题的反论是，标准身材者大都有良好的饮食习惯。

笔者住所有位农村籍物业管理员，平时较少吃肉类，以大盆面食为主，BMI 指数达 29 左右，在笔者怂恿之下终于开始节食减肥，已干掉了十来斤体重。一日楼下见他，夸他好样的，其也誓言将减肥进行到底，绝不会再让体肥。其时正好楼旁树下坐一年近八旬的老干部，此老爷子身材标准，精神矍铄，养着一只会说话的鹩哥，知其每日晚饭后总保持绕行楼房多圈，但不知其饮食方面的节操。于是我大胆地试验了一把“推论”，赞誉得向此老者学习，因为其必定是个平时注意控食的达人。物管员用狐疑的眼光看着老者，我当然也内心忐忑，生怕老者说出否定性结论而证明自己判断错误。不料老人痛快地道：“那个当然，我打年轻时起吃饭从来就没吃饱过，即使缺吃的年代，酒桌上也不暴饮暴食。”

我听老者此言，印证了自己的推论，自然甚是欣慰。而物管员听后却抗议道：“你老有此健康养生之道，天天在我们物业办公室前遛鸟，为何从不提起，也不传授于我。”这下倒让老者语塞，好一阵不知如何作答。

是啊，我等减肥后旁人夸奖，自我赞许，颇当回事。老者不声不响坚持半个多世纪，已成自然的生活方式。其实，细究老者的无言背后应有特殊的历史原因。因为崇尚减肥和体控只是近些年的流行意识，即使是改革开放经济快速发展后的许多年，社会都把胖胖的身材视作有福的象征，而视标准身材和偏瘦为身材单薄，或不够健硕。对于饮食上有节制的人，也通常被人视为不会过日子。物换星移，社会价值观已悄然发生变化，可老爷子意识深处，还没有发现自己的养生之道现在已变成可吹嘘的资本了。与此类似，近年某日看电视，突然发现邻居的耄耋老人，原来是国民党的抗日英雄，是抗战胜利重大历史事件的见证者。人们惊奇地问他，如此光荣之事，为何之前从未跟我们说起。老“英雄”苦笑——后生们哪知世事沧桑呀！在多年之前，国民党军人身份一直属个人历史污点，讳莫如深，哪会说与他人听。只是近年社会史观通达后才重新甄别评估国民党抗战史，并作为光荣被社会和政府重视的。老爷子早已习惯于掩埋旧记，何曾想到会有值得炫耀的时刻。他要不隐瞒那段历史，也许早就离世，难享今日荣耀之事了。

需要说明的是，树下老者所言从未吃饱过，切不可理解为一生挨饿，当是逢吃七八分饱即可的描述。老者早就明白，那吃到十分饱时，实际是吃过头了。要是为个好身材真要顿顿挨饿，恐吓着那些尚处减肥“槛外人”的胖友。

↘ 餐厅里的“痘”女孩

夏日路过一餐厅，见紧挨落地玻璃的餐桌上一女孩正津津有味地进食，吃得好投入呀，几令窗外人垂涎！不免扫视了一下其体态。身材倒也不算胖，但脸上小痘痘不少，不免心中默喝一声：“别乱吃了！”

青春痘是袭扰许多青年男女的苦恼，这东西还特爱长在脸上，着实讨厌。流行的对痘痘的病理分析和治疗方法，大都没错，但基本都是些对症治疗，没有强调如何根除方面的宣传。从营养摄入平衡的角度看青春痘问题，“痘痘”其实是营养摄入过剩的标志性产物。脸上长痘者很少是瘦削的。青年男女身体的紧缩性较强，一些人营养摄入过度（以食物结构性问题居多），不横向增肥，而是脸上长痘。换一种说法，脸上长痘其实是在种痘，与一些肿瘤患者一样，可通称是养痘养瘤的主儿。长痘长瘤者的进食或营养摄入要比同体形者多，因为其有待喂养的痘瘤。

咱不喂养痘痘了行不？当然行，少吃点，尤其减少高能量、高脂肪的营养之物就行。缺少了饲料，痘痘不消就见鬼了，试试吧，不一定立竿见影，坚持时间长点就行。

也许有人不同意道："痘痘可会遗传，她妈妈脸上哪个部位长痘，女儿也哪个部位长痘。"是啊，一脉的体质，相传一样的进食习惯，同样的食谱，相同部位的痘痘挺合理。

需注意的是，强行戡乱平痘，而不改变饮食结构和总量摄入问题，轻则身体会增肥，再糟糕点会出现内脏问题。过量摄入的营养总会通过某种方式表现出来，有的治痘路子，采用促进排便，实际是寄希望通过拉肚子化解多余的营养，确实能见效，但这是通过暂时性破坏代谢的方法解决问题，并没有从源头上斩断病因。

除痘治疗中，强调少吃辛辣油腻刺激之物是应该的，但同时还当强调长痘者应把其作为日后的生活指南。至于很常见的规劝长痘者，多吃蔬菜水果，此医嘱太过笼统且有害人之嫌。平时不吃蔬菜水果或吃得太少的，应注意吃些果蔬，但绝不能强调"多"吃，尤其是那些高甜的水果，更要小心，因为摄入过量果糖对身体的毒副作用不比多吃肉类小。

没见过和尚尼姑长痘的，但和尚尼姑瘦的也少。结论是，减少高脂肪、高蛋白食物摄入，会消痘，但不能由此而走向过量吃素食的习惯，因为痘痘没了，身体肥了同样糟糕。

不只是肥胖者需要改变饮食生活方式。脸上长痘者，也是身体提醒改变饮食生活方式的明确信号。

↘ 操场上的农村媳妇

笔者住地边上有一学院，里边有游泳池，也有个小型塑胶操场，有时晚间去跑道上走几圈。一日走进跑道时，见里面有两个穿着朴素的农村胖媳妇在慢跑，一边跑着，一边嘻嘻哈哈，一幅非常有趣的场景。两个农村媳妇在大城市的学院操场上跑步，其跑步姿势一蹦一蹦的带有浓郁的乡土味，估计是学院食堂里打工的民工。我甚是好奇，加快步伐跟上去，听听她们聊些什么。听着是西北一带的口音，大致是在感慨自己的肥胖，进城后不多时间内就胖得不行，要注意减肥的意思。

肥胖之风不仅侵袭城市居民，连进城务工的民工都已波及。对于农业劳动人口来说，自古以来，何曾为身体发胖而担忧。要是谁家的媳妇长得壮实，那是表明家道殷实，生活富足，那一身的肥膘该是能干活的体质保障，哪至于要通过无谓的跑步来消耗那“宝贵”的脂肪呢？对于农村女孩来讲，中小学时体育课上的跑步，不过是检验体能和速度的一种时髦，竟然有朝一日真要依此去消耗脂肪，自嘲的感慨也就难免了。

近十多年，大量农村劳动力进城务工，那些干重体力活赚些辛苦钱的，感染城市肥胖病的应不多，但那些进入机关大院从事后勤工作，又在机关食堂用餐的，就极易“中枪”了。象征性交费或免费的午餐，餐餐有荤有素，随意取用，不吃白不吃，很少会有设防的意识，更不会有谁去提醒他们注意不要过量饮食什么的。笔者所在单位的女清洁工个个吃得跟胖球似的。

操场上的两位农村媳妇，胖了能知减肥，并即刻付之行动，实属难能可贵。那些在城市机关单位打工的民工也该有人去关注提醒。

↘ 公园里的老哥

身居闹市，附近有块绿地可供活动，这对于大都市生活应该是颇为幸运的事。在周末溜达到附近的京城元大都遗址土城公园时，几乎每次都可遇见一名六十来岁的老兄在那里使劲折腾自己。老先生大约一米六高，

BMI 指数 26 上下。其所用锻炼方法都为常规动作，跑步、掰腿等，每每满身大汗，不亦乐乎。常遇见这老兄已有两三年了，当是位意志力让人敬佩的人。我都是在公园里走走，而他是真下死劲锻炼。有意思的是，这老兄一身已然壮观的肥肉，也如他运动的耐久坚持一样岿然不变。这样的练法，身体自然健硕，但肥是减不下去的，因为他肯定没在饮食上做相应的减量文章。当然，他也许只是想坚持锻炼，对体态并无不满。

↘ 有趣的小狗

饲养宠物狗的人，每天都会带着狗出门遛遛。见可爱的小狗狗很黏人地跟在主人后面，那情景甚是怡人。有趣的是，有次见一小狗狗，并不是老老实实地跟在主人后面走，而是很有创意地跟一阵又折回头转一小圈，如此往复，乐此不疲，让人看了颇感好玩。

我老家有一句俗语，形容那些忙于事务整天跑跑颠颠的人，开玩笑称他们整天跟“狗跑”似的。狗类原是跑动中求生活之物，人类把它当宠物养了，每天要不让它练练腿，那会憋坏它。到了遛狗时段，带着欢天喜地的狗狗外出溜达，主人也就有意无意地跟随锻炼了。但天生好动的狗狗，跟在人类身后的那点运动量，实在满足不了狗狗的习性。于是，人遛狗还是狗遛人经常难以定论，体大力猛的狗狗会强拉着主人遛，而体形较小的狗狗，左右不了主人的行进，就自创出螺旋式跟进的自遛办法了，这样可在有限的时间和距离内，通过拉长路程，增加活动量。

笔者看见狗狗跟“疯”了似地自遛，颇生惺惺相惜之感。自身平日步行时，上班是绕着弯子走，闲步时经常折返走，也是如此溜达法——感同身受啊！大家都不缺吃，人狗都处于营养摄入过多的状态，些许的步行锻炼，远不足以消耗掉过量摄入的盈余，人与狗的行为创意都相同了。

稻草理论

当负载达到临界点时，再加一根稻草，就把那辆车压垮了。那根稻草被称为压垮车的最后一根稻草。其实被压垮前的车载是处于一种临界平衡的状态，再添加哪怕一个平时看起来不显眼的东西，也会导致失衡。减肥困难的胖友常会埋怨，能吃而不得放开吃，那太没劲了！餐间不就吃点零食吗，哪至于就与肥胖联系上了。可就不愿意想想，正餐就已吃撑了，再吃的小零食已都是过量之物。肥胖者的正餐往往一吃就使自己处于临界或超界状态，为什么一吃就把指标用掉呢？要是能遵俗话说的吃个七八分饱，那也不会几根稻草就把咱推向胖子啊。

人们通常用“稻草理论”去解释一个不起眼的事项导致了重大事故的发生，而该理论更重要的意义指向，应该是提醒我们重视避免出现能被一根稻草击垮前的临界状态。

不使自己长期处于肥胖状态，就不会有脚一崴就骨折，没走多少路就气喘。

不使自己长期处于高血压至临界状态，就不会搓麻将抓个自摸牌，哈哈一乐中风了。

平时注意节制饮食，不让体内尿酸处于临界值，也就不会有某日一顿豪饮胡吃就致痛风发作住院。

哲学上所谓不重视偶然背后的必然，才会发生被一根稻草击垮的事情。

健康与“保修”服务

以我国的官场现状而论，基本可说，谁的官做得越大、越实，谁的请吃和被请吃的机会也越多，同时遭受营养摄入过多、影响健康的机会和可能性也越大。极端一点也可说，心血管疾病的发病率与官场得意状况成正比。官越当越大，身体越来越差，前脚退休，后脚就去马克思那儿报到的事屡见不鲜。

也许有人会说，没事，官越大，医保拿的是蓝卡，可享受的医疗服务也越好、越方便。可维修再方便又有啥意思呢？笔者买电器类物件，对保修服务如何好的宣传甚为不屑。要买的是八年十年不用修的产品。那种经常要维修的东西，服务再好也够烦人的，不要也罢。职场混事，一是工作尽量干好，二是身体健康最为重要。不比谁官大，当比谁最健康、最长寿。多活几年就什么都有了。

官场不得意了，收获健康多一些也不错。既是做官可能提高身体健康的风险等级，那么，位卑权轻则更易免受疾病侵袭。一个少去或几乎不用去医院的身体，大可以有用可怜眼光俯视经常“维修”者的心态吧！

↘ 美丽的“陷阱”与丑陋的“福祉”

一个近乎逻辑悖论的现象是，实施减肥，采取饮食控制与锻炼后，发现色斑过早地出现在脸部。不刻意控制肉类时，脸如满月，既无皱纹也无色斑，而一旦追求体控的饮食后，却出现了让人不愉快的色斑，俗称“老年斑”。上帝是否神经错乱了，善无善报。而且该现象几乎具有相当的普遍性。究竟是咋回事呢？

医界关于色素斑的形成机理，目前并没搞清楚原因。认为多发于 50 岁后，人群易发比例为 27%，属无害的衰退性症状。治疗上，认为加吃维生素 E 和维生素 C 能有效缓解和消除色斑。可笔者如法炮制吃了两年多，几无成效。人未太老而面有老症，实在有碍观瞻，也让人搓火。遂假设不同形成机理，自己选取不同药物试治，当用至活血祛风药物抹治时宣告斑消——以药反推病理，其斑乃体表堆积之脏物也。

我国自古一直称“色斑”为“寿斑”。此称目前被医学界质疑，多认为色斑与长寿无必然关联。然而笔者结合减肥体验梳理后认为，古人“寿斑”之谓，并非妄言。从逻辑上讲，长寿者大多有寿斑，确实不能得出有寿斑者就长寿。但当我们琢磨寿斑隐含的某种机理时，似乎就能理解古人为什么把色斑称为寿斑了。从体控－饮食控容易导致色斑现象做理论反推，有理由相信，凡脸布色斑者，几可定论，该人平日饮食有节制，其饮食中主食含量较高。而“酒肉人生”者长色斑的概率极低。沿此推论，把色斑视作寿斑确实有背后的原因。因为色斑体现的是其背后通常具有的较高长寿概率的饮食方式。

富营养状态的超重或肥胖者，如“酒肉胖”和“水果胖”，虽不利健康长寿，但却能使人外表“美丽”。因饮酒经常加快心跳，偏高的血压，超重身体下丰腴的脸庞和撑满的皮肤，使人显得年轻漂亮，皮肤也不易有淤积物停留。而正是这些与丰满肥胖相关的表征，造化了人们的同时，也有意无意间使人处在有失健康长寿的陷阱里。与之相反的节食一族，一定年纪时反而易患皱纹和色斑等，虽增加了健康长寿的概率，却是“丑陋”的福祉——美丽与健康难以兼得。女性美容要想皮肤白些莫过于使用汞含量高的护肤品，要想皮肤嫩些最见效的是富含雌激素的东西，而汞和雌激素带来的“红颜”背后却是健康的高危。感叹造化弄人。更许是生活的辩证法原本就是如此，所谓有所得便有所失，就看世人如何取舍。

↘ 共生理论与癌症抗防

有研究癌症的专家认为，癌细胞其实是普遍存在于人类身体内的，即平常我们可能原本就是处于带癌生存的状态。只是通常情况下，微量的癌细胞兴不起风浪，只有当癌细胞猖獗起来，体内平衡被打破时，才引发至癌症。持此观点者同时认为，对例行体检时发现的某些长在非关键部门的微小癌组织，要是身体没啥不适，可以不予治疗。（现实中，如查出甲状腺微小癌告知受检者后，患者一般很难做到冷静对待，加上那句切除要比不切好，绝大多数也就还是选择手术了。）这是典型的共生理论，当然也只是一派观点，但很有参考意义。

人类身体能应对一定量的恶性细胞或病毒，这是有定论的。即使谈虎色变的艾滋病毒，不超过一定的量，我们身体免疫系统也能搞定。这是蚊子不会传播艾滋病的理论根据。蚊子从艾滋病患者身上叮咬后，再叮健康人，自然会传递艾滋病毒，如蚊子叮一下就导致艾滋病，那社会就大乱了。有研究认为，一只蚊子所传递的量，离艾滋病毒的致病量要差四百来倍。由此引出的话题是，如何避免那与我们共生的“恐怖分子”做大，这就与身体的营养状态有重大关联了。研究者普遍认为，富营养状态的身体，导致恶性细胞变异壮大的可能性要远强于平衡营养状态的身体。因为在长期富营养环境下细胞恶变的可能性增大，其复制和繁殖力也要强于正常细胞。当我们养肥自己身体时，也给体内“恐怖分子”发展提供了温床。当恐怖组织发展至一定规模，体内生态平衡被打破，体内警力无法应付时，就失衡发病。

大家都知道，人一着凉，就容易感冒。可为什么感冒病毒那么神，一着凉就找上门来。原来许多病毒原本就待在我们身上和身边，只是平时闹不起事，免疫系统因着凉遭创时，它们才乘虚而入。这是国内中西医界关于寻常风寒感冒、普通病毒性感冒在致病原理上一直没向公众交代清楚的地方。

恶性细胞与人体的共生性，还可从癌症的治疗上印证。未被攻克的癌症，换言之，其实也是医学界至今还无法做到把癌细胞与正常细胞分离区别对待。弄死癌细胞不是难事，但由于癌细胞与正常细胞的共生性，到现在也还找不到一种靶向药物，可以只扑向癌细胞把其干掉而不伤及正常细胞，也即做不到不伤及平民的精确打击或重点清除恐怖分子。

作者研究梳理认为，人类的免疫系统并不把癌细胞纳入“恐怖名单”，就是说我们的免疫系统实际对癌细胞没反应，原因是癌细胞并非入侵的异族，只是体内细胞的纨绔。这也就是癌症为什么很难早期发现的原因。癌症抗防中流行的过多提高免疫力手法，原本可能是个误区，它加强了不抗癌的免疫力，却继续维持了癌细胞的高营养需求。最容易诱使癌症患者误解的是，医生在放化疗时的重视体内白细胞数量，在实施放化疗时配合用些提高白细胞的升白剂，或当白细胞过低时干脆不做放化疗治疗，由此使癌症患者把提高身体免疫力作为要务。其实，放化疗时保持白细胞的一定水平，主要应是防止外部细菌和病毒的乘虚而入引起感染，并不是白细胞数量对癌症有多大作用。患者切不可误以为在术后的癌症抗防中需要较多服用提高免疫力的东西（民间成功防住癌复发者多有防癌不能吃补药之感言，很值得借鉴）。探索治疗癌症上，有一路数是，经由免疫刺激提高体内免疫系统对癌细胞的查杀能力，这是有意义的尝试，但反过来也恰恰说明自然状态下人类免疫系统对癌细胞的不作为。作者所说的癌细胞是体内纨绔细胞之比喻，还可据此推测刺激提高免疫系统查杀癌细胞的功效评估，即犹如去动员父母亲责打或诛杀其不孝之子，结论读者自知。

癌症始于实症，到了中期及晚期因癌细胞的耗能比普通细胞强，患部器官血供遭损时又会变成虚症。从早期治疗和术后防癌复发的角度看，不得乱用补药。富家要穷过，抗癌要秉持适度“穷抗”。癌细胞发源及突变于我们体内，这是已有定论的。在应对一些恶性疾病的防控上，体重和营养摄入保持在适度范围内，有着基础性作用，十分重要。这与社会治理上对待恐怖势力一样，最重要的也是防在前面，不让有可滋生恐怖组织的土壤，消除产生邪恶势力的社会性根源。即应对“共生”之魔当在不让其“生”上下功夫才是。

体控与健康长寿吻合——模式的天然融合性

控制在健康标准体重所应该做的，与健康长寿的饮食生活要求做的具有高度的吻合性。即标准身材的健康者同时也具有更长寿的现实概率。当然，单纯的体控，主要坚守适量饮食就能基本达到，而进一步做到健康长寿，不能有饮食结构偏差，还得注意保持其他健康的生活方式乃至心理健康的维持。如不能有暴躁的脾气，避免大喜大悲，不能过度劳累等。但本书的观点认为，科学饮食下的标准身材维持，在健康长寿中起到最基础性的作用，占有极大的权重。简言之，坚守饮食平衡的人，比那些片面看重运动锻炼的人，长寿的概率要高得多。

关于如何健康长寿这个永恒的问题，从正面描述怎么做才是健康长寿之道，这是一件容易被质疑的事。不同的医者和养生专家从不同的角度有着不同的理论体系。现实中面对多种健康养生理论容易让人无所适从，其实我们从问题的另一面去把握就会简单得多。即把握那些已知的否定性的原则，就会大致接近我们希望的目标。既然有可能陷入莫衷一是的迷惑之中，那么不妨做到坚守那些已知“不应做”的原则。吸烟有害健康，就不吸烟；喝酒伤害身体，就少喝或不喝；肉类不能多吃，就限量吃；饮食不能偏食，那就蔬菜、豆制品、肉类均衡着吃；身体不能不运动，也不能运动过量，那就取个合适的量；饮食不能偏咸，那就吃得淡一些……每不做一项错误的饮食生活行为就对健康给予加分，自然就积小胜为大胜了，寿限自然也就长了。

曾有理论认为，人类的期望寿命应该是150岁左右，之所以现在活不到那个寿命，就是因为我们种种有害健康的不良行为，干一项减几年寿给糟蹋的。不妨相信该种理论，至少改掉那些已有明白结论的陋习，尽量争取活得不亏！

不能在年老人生终点可测时才开始注重健康和长寿，尽管在年老时注意是必需的，但人生要想走得更远，必须全程都注意。年轻时过度消费身体，或多或少会影响以后的日子。一种合理的饮食风格，一种平和的心态，要终身全程坚守。

笔者属于晕车一族，倒不是连火车也晕的那个级别。有时电梯也晕，但乘多了，现在电梯倒是没感觉了，坐轿车发生晕车的时候多些。晕车者生理原因是耳内平衡器太灵敏，外因方面以前认为晕不晕车与车型关系大。都道自己开车就不会晕，结果购车后发现如一脚油门一脚刹车地驾驶，自己开车也晕。无奈就强迫自己采取慢给油、提前预刹、平稳驾驶的模式。渐渐地发现，这个被人笑指开车太面的防晕车驾驶模式，也是最安全的驾驶模式和最省油的模式。真是感叹事物内在科学合理性统一的奥妙。

维持 BMI 指数和体检单达标的饮食，既是健康的饮食模式，也是长寿概率最高的模式，自然还有体形也是最为符合美学要求的，是多种模式天然的合理统一。

↘ 得失比较看肥胖

从辩证法的角度看，批评肥胖对人类的一无是处，倒也不是那么回事。对相同年龄者来讲，肥胖者一般会比瘦削者显得年轻，因为那丰满如月的脸盘不易显皱纹，看上去自然会年轻些。肥胖者一般摄入动物蛋白较多，长老年斑的年龄也比瘦者迟延。又如前所述，在特殊环境下，肥胖者因脂肪储量多，极限生存的时间要稍长于瘦者。

从两害相权轻者胜的角度看，过量营养往长肉的方向走，总比过量营养往长肿瘤的方向走要好。

从笔者的生活感受看，肥胖时，走累了，路边水泥墩上随便坐一下，臀部并无不适，因为那地方肉厚呀。而减肥后，坐下休息时就得小心了，因为没有厚厚脂肪层的保护，坚硬的水泥面会硌得屁股生疼。但说归说，肥胖的那些“好处”与减肥后对生命健康的提高相比是微不足道的。维持在健康体重时，通常走路不容易走累，也就较少发生路边找墩歇脚的事。

从肥胖开始往下打压体重时，最负面的反应是，由于原先撑满了的皮肤变得干瘪，人会显得老相一些。尤其是周边同事或亲朋，看惯了你胖嘟嘟一副娃娃脸的样子，骤然发现你皮肤松弛、样子变老，往往会有些负面的评价。“变相”以中年肥胖者减肥反应为甚，年轻的，皮肤修复力强，反应不强。这时需要有坚强的心理支撑能力，坚持瘦心不改才行。因减肥而暂变松弛些的皮肤，在体重稳定在一定水平上约半年后，皮肤及体表组织会自动调整和适应，松弛了的皮肤会逐渐收紧。大约得过两三年时间，外貌会有较大的恢复，看起来也会不那么惨。但要完全回到肥胖时的嫩相，那是不可能的。

另外由于体控采取的适量饮食，其摄入的肉类远不如胡吃乱喝时多，相应的胶原蛋白、维生素 E 等摄入会减少，应注意饮食中保有一定比例的富含胶原蛋白食物。没必要坚持崇尚素食，要注意肉类的适量取用，尤其是连皮带肉的摄取。

除了外貌变化上要经历一个艰难时期，脏器官的运行也会经历一个过渡期。以肠道为例，高体重时期的肠道因过量的进食，肠道被撑得大大的，饮食减量后可能出现纳滞，需要较长时间恢复，而在恢复重整期间，有可能出现排便“汛期”方面的异常。从相关报道上看，胃部的跟进适应只需几个月，其他脏器官的跟进适应未见报告，估计会慢一些。产生脏器官适应时间差的原因，可能与器官特性及体内所处位置不同相关。

↘ 老虎没有，反弹也没有

2008 年夏日，因北京承办奥运会，工作单位处于放鸭子状态，自己乘机搞了家装。其间体重急剧下降，一日到班时急邀同事到单位见证一下自己瘦削时的尊容，生怕过不了十天半月又恢复到大腹便便的样子。

在办公室浏览网上新闻，其时正热议陕西“周老虎”之事。同事问我真假评判。我道：从摄影角度质疑网上老虎照片，即使证明照片作假，也不能否定其地关于存在野生华南虎的宣传。因为“有虎”论者，仍可坚持老虎确实有，只是没看见而已。我的观点是，如相信野生华南虎存在的炒作，则动物学关于哺乳动物物种延续的理论就要改写。

动物学结论：大型哺乳动物物种延续的最少种群数量应在三五十只。我国自 1983 年见过一次“疑似”野生华南虎个体，之后再未见过野外活体。野外如有物种延续最低要求的数量存在，不可能二十多年看不见踪影。野生华南虎的寿命一般也就 15 年左右，20 世纪 80 年代初期的幼虎也活不到 2008 年。奇迹发生的概率小到可以排除。同理，“神农架野人”“西藏雪人”“国外的大脚怪”等类似传说，都是试图推翻动物学经典结论之举。

最后关于野生华南虎的奇迹没有发生，笔者担心的体重反弹也没有发生。流言汹汹让人迷惑，也易让人失去科学的坚持。好在自己挺了过来，一鼓作气将体重打压至 BMI 值 23 左右，并维持至今。

↘ 历史的对应——可怜的幸福

当自己体重下降幅度较大，基本达到并维持在预期区间时，不免沾沾自喜，同时也希望对自己的体重能给个历史评估，即现在的体重究竟大致相当于自己之前啥年龄段时的情况？于是见着 20 世纪 80 年代末一块进单位的同事夸赞自己瘦身有毅力时就问了问：“与咱们刚进单位时比，老哥的肥瘦度怎么样？”答道：“比那时要瘦点。”听了当然高兴，可旋即一想，朋友路遇时对他人胖瘦的言评，往往不准确。有时说你胖了，其实体重一点没变。有时说你最近又瘦了，其实那几天体重是在高位运行。最可信的就是能有自己可靠的历史记录做比较。遗憾的是，发现之前竟然有二十来年的体重记录空白。直到有一天倒腾书柜，如获至宝地发现还保留有进现单位之前在校时的体检单，看见上面的体重记录，才真正做实自己现在的体重确实已比那时要轻 2 千克，也说明同事的评判无误。

现在的商场都有售体重秤。可早个十来年前，要找个秤称一下体重还挺难，以至于年纪大一点的同志，对自己体重的历史数据大都不清晰。其实，即使现在备个电子秤很容易，但会经常去称体重的好像并不多。

注意和自己的历史体重做比较，一是要肯定自己减肥及体控的战绩，进行自我鼓励和肯定；二是回忆一下早年体重对应时期的饮食锻炼情况，希望从中能悟出点有参考性的东西。结论自然颇为不幸：年长者减肥回到哪个时段的体重，就得回复维持那个体重时段的饮食摄入和锻炼水平。残酷啊，早期自己标准体重时期，可是在国家物质短缺的年代呀。许多那个时期见不着、买不到、吃不起的东西，现在都可随意整来吃。可想保持标准身材，就不能随便吃，那时自己怎么个吃和运动状况，现在也得如法炮制。

进一步细究，营养摄入随体重一起回归时，应该承认现在体重维持期的饮食数量在目视或观感上会明显比年轻时的少。这一方面与人过中年后的身体代谢需求下降有关，但更主要的原因还应是食物结构和能量含量远远不同之故。物质短缺时期，是吃得多，但那主要是以粮食为主的碳水化合物，肉类每星期能吃上一小点就不错了，水果则是半个月也未必能吃上。而现在的肉类和水果是每日不缺吃。装进肚子里的高糖、高能量之物多了，食物表观数量自然就少了。大可不必替自己的胃惆怅，油箱改加高标号汽油了，油供理应减少些。

↘ 医疗环境与适度自治

有病找医生，原本是天经地义的。但在不同国度和不同医疗体制下情况其实大不一样。在眼下中国医疗环境下，一要看是啥病，二要考虑医疗的体制性特点。不用吃药的病去吃了药，简单就可治好的病被拖延，那就是活受罪。自古“仁医”崇尚义和德，为医切忌利字当头。若医院不再是纯粹的悬壶济世，或多或少充斥着医者自身利益时，治病救人的神圣使命会受到亵渎。当患者是“生意”客源的特性被重视，则去看医生时就必须小心审视、自我决策，才能尽可能避免成为“冤大头”。对老百姓来讲，被“下危机”，接受“过度医疗”，不仅仅是多花钱的问题，而是病情的延误、健康方向的迷失和信心丢失的大问题。

我们处在医疗被利益污染尚未有效改变的年代。利益冲击下的医疗环境里一个颇为糟糕的现象是,“小药治大病”的手法被有意忽视，代之以“小病用大处方”。许多常见病真正见效的是那些所谓的“小药”，这些“小药”往往疗效显著，属于成熟、传统、稳定的药物。但因其传统、成熟，通常是药价低廉，医者使用起来获利甚薄，以至于处方中难觅踪影。造成的结果是，普通的小病去医院要花很多的钱。从医院方看，“现实的情理”是，如果门诊大夫采取简便治疗的话，显然一天看病所入将难以维持医院方的日常生计。维持某疾病的治疗需花多少钱，不仅事关经济，还涉及患者的心理健康问题。常见病的处理，一是要走公益化途径，二是应培育“义诊”风气才是出路。

当前我国医疗生态环境尚未改革到位，许多方面尚需从“患者”身上赚取一定的“利润”，以维持体制运行。改革我国现有医疗制度，最关键的其实是医生的收入定位和保障问题，这个问题不敢触及或拿不出合适办法，单从药价、医疗服务收费等方面去改革，是很难整肃医疗环境的。而存在利益需求化的医疗体制，自然也就有了市场经济利字当头罔顾国民保健的不良现象。其最不可取的制度性导向，是重治病轻防病。

↘ 防重于治

同事的女儿正处于高考冲刺阶段，做父母的希望女儿在这特殊时期多吃点加强营养，不至于在高强度脑力支出时伤及身体，或者说有足够的营养保障拼搏努力，即使因此身体吃胖些也在所不惜，可于高考完后再行减肥。而女儿不听父母的，就餐时稍多吃一点，饭后就冲向电子秤称重，发现体重增加异常即哇哇叫，死活下顿饭就少吃。其母对我念叨此事，不料我竟赞同其女儿所为，认为正常饮食足可应对高强度学习，不必特殊关照。体重增加，无疑是摄入过多，内需过剩的结果，这是硬道理，应该刹车。再则，从严防不良习惯形成的源头治理上，其女的做法值得肯定和支持。

防灾重于救灾，这是古训，其道理在体重减控上照样适用。为什么那些瘦身材的人，始终不长胖，食物控制也不费劲？为什么从肥胖减下来的人控制体重那么难？因为前者从未建立过不良的饮食习惯，也就不存在艰难面对的事。而肥胖者之前有过不良的饮食生活习惯史，则改起来就难。你问现代的犯罪学专家，对一个偷窃赌博成性的人，如何改造他们才有效，明智的学者们已不再强调社会教化如何有效，而是坦诚告诉你，当坏习惯已形成时，重新改造好的难度会很大。

肥胖者重树新生活，会面临来自身体和心理的种种困难，需要有大勇气、大毅力才能成功，而能在源头上就让自己不陷入肥胖的误区，才是上上之策。

“坚壁清野，不给敌人留任何食物。”曾经是抗战时期打击鬼子的手段。媒体报道披露有癌症患者相信江湖上宣扬饥饿疗法治疗癌症，导致营养不良，病症恶化致死。其实，饥饿疗法本身确实有一定的理论合理性，但用于对付已无法手术的晚期癌患症者则不宜。正常医者对癌症患者、易感人群、防癌人士等，建议少吃红肉，就是含有“坚壁清野”的原理。但事物都有两面性，不给恶细胞营养的同时，正常细胞的营养条件也受影响。用饥饿法去抗击敌特时，须评估杀敌一千自伤八百以及不惜同归于尽的情形。

通过饮食防治疾病，重在融入到未患病时的生活中。一旦恶疾临身，则常常为时已晚，再临时抱佛脚，其火候控制和处境会很难把控。一如消防安全，当重在平时的防，等着火了再去灭火，只能是减少损失而已。

真正的大医者，不仅要妙手治病，更应去琢磨怎么防病。名医只知治病，不去从根源上告知百姓防病，即使自己干到八九十岁，培养再多弟子，也架不住病人多。除去一些先天性生理缺陷疾病，其余的绝大多数疾病，医者都应从一生接触的病人中总结出面向社会的防病忠告，才不枉为真名医。而这方面，我国医界做得还远不够。

↘ 中医“搭脉”的困境

单位里有多位女同事，平时很重视进补，会经常吃些高营养的东西，但谈及自己身体状况时，往往主诉自己身体虚弱。而以我的眼光看她们，觉得身体大好，尤其那脸上，三十多岁了还经常有着小痘痘，显示的应是营养过剩，怎么就身体虚弱了呢？有时我吓唬她们说：**“为人无病当有病，与有病当无病的危害是一样的糟糕。”**无论遇事还是对自己身体，准确地评估状况都很重要。无病当有病治，会瞎折腾自己，回头真闹出病来。所以遇所谓情况时，首先要搞清楚，这是正常的还是有问题的。因我国卫生知识的普及率较低，把正常现象当疾病治疗的情况非常之多。另一要务是判断清楚事态的方向性，如中医诊治疾病时经常要搞清是实症还是虚症，实则虚之，虚则实之。若明明是实症当虚症补之，则越补病情越重。身体好好的，你却不当地认为自己虚弱，而去重视进补身体，极易导致身体富营养状态，血脂偏高、脂肪肝之类的毛病就会侵身。

我这一通宏论之后，不料女同事们辩解道，并非是自认为身体虚弱，而是每次去看中医，医师一搭脉，就说脉象细而沉，不仔细连脉搏都摸不着，中医认为这是身体虚弱的典型脉象。

嘿，有此等事，我的宏论竟冲着否定中医的基础手法去了。说是中医们出于经济利益对病人“下危机”，培养自己的“粉丝”，从进一步了解的就诊详情看，似乎又不像。肯定是哪儿出错了。费心一琢磨后，有了以下观点：中医望、问、闻、切，其中切脉最为邪乎，早年笔者在乡卫生院时，观察老中医坐堂问诊，见多了，发现其中的奥妙，凡农村妇女前来就诊，中医师在搭完脉后，经常会说的一个判词是“阁下身体有些虚弱，需要适当进补进补”。而女患者们一听此话，几乎都是不悲反喜。于是医生尽可开些带补的药物上处方，药价贵些病人也无所谓，而且带补的中药喝起来也易入口，真是皆大欢喜。闲聊中我问老中医其间的奥妙原理，其狡黠地说道：“农村妇女一般来看中医的都无甚大毛病，只是有点劳累不适。男人们不懂爱惜妇女，平时关怀不够，妇女们到医院找医生讨说法，寻求理解。你说她身体有些虚弱，正是她希望得到的结果，因为这等于间接地肯定了她为家庭付出的辛苦和操劳。要是有男人陪诊，你一说她身体有些虚弱，女的大都会立刻转向男的撒一下娇，其意是你看医生都这么说了，就你不会疼人。”老中医接着道：“大都情况下，判定就诊妇女身体有些虚，女的听了就认定你是好医生了，加上几帖贵点又好喝些的中药，吃完了肯定活蹦乱跳。”中国女性喜欢身体弱态定位的不少，因为这样有利于被人爱怜，但也应注意由此带来的副作用。

话题到此并未完，由于关注减肥，想起传统中医的切脉问题，似乎需要重新审视。数千年传承的切脉，其诊病机理确实奥妙很深，一些脉象如时断时续，可对应现代西医的早搏；脉象宏大可对应血压大致有问题；脉象细弱可大致对应心脏功能和整体免疫功能的孱弱。能搭出妊娠脉象那是孕期妇女心跳异于平时，当然医者得有无数的案例经历和超强的手感。在那没有听诊器、心电图、CT 及其他各种现代检测仪器的数千年间，先人总结出的切脉诊病理论着实令人惊叹。但笔者认为，中医切脉理论依据的是古代人的体质状况，由于中国之前社会人们的生活一直不富裕，就医的人普遍较瘦，手腕部动脉无脂肪覆盖，医师的手指搭上去易于感到脉搏的跳动情况。而物质丰富后的当今国人，体态要远比古人丰腴，手腕部大都覆盖着一层较厚的脂肪，深藏于皮层下的脉动情况已难以被医生的手指明显感知。要是没察知现代胖人的这种体质状况，摸不到明显脉动，就认为体质虚弱，则不知要害多少人去盲目进补，加剧人们的富贵病！

现实生活中类似的典型现象，如人们重视检测自己的血压状况，买个腕式电子血压仪，自己经常量量。然而自测时经常发现血压仪显示找不到脉搏，要你歇一会儿再测。要是此时你不归责于仪器太不敏感，而怀疑自己身体出了问题，则足以使你陷入惶恐不安的境地。其实原因大都就是手腕上肉太多，仪器捕捉不到可以显示血压的信息强度。

把这段话说与另一中年女同事听时，她笑道：早年身体苗条时，去医院体检抽血，臂上青筋外露，护士手起针落一下子就扎进血管抽出一筒血来。现在胖了，护士扎上止血带，再用手掌使劲拍打许久，方隐隐能见皮下静脉，小心谨慎上下左右移动针头方能完成抽血。

肥胖不仅冲击了传统中医，还冲击了指纹鉴定理论。有人感叹自己，去国外遇到需要取手指纹时，按手印十来遍都得不到清晰指纹，怀疑自己怪异，给指纹鉴定蒙羞。其实都是肥胖惹的祸，把指纹撑得太平了所致。

↘ 另眼论“女性”

本书编写之初，只是编撰自己进行减肥的经验和认知，以供有心人参考，在给书取名上也是偏向于杂谈、杂论之类。但写着写着，尤其在审校全书以防出现观点打架、前后矛盾不统一时，慢慢地感到全书形散实不散，实际是含有一个系统性的核心理论。种种经验与认知最后都指向了看似简单的能量平衡理论。该理论也谈不上是一种发现，应是原本存在于事理之中。只要我们去关注思考饮食与健康问题，就自然走进了“系统的理论”。而用此理论再去审视一些现象时，竟有别样有趣和有意义的结论。

女性的平均寿命比男性要高，通行的解释是女性的免疫力比男性强。可为什么女性免疫力会比男性高呢？没有人能说出之所以然的缘由，说那是天生的。然而，这不过是事后诸葛亮式的解释，无法让人信服，尤其让男性感到郁闷不公。把两性期望寿命差异归因于人体生物体质和免疫力不同，实有蒙事之嫌。而当用“平衡理论”去思考女性时，就会对女性容易走向高寿现象得出豁然开朗的简单而有趣的解释。从人类身体能量取舍平衡对健康和长寿的至关重要性上看，承担着生命孕育分工的女性，其具有的生理特点，恰恰有着利于“平衡”的特点。传统上我们把女性生育年龄期的月经、哺乳期等视作一种不方便，是女性对种族延续的付出。而从另一方面看，女性多承受苦难时，实际上却展开了特有的平衡功能，她们在避免过度营养上比之男性多了一项调节手段或泄洪口。在长达三十年左右的育龄期，每月的行经走血，实际排掉了颇多能量，分娩及哺乳期也同样消耗了巨大的能量，使得同等环境条件下，女性比男性要免受过度营养的侵袭，更易获得长寿的平衡体质整备。这或许是许多高寿女性，一生养育众多子女付出甚多，却享有长寿的奥秘所在。当然，若女性反过来更重视进补，则容易走向反面。

又从社会活动与角色扮演角度看，通常女性参与“酒肉”应酬的机会远少于男性，在男人们以吃喝为荣时，幕后的女人们却因少了许多过度饮食机会而相应少了些饮食之于健康的“负分”。女性平均寿命高于男性在饮食上的成因，值得男人们借鉴。

用平衡理论看待女性的更年期调适，也很值得妇女们参考。女性月经停止，进入更年期，意味着其生育功能的终结。而身体原来的某项功能突然收队，支出变少了，身体营养的收支出现盈余，如继续像停经前那样吃法，则相当于原来用于支付行经的那些营养物就没有了出处，会作乱，容易导致一系列症状。所以更年期来临的女性应即行均衡扣减饮食量，增加运动量，使身体营养收支平衡。如不作饮食扣减，甚至采取进补方式调理身体，一则会越补越乱，二则即使控制了骚乱，也容易形成体重升级的平衡。

虽然停经后身体包括激素分泌在内的各项机能还会有惯性冲击，需要一定的过渡期，但加强锻炼和减少一定量营养物摄入对消解可能出现的种种症状具有釜底抽薪的作用。物质短缺年代的农村妇女，很少存在更年期的问题，因为普遍的身体原本营养缺乏，体内没有作乱的能量基础，反而会因更年期的来临，代谢支出的减负，身体比原先更好。

依理推论，越是身处生活条件优越家庭的女性，遭受更年期侵袭的可能性越大。当然，平时谨遵“富家穷过”的会例外些。

↘ 牛刀杀鸡更干脆——减肥中的军事理论散议

把减肥与军事理论放在一起聊聊，并不是弄噱头，实在两者间有内在的契合性。其实，减肥和战争的区分，也不过是前者发生在人类个体身上，后者发生在人类群体之间，活动的核心都是人，自然都会受人的特性左右。

军人屡见高寿者，有人归因于与部队医院的保健水平高相关，纷纷求医于部队医院，其实未必尽然。军人是最娴熟于军事理论的，鉴于理论间的共通性，军人的职业要求、素养和意志，使其与养生方面的要求天然耦合，这也许才是两岸军界多见高寿者的重要原因。

我国军队开始实行军人体重强制达标，把军人体重达标与晋职、晋级与晋衔挂钩，这是开先河之举，其直接目的是适度体重有利于保持士兵的战斗力。而服役时养成的好习惯，最终也有利于健康长寿。军人身材的外源性约束具有能力和健康的双重作用。

任何一场战争首先要解决为什么打，为谁而打的问题。其战略目标越是明确、合理和深远，打仗的积极性、恒心和打赢的可能性也就越大。要是以肥胖为美，或对肥胖持无所谓的态度，那自然也就没有动力开战。建立为健康，或俗一点就是为保命而战，再或为子孙后代树立个好榜样、好的习惯传承而战，这对个体生命和家族来讲，自然是天大的事情，战争的动力也就长久不衰，自然也就有了源源不断的动力和长期不懈的斗志及坚持。这样的战争胜率自然也高。

表面上看，减肥是向自身的肥胖宣战，实际是开展一场颠覆既往饮食生活方式的变革，更进一步用大实话表述，最实质性的战争目的，就是重新定位和维持饮食量与理想体重相适应。逐步少吃点，直至饮食摄入量刚好能维持 BMI 指数健康，且能稳稳地守住打拼下的“江山”。

对战争持久性和艰难程度的足够认知，事关整个战争的效度。减肥的战争是一场人类冲破动物性约束、展现智者生物特性的保卫战。动物的本性无处不在，无时不在，饮食传统上的陋习也需要甄别扬弃，战争的烈度并不低，坚固而恒久的目标性认知十分重要。

作为自我的战争，没有外部战争那样多的不可控因素。只要你具有一定的认知、决心和意志力，思想和行为可以完全一致。也即具备作战命令和战术执行能高度吻合的特点。

不就少吃点，把自己整瘦一点吗，这哪能做不到！既可以习惯于多吃，自然也可以习惯于少吃。既然控制食量就能达到目的，这还打不赢？我们有充分的理由在战略上藐视敌人，建立必胜的豪情。谋万世，不重一时，想改变的是自身整个的生活饮食方式，坚持下去，总有调整到位的一天。早一天迟一天成功不太重要，重要的是沿着正确方向走下去，肯定能打下新江山。

不为一城一池的得失而动摇信心。战略推进中的反复是很正常的。人体存在与自然界的交互影响，自身存在一些生物周期性的规律，代谢旺盛时，则快速进击，打出多一点战略空间。代谢低点时体控取守势，进三步退两步何妨，求大势挺进即是。

进攻是最好的防守。战略相持阶段的防守，想保持住既有的成果，不使体重反弹，消极地取守势，往往守不胜守，体重冒头的情况居多。当减肥取得阶段性成果，采取消极的防守政策，通常心不够紧，行为容易懈怠，防线容易退缩，事与愿违的发生率高。减肥的战争大有逆水行舟，不进则退的势头。当采取以攻为守的策略，那样精气神足，监控力强，善达古人谓之“取法乎上，得其中”之结果。

不谋全局，难谋一域。“想把隆起的肚子搞平一些，全面减肥就算了”，这是没进减肥门之前许多肥胖者会有的想法。于是，人们自然想到做仰卧起坐，谓之有针对性地做局部减肥。也有的买个振动器材，专门对着肚子振动按摩，说是能促进局部脂肪消耗。可折腾数月，收效甚微，只得放弃。笔者自然不能免俗，也干过此等趣事。而实际是不进行全面革命，没有整个战略推进，只想打赢减肚战争，没戏。全身性减肥卓有成效了，肚子才能瘪下去。这是由饮食过量后，身体脂肪积累的程序决定的。当人们摄入超过消耗，生命机体作脂肪积累储存时，先是全面兼收并蓄，之后，没地方塞了，才堆积于肚子。也就是，高高隆起的肚腩，是长期营养过剩的标志，也是脂肪堆积程序的后期现象。既是终极产物，也就无法越级铲平。就是通过拉肚子手法暂时被搞下去一点，过不了几天即复原如鼓，活活气死你。

不过，会向隆起的肚腩宣战，即使局部战争败下阵来，总不是坏事。有此经历者，一般离爆发“全面战争”也就不远了。

把作战目标细化成几个阶段是个不错的办法，先设定一个容易完成的阶段性小战役，这样有助树立信心。如初战定在减掉 2 千克并维持住。而当真能拿下 2 千克并守住成果时，距离打赢整个战役就基本只是时间问题了。

“欲速则不达”，减得过快反而不利于保持，因为凭借强意志体重虽杀下去了，但你的身体的系统管理能力跟不上，体重反弹的内在冲动，极易冲破意志防线而导致减肥失败。这犹如作战中，整个战略推进没跟上时，靠特种兵突入敌人腹地，扭转不了整个战局形势。缓慢而平衡的体重递减，看似慢了，实质反而快了。那句什么话来着，“小刀割肉”，这才是最狠的。只要是朝着正确的目标前进，一个一个山头拿下，积小胜为大胜，似慢实快，能很坚实地到达胜利彼岸。

防线前推上，需步步为营。体重每下降一点，就把新的体重当作接着起步的工事。不能产生红线变黄线、黄线变蓝线那样的事。

后　记

本书的编撰起因，带有作者对曾经肥胖的忏悔，甚至对过去那个自己的“愤恨”。尽管可以找出种种理由为自己的既往无节制饮食史开脱，但按照本书的逻辑，伤害已然发生，总不如那些从没肥胖过的健康者底气厚。唯愿曾经的“同门”没行动的赶快行动，未入“肥门”的请勿进。

书中许多地方的行文语气，作者自己也觉得说教气味较重，但并未给予更改调整，使叙述变得温和委婉些。作为曾经的“胖人”，深知许多“坚肥”者的状态，犹如酣睡于室内，即使用劲敲门也很难唤醒之，若改换轻声柔气呼唤，则干脆别去打扰人家。

书中叙事啰唆之处甚多，但书稿批阅两年多，仍任由其唠叨而不就简。一是写作中为求头绪清晰些，尽量把问题拎出来叙说，但发现许多问题都是互缠的，追求一点也不重复地叙事实在难以做到。二是作为一本可能“干预”人们饮食生活的成书，不用说议论错了害人不浅，就是任何稍稍说得不妥或说得不周全，也可能误导一大片。人命关天呐！啰唆就啰唆一点吧。

撰写本书的原动力是出于梳理和澄清有关“肥事”江湖乱象的责任感。看见电视里经常出现不当的“肥胖门”报道，真着急。本书所议，反对声定然颇多，倘能为“读者”提供些有价值的参考性认知，挨骂也值。

擅长思辨的读者，阅完全书，也许会有一种逻辑质疑，即按此书的总体理论推论，健康和长寿的要务是适度饮食的话，那么健康长寿现象，似乎应在物质相对匮乏些的过去社会发生概率更大一些才是，而事实上社会平均期望寿命显然是现在远比过去高。

一个耐人寻味的命题是，当我们抨击环境污染越来越重，前所未有地遭受农药、雾霾、激素残留侵蚀，被动接受各种添加剂时，人类的平均寿命却不降反升。这也不应是一句医学进步所致就能涵盖，因为真正的长寿者通常并不依赖医疗的保驾，当人们恪守平衡饮食，不胡乱糟蹋自己时，身体的自平衡系统不太会让我们爆发大问题。长寿村也不是今天才有，这实在是个复杂而有趣的话题。

医学进步对人类生活质量及寿命的延长功不可没，但其功绩主要体现在降低婴儿出生死亡率、消除重大瘟疫流行、改善和延长恶性疾病患者生命方面等，即医学进步增进了人类寿命的基础性厚度，与高寿团队的关联并不大。既往社会因物质的短缺，虽然有利于控食，但往往满足不了健康长寿所需的基本营养，加上越穷越依靠重盐过日子，自然社会平均寿命低下。现代社会人类虽然遭受了许多无妄之害，但营养的保障对生命的健康长寿作用更显著。本书中强调的许多理念是觉得我们在健康长寿上还可以做得更好。

浦　人

2018 年 2 月于北京